Fuchs
Powerful Mind

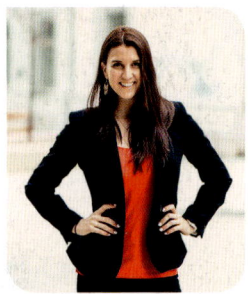

Klara Fuchs möchte dir eine riesige Portion Lebensfreude, alles Wichtige über Sport und Mentaltraining, Selbstvertrauen und Mädelspower schenken. Sie ist Bloggerin, Dipl-Mentaltrainerin und Sportstudentin aus den österreichischen Alpen. Früher war sie Leistungssportlerin und hatte mit einem gestörten Essverhalten und wenig Selbstvertrauen zu kämpfen. Mit Mentaltraining hat sie aus dieser Krise herausgefunden und hilft heute mit dieser Erfahrung anderen, selbstbewusster und glücklicher zu werden. Dazu gehört auch ein gesunder Lebensstil, für den sie euch begeistern möchte. Sie ist Halbschwedin und sehr inspiriert von der schwedischen Kultur und Denkweise. Mehr erfahrt ihr auf ihrem Blog https://www.klarafuchs.com/ und in ihrem Podcast Foxi Mind.

Klara Fuchs

Powerful Mind

Energie · Motivation · Selbstvertrauen

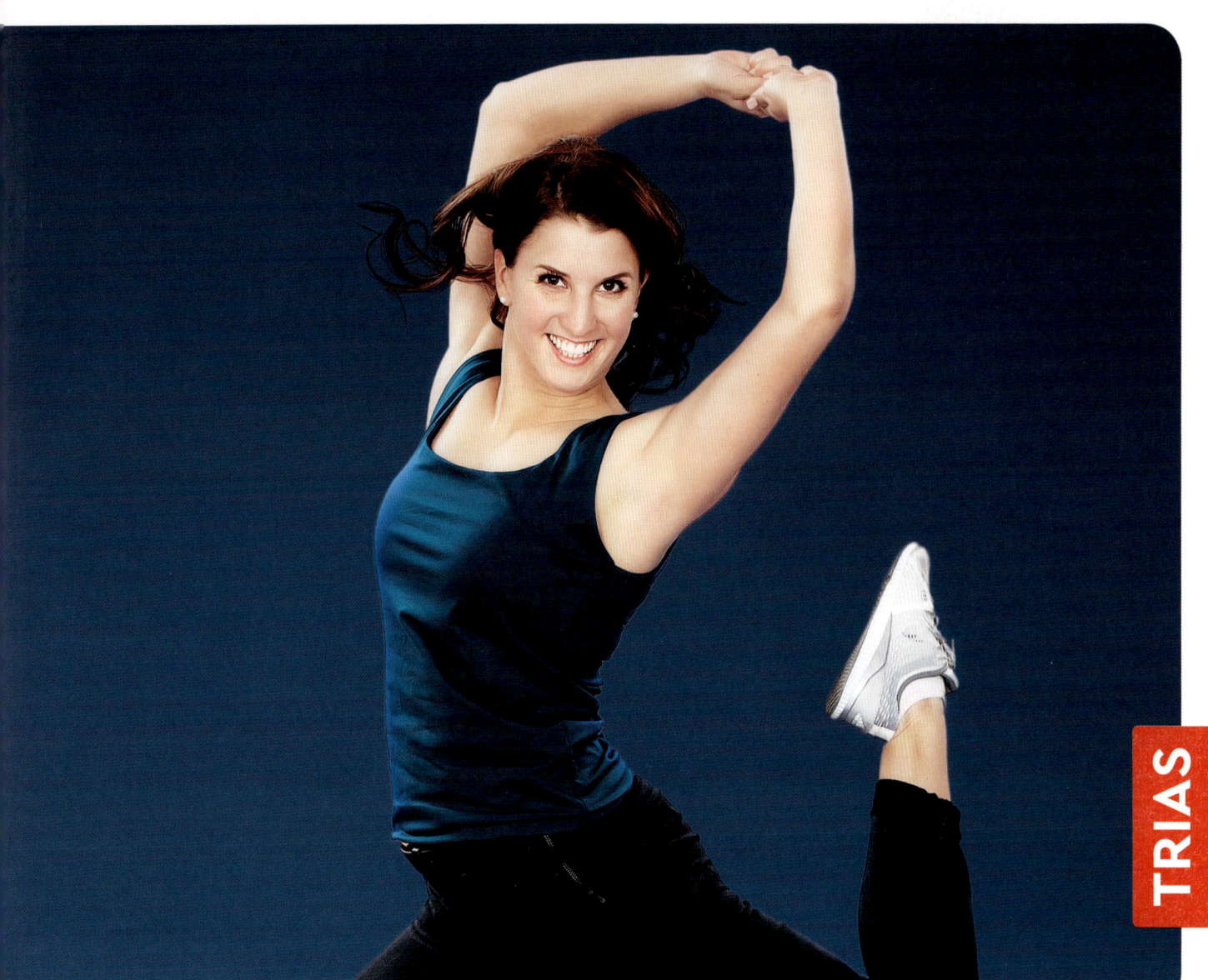

TRIAS

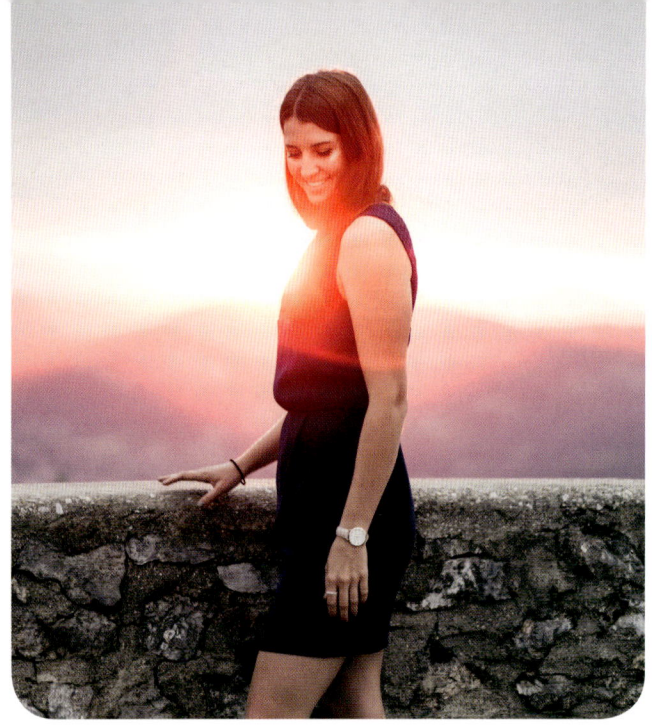

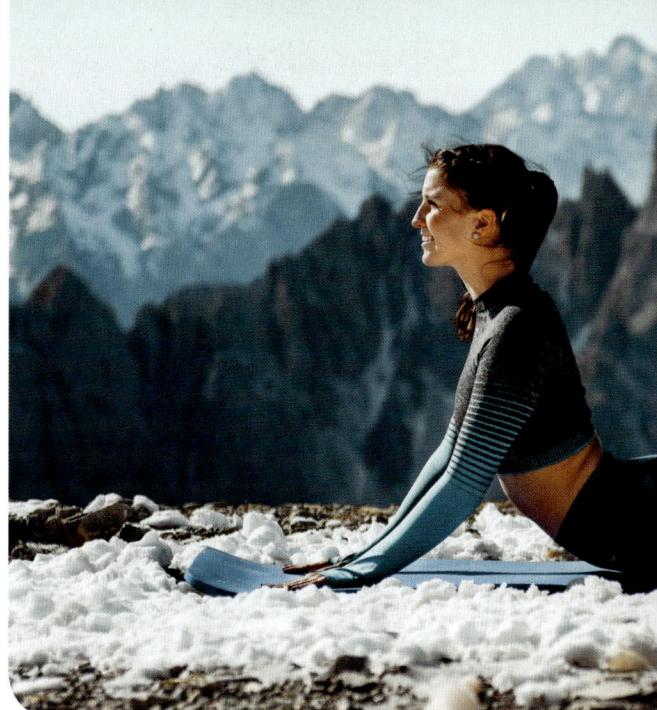

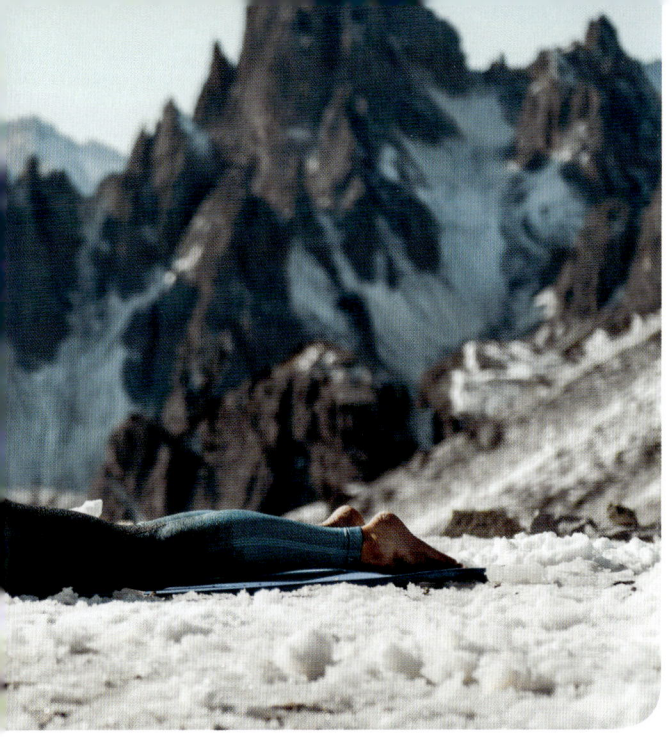

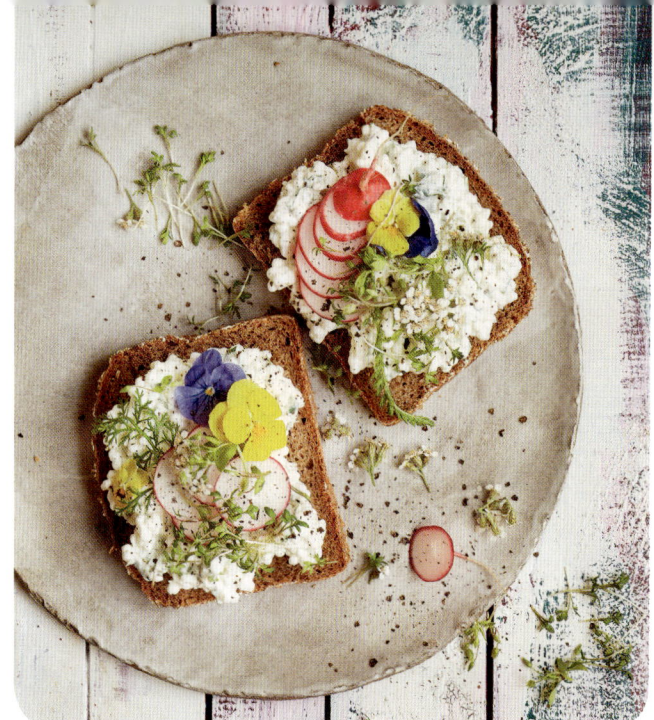

Meine Mission

Ich habe einen Traum. Ich sehe selbstbewusste Frauen vor mir, die sich gegenseitig ermutigen, ihre Ziele zu verfolgen. Ich sehe Küken, die plötzlich ihr volles Potential entdecken und zur Löwin erwachen. Ich sehe die elegante Kriegerin, die ihren Weg geht, die ihre Stärken, aber auch ihre wunderbar weichen Seiten zeigt. Ein Leben voller Power. Ein Leben voller Gelassenheit. Ein Leben, in dem wir uns unterstützen und gemeinsam Teil einer Bewegung sind. Gelassenheit und Power stehen im Kontrast. Wenn man sie vereint, können sie unglaublich stark sein. Dieser Kontrast hat mein Leben geprägt. Ich hatte zu viel Power, zu viel Antrieb und gleichzeitig zu viele Zweifel und Ängste. Mein Perfektionismus machte mir das Leben schwer. Angst vor Fehlern. Angst vor der Meinung anderer. Angst zu versagen.

Ich habe mich angepasst und ein Leben mit angezogener Handbremse gelebt. Der Antrieb und der Wunsch nach Großem war da, aber dennoch hielt ich mich zurück. Meine Neugierde trieb mich jedes Mal wieder voran, obwohl ich dabei ab und an wieder einen Fehler machte. Ich konnte nicht anderen die Schuld für mein Versagen geben und suchte nach Lösungen. Meine Rettung war die Arbeit an meinem Mindset. Meine Rettung war es, bewusst an mir selbst zu arbeiten, mich mehr mit meinen Ängsten zu beschäftigen, um Selbstzweifel überwinden zu können und um mir selbst mehr Selbstliebe zu schenken.

Mein Leben hat sich für immer verändert. Wäre es nicht toll, ein Leben zu leben, in dem du glücklich, erfüllt und voller Freude und Energie bist? Wäre es nicht atemberaubend, gelassen und mit Leichtigkeit durchs Leben zu gehen? Stell dir vor, was alles möglich sein kann, wenn du dein Leben in die Hand nimmst und nicht ständig daran denkst, was andere von dir halten könnten!

Ich war ein ganz normales Mädchen vom Land, das in die Stadt zog, um seine Ziele zu verfolgen. Wenn ich das kann, dann kannst du es erst recht! Ich möchte dich auf deinem Weg zur mentalen Transformation begleiten! Denn, weißt du was? Ich bin davon überzeugt, dass du es schaffen kannst! Meine Mission ist es, vielen Frauen zu helfen, ihr Potential zu entfachen, all ihre Ziele zu erreichen, gelassen zu leben, Selbstliebe zu erlernen und sich zu trauen, ihr wahres Ich zum Vorschein zu bringen! Ich glaube an dich. Bist du ready für diese faszinierende Reise? Dann blättere um und wir legen direkt los!

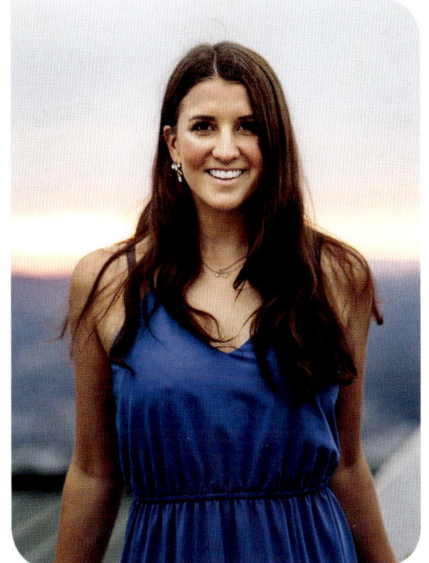

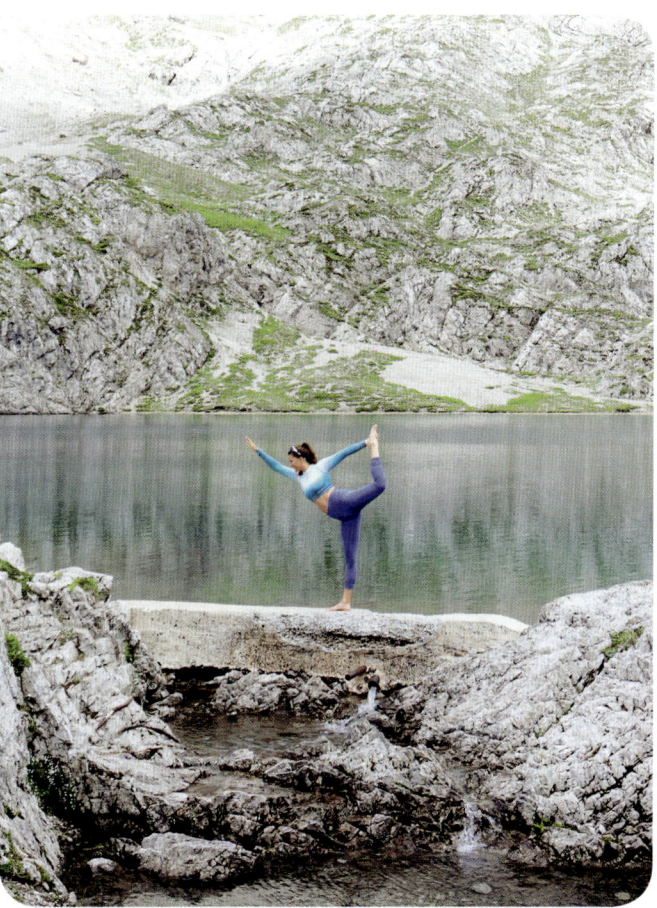

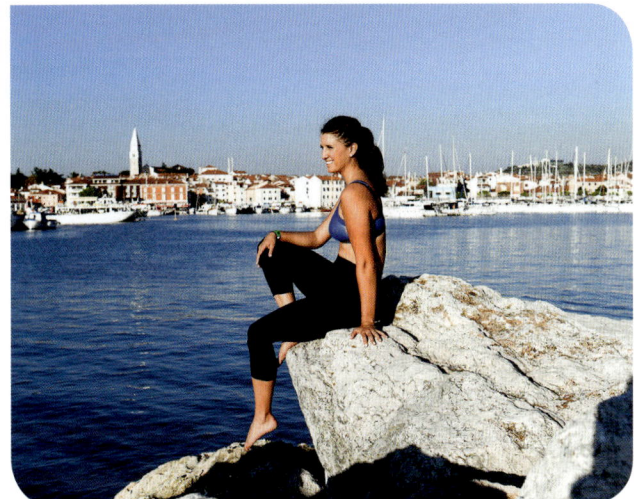

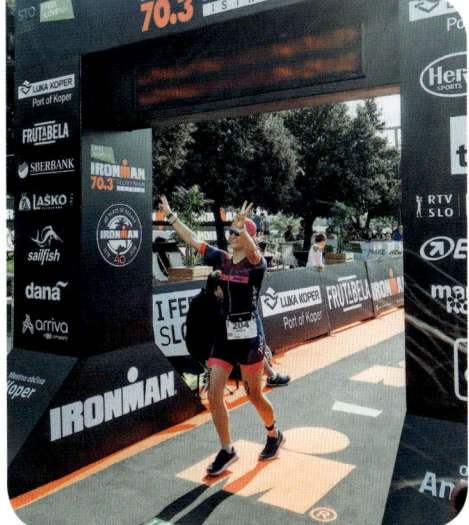

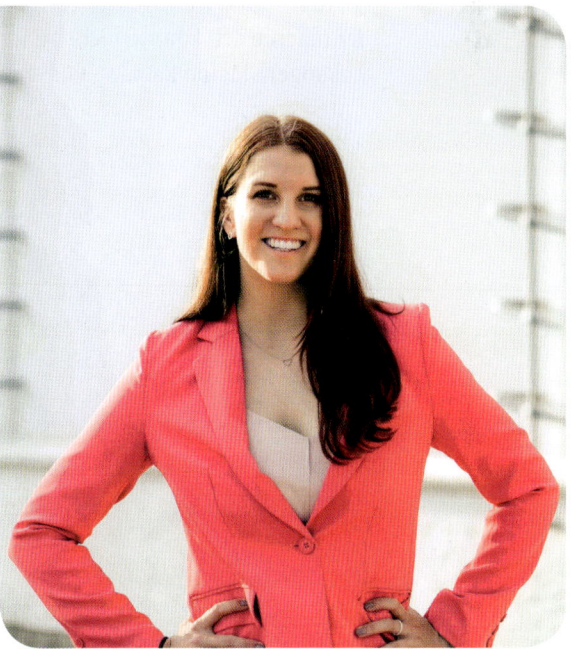

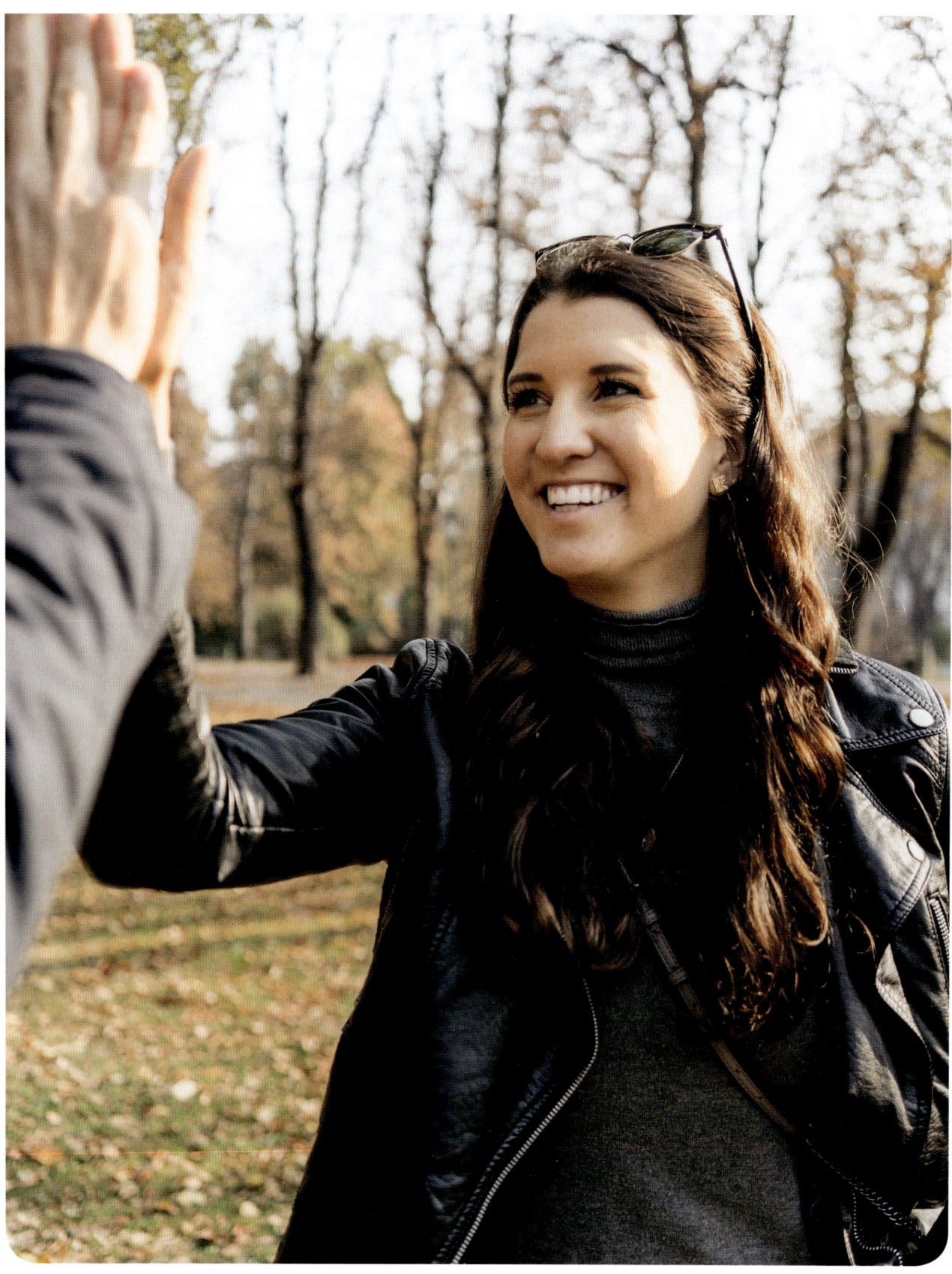

Gute Entscheidung – High Five Girl!

Falls du dir gerade unsicher bist, ob der Kauf dieses Buches wirklich eine gute Entscheidung war, dann möchte ich dich beruhigen. Es ist völlig normal, unsicher zu sein. Es ist völlig normal, nicht genau zu wissen, was auf einen zukommen wird. Dennoch möchte ich dir gratulieren! Du hast auf deine Intuition vertraut und du hast dir dieses Buch besorgt. Weil ich das so unglaublich cool finde, schicke ich dir direkt ein motivierendes »High Five« durch dieses Buch! Klatsch jetzt gern aufs Buch, lache über dich selbst und schenk dir selbst ein strahlendes, wundervolles Lächeln. **High Five Girl!**

»Ist mit mir was falsch, weil ich an mir arbeite?« Du hast dich dafür entschieden, dass du an dir selbst arbeiten möchtest. Ich ziehe meinen Hut vor dir, denn das machen wirklich nicht viele. Zumindest nicht freiwillig. »An sich selbst arbeiten« klingt manchmal so, als wäre mit einem etwas falsch. Das dachte ich früher auch. »Oh Gott, ich brauche noch ein Selbsthilfebuch, mit mir ist ja so viel falsch.« Aber nein – weißt du, warum ich dieses Buch geschrieben habe? Weißt du, warum ich Mentaltraining so feiere? Weil es dir hilft zu realisieren, dass mit dir eben **nichts** falsch ist!

Ich habe mir früher oft eingeredet, dass ich:
- nicht hübsch genug bin.
- nicht schlank genug bin.
- nicht gut genug bin.
- noch mehr lernen muss.
- noch härter arbeiten muss.

Authentisch ist das neue Cool. Bis ich dann tatsächlich (unvorstellbar, aber doch) realisierte, dass mit mir gar nichts falsch ist! Ich dachte, dass wenn ich an meinem Mindset arbeite, etwas falsch sein muss. Keine Sorge!

Stell dir vor, du hast gerade eine Festplatte in deinem Inneren programmiert. Kein Kind kommt auf diese Welt und zweifelt sofort an sich selbst. Ein Teil davon ist Genetik, ein bisschen was bekommen wir von den Eltern mit und dann gibt es noch Freunde, Lehrer, Verwandtschaft, Gesellschaft, Social Media, Werbung und noch viel mehr, was uns alles (unbewusst) beeinflusst. Dadurch hast du gelernt, an dir zu zweifeln, und du hast Ge-

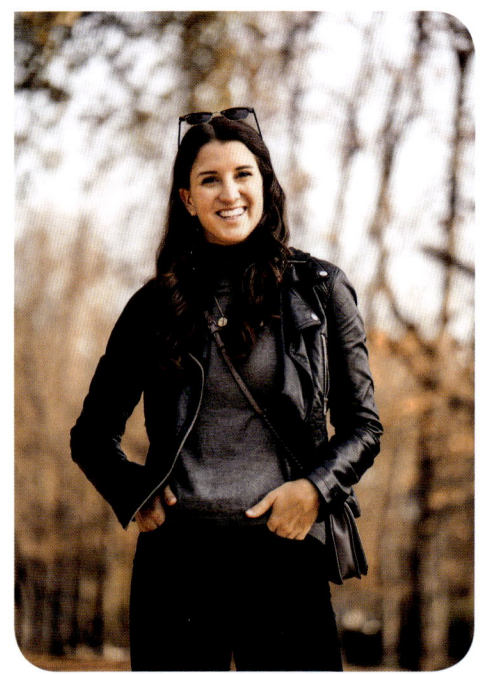

wohnheiten, Gedanken und Verhaltensweisen auf deine Festplatte gespeichert. Diese Festplatte darfst du nun löschen! Puff! Du hast meine volle Erlaubnis, all den Bullshit, den du dir ständig einredest, zu löschen und in den Papierkorb zu werfen. Das Herz, deinen Kern, den darfst du behalten, denn genau dorthin möchten wir. Wir wollen zurück zu deinem **wahren Ich** und auch, wenn ich andere Personen, die ich trainiere, gern aus ihrer Komfortzone pushe, damit sie zur absoluten Power-Version ihrer selbst zu werden, so ist es mir wichtig, dass wir uns selbst **treu bleiben** und **authentisch** sind.

Die Reise, die du unternehmen wirst, ist keine einfache. Dafür ist es eine Reise, die definitiv Spaß machen wird. Es ist eine Ehre für mich, dass ich deine Trainerin sein darf, und du wirst von mir eine riesige Portion »tough love« bekommen. Alle meine Tipps kommen wirklich von Herzen und es steckt so viel Liebe und Leidenschaft in diesem Buch, weil ich einfach genau weiß, wie es ist, wenn man selbst an sich zweifelt. Gleichzeitig gibt's auch eine toughe Härte, denn wie ich schon im Leistungssport gelernt habe: »Von nix kommt nix.«

Du kannst alles zum Thema Selbstvertrauen und Selbstliebe lesen, aber, wenn du nichts dafür tust, dann wird sich nichts verändern. Stell dir vor, du möchtest den Kamin heizen. Dafür brauchst du Holz, denn sonst bekommst du kein Feuer. Wenn du kein Holz nachlegst, erlischt das Feuer. Das bedeutet, du gibst zunächst einen Anteil, um dein Feuer überhaupt zünden zu können. Zuerst folgt der Mut, dann kommt das Glück.

All diese Tipps dienen dazu, dass du deinen eigenen, persönlichen Power-Code erschaffen kannst. In dir steckt so viel und ich weiß, dass du das auch spürst! Ich bin davon überzeugt, dass du erreichen kannst, was auch immer du dir vornimmst. Dieses Buch dient als Nachschlagewerk und zeigt dir, wie du für dich dein Potential entzünden kannst.

So holst du mehr aus diesem Buch heraus

Alles, was in diesem Buch steht, lebe und atme ich. Es gibt natürlich auch mal schlechte Phasen, aber ich komme immer wieder zu meinen »Code-Guidelines« zurück.

Diese Methoden wurden bereits von meinen Coaching-Kunden, von Lesern meines Blogs und Zuhörern meines Podcasts getestet und verfeinert. Wissen ist toll, doch nur angewandtes Wissen ist Macht. Ich empfehle dir, das Buch in aller Ruhe zu lesen. Markiere dir den Punkt, der dich am meisten angesprochen und berührt hat, und starte mit diesem einen Punkt. Es wird viel Input kommen, deshalb fokussiere dich zunächst auf EINEN Aspekt, der dir besonders ins Auge sticht und dir in deiner jetzigen Lebenssituation am besten helfen kann.

Teste verschieden Dinge und finde heraus, was dir besonders guttut und welche Methoden dir besonders helfen. Denke immer daran, dass wir alle unterschiedlich sind. Ich werde mein Bestes geben, um möglichst viel Abwechslung bieten zu können, damit du auch viel ausprobieren kannst und dich somit besser kennenlernen kannst. Schreib doch deiner besten Freundin! Lest das Buch gemeinsam oder schenke ihr auch ein Exemplar. Macht diese Reise gemeinsam. Wenn du niemanden in deiner nahen Umgebung hast, der sich für die gleichen Themen interessiert und mit dem du dich austauschen kannst, gibt es dafür auch eine Facebook Gruppe auf meiner Seite »Klara Fuchs«.

Ich freue mich, dich auf dieser Reise begleiten zu dürfen, danke dafür!

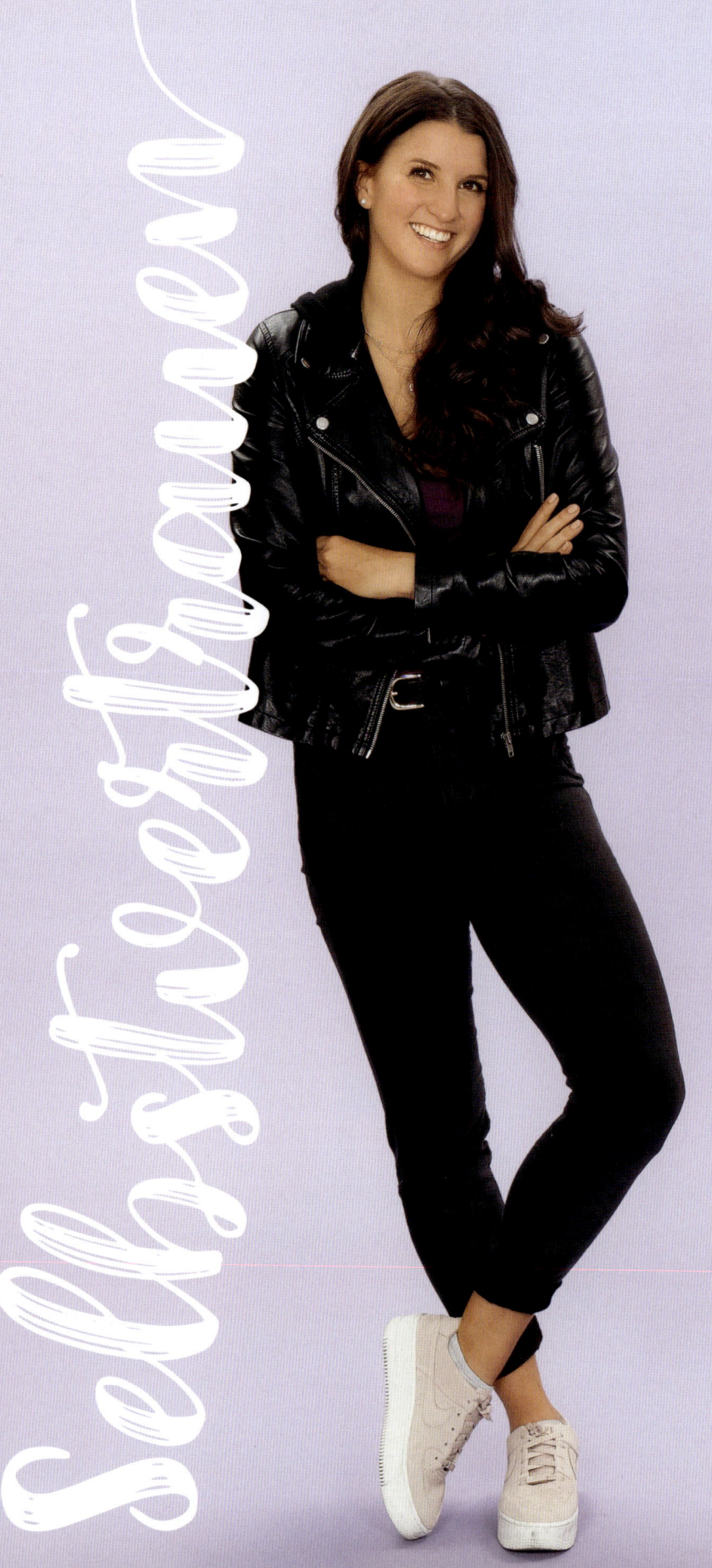

Selbstvertrauen

Deine Stärken lassen dich Berge versetzen

Ich träume davon, dass es für alle Menschen total natürlich ist, auch an ihrer mentalen Gesundheit zu arbeiten. Deine selbstbewusste Power steckt in dir, du wirst sehen! :)

Sei Teil der neuen Revolution

Glück kann kurzfristig entstehen, wenn du ein paar Kilos verlierst, dir was Neues kaufst oder ein nettes Kompliment bekommst. In diesem Buch möchte ich dir beibringen, wie du langfristig wahres Selbstvertrauen aufbaust.

Ich weiß, »Mentaltraining« klingt irgendwie unsexy und langweilig. Wir kaufen uns ein Fitnessprogramm nach dem anderen. Bauch-Beine-Po-Training, Botox, Anti-Cellulite-Workout, Kohlsuppendiät oder ein weiterer Shake, der ja so viele Wunder bewirken soll. Wir wollen immer dünner, schlanker, hübscher und besser werden, weil wir das Gefühl haben, dass wir sonst nicht gut genug sind. Doch soll ich dir ein Geheimnis verraten? Es gibt eine kleine Revolution! Der Grund für Sport muss nicht Abnehmen sein. Du könntest auch zum Training gehen, einfach, weil es dir Spaß macht, weil es glücklich macht und weil es dir auch zum beruflichen Erfolg hilft, weil du dadurch konzentrierter und produktiver bist. Willst du noch ein Geheimnis wissen?

Die geilste Revolution ist Selbstvertrauen

Wenn du an deinem Mindset arbeitest, gewinnst du an Selbstliebe und an Selbstvertrauen. Wenn du mit dir selbst zufrieden bist, dich selbst liebst und dir selbst vertraust, wirst du nicht mehr das Bedürfnis haben, nach Anerkennung von außen zu streben.

»Warum soll ich Mentaltraining machen? Ich habe ja keine psychischen Probleme.« Genau das ist der Punkt. Du hast **keine** Probleme und nun darfst du erkennen, dass du von nun an selbst entscheiden kannst, was du eigentlich machen willst!

»Mens« bedeutet »Geist« und somit bedeutet »Mentaltraining« »geistiges Üben.« Mentaltraining unterstützt dich in deiner persönlichen Weiterentwicklung. Mentaltraining hilft dir, von deinem »Durchschnittslevel« aufs High-Performance-Level zu kommen. Profisportler, die wissen, dass die entscheidenden Momente oft im Kopf entschieden werden, holen sich einen Mentaltrainer zu Hilfe, um eine noch höhere Leistung abrufen zu können. Sie haben keine psychischen Probleme, sie wollen einfach aufs nächste Level kommen. **Power up!**

Dafür ist Mentaltraining gut:
- Du kannst lernen, mit dir selbst im Reinen zu sein.
- Um deinen persönlichen Code zu knacken, um Potential zu entfalten.

- Stressmanagement & Achtsamkeit
- Abnehmen, Zielerreichung und fit werden
- Entspannung & Aktivierung
- Umgang mit Nervosität und Ängsten
- Konzentrations- & Leistungssteigerung
- Steigerung von Selbstwert, Selbstvertrauen und Bewusstsein

Meine persönliche Story

Für mich hat Mentaltraining einen ganz wichtigen und persönlichen Grund. Ich hatte Phasen, in denen es mir mental einfach schlecht ging. Ich war nie in Therapie, deshalb kann ich nicht genau sagen, ob das Depressionen oder »nur« sehr starke Selbstzweifel waren. Doch meine eigenen Gedanken haben meine Lebensqualität und somit mein **inneres Glück** wirklich sehr eingeschränkt.

Wir drehen die Zeit zurück, 2011: Ich stand an der Startlinie zu meinem ersten »richtigen« Triathlon. Ich war 16, bin von daheim ausgezogen, wurde in den steirischen Nachwuchskader aufgenommen und sollte an der österreichischen Meisterschaft für die Jugend auf der Sprintdistanz teilnehmen. Zu dieser Zeit wurden die österr. Meisterschaften zugleich als Europacup ausgetragen und das Einzige, woran ich dachte war: »Oh no ... hier stehen die besten aus ganz Europa und ... ähm ... ich.«

Meine Nerven lagen blank und der Sprecher rief alle Starter einzeln auf: »Horten – Holland«, »Johnson – UK«, »Fuchs – Austria.« Ich wusste nicht, ob ich heulen oder lachen sollte, entschied mich für Ersteres und meine Schwimmbrille füllte sich mit Tränen. Ich blickte auf die Donau hinaus und starrte die gelbe Boje an: »Muss ich das jetzt wirklich machen?«

Allerdings blieb nicht viel Zeit zum Nachdenken, denn ich hörte nur: »Ready, set, go!«, und schon war ich mitten in den Wellen und 50 Mädels kraul-

ten, was das Zeug hielt. Hintenan der Kartoffelsack: Ich.

> 》 *Achte auf deine Gedanken,*
>   *sie werden zu Worten.*
>   *Achte auf deine Worte,*
>   *sie werden zu Handlungen.*
>   *Achte auf deine Handlungen,*
>   *sie werden zu Gewohnheiten.*
>   *Achte auf deine Gewohnheiten,*
>   *sie werden zu Charaktereigenschaften.*
>   *Achte auf deinen Charakter,*
>   *er wird dein Schicksal.* 》
>   *Johann Wolfgang von Goethe*

Du kannst dir vermutlich vorstellen, wie dieser Wettbewerb schlussendlich verlaufen ist. Ich kam nicht mal ins Ziel. Wenn wir ehrlich sind, war ich körperlich und konditionsmäßig einfach nicht bereit, aber was für mich viel schlimmer war: Ich bekam meine negativen Gedanken, die ich an der Startlinie hatte, bestätigt. In der Psychologie nennt sich das »selbsterfüllende Prophezeiung«. Vereinfacht erklärt: Ich denke an etwas und glaube an eine bestimmte Vorhersage und (unbewusst) verhalte ich mich auch so, dass diese sich auch erfüllt. Dies kann sich positiv wie negativ auswirken.

Wenn du also ein bestimmtes Verhalten oder Ergebnis erwartest, dann trägst du selbst dazu bei, dass dieses Verhalten oder Ergebnis auch wirklich eintritt.

Eine Studie des British Medical Journal zeigt zum Beispiel, dass Senioren, die eine große Angst vor Stürzen haben, häufiger solch einen Unfall erleiden, als Altersgenossen, die weniger Angst davor haben.

Nach diesem Wettkampf fühlte ich mich wie ein kleines Häufchen Elend und hatte fürchterliche Angst, wieder an die Startlinie zu treten. Ich fokussierte mich auf alles rundherum – »was werden die anderen denken?«, »was, wenn ich wieder versage?« – und vergaß dabei, mich auf das Wesentliche zu konzentrieren: auf mich selbst und auf das, was ich beeinflussen kann.

Im Prinzip ging mein Gedankenchaos ein paar Jahre so weiter, bis ich selbst genug hatte.

Ich erinnere mich noch sehr gut an diesen Moment. Ich saß im Zug und blickte aus dem Fenster. Wir zogen an einer schönen, bergigen Landschaft vorbei, es gab keinen Empfang und ich beobachtete die Regentropfen am Fenster. Vor einiger Zeit hatte ich Podcasts für mich entdeckt und eine Frage, die die Sprecherin stellte, riss mich komplett aus meinen Tagtraum raus.

»Was, glaubst du, hindert dich gerade daran, dein volles Potential auszuschöpfen und deinen Träumen nachzugehen?« – »Tja, gute Frage ...« – »Dein Umfeld? Wenig Geld? Schlechte Voraussetzungen?«, setzte die Sprecherin fort. – »Hm naja, meine Voraussetzungen sind sicher nicht die allerbesten«, dachte ich mir. – »Quatsch! Selbstvertrauen! Deine eigenen Versagensängste und dass du nicht an dich selbst glaubst!« – »Wow! Das klingt spannend!«, dachte ich und tippte direkt den Satz »Wie wird man selbstbewusst« in die Google-Suche ein.

Nur du kannst dir selbst helfen

Das war der Moment, der mich packte! Mein Umfeld war immer unterstützend und baute mich immer wieder auf, aber wenn du selbst nicht erkennst, dass du an dir selbst arbeiten musst, dann hilft alles nichts.

Von außen betrachtet, sah ja alles auch ganz gut aus. Schlanke Figur, ich studierte und fing gerade mit dem Bloggen an. Aber innerlich war alles verkrampft. Mental ging es mir nicht gut. Durch das

schlechte Verhältnis zu mir selbst entwickelte ich auch eine Essstörung. Doch ich hatte genug und die Faszination für Mentaltraining veränderte mein ganzes Leben! Ohne das bewusste Steuern meiner Gedanken wäre ich nicht aus meiner Essstörung rausgekommen, ich hätte niemals einen der größten, preisgekrönten deutschsprachigen Fitnessblogs aufbauen können, ich wäre selbst nicht Mentaltrainerin geworden, hätte keinen Podcast und hätte kein eigenes Unternehmen, in dem es darum geht, Menschen bei den gleichen Herausforderungen zu helfen.

Im Kopf fängt alles an. Deine Denkweise entscheidet, ob du dich selbst liebst, ob du dich selbst fertigmachst, ob deine Beziehungen mit deinen Mitmenschen erfüllend sind und aus welchen Gründen du zum Sport gehst. Deshalb ist mir Mentaltraining wichtig – weil es dein Leben, ebenso wie meines, komplett verändern kann.

Dein inneres Glück und deine persönliche Power

Cinderellas Story ist sehr schön, aber sie wartet auf den Prinzen, der sie retten soll. Ich bin ein größerer Fan von Bella, die ein totaler Bücher-Nerd ist und vor ihrem Prinzen wegrennt, um ihr Ding durchzuziehen und erst auf den Weg dorthin ihren Liebsten trifft. Was wir von Bella lernen können, ist, dass man Eigenverantwortung übernimmt und sich selbst dabei treu bleibt. Auch Mulan finde ich super, da sie sich gegen die Hunnen stellt und kämpfen will, statt den klassischen Mädchenweg zu nehmen.

Es kommt niemand. Das Erste, was du realisieren solltest, ist, dass dir unterm Strich niemand zur Hilfe kommt. Dies ist der entscheidende Moment, in dem es »Klick« macht und uns bewusst wird, dass die Opferrolle zwar total gemütlich ist, aber langfristig nicht glücklich macht. Dein Glück ist nicht abhängig von Geld, dem Ort oder von deinem äußeren Erscheinungsbild. Diese Faktoren können zum Glücklichsein beitragen, ja, aber schlussendlich hängt alles von dir, deinen Gedanken und **was du daraus machst**, ab.

»Glück« bedeutet für mich nicht, dass ich im Lotto gewinne, denn die Wahrscheinlichkeit ist eh sehr gering. Glück ist für mich ein Gefühl der **inneren Gelassenheit und Zufriedenheit, welches ich mir selbst erschaffe.** Ich denke sehr gerne an das Zitat von einem der erfolgreichsten schwedischen Skifahrer, den es je gegeben hat:

>> *Je härter ich arbeite,*
   desto mehr Glück habe ich. ««
                                    Ingemar Stenmark

Das möchte ich auch mit diesem Buch vermitteln. Das hier ist nämlich keine Anleitung zum Nasenbohren, sondern du bekommst von mir Anleitungen, wie du für dein eigenes, inneres Glück sorgen kannst. Stell dir einfach vor, du seist ein Panzerknacker, der jetzt seinen eigenen Tresor, seinen eigenen Power-Code knacken darf! Du darfst endlich dein Potential entfalten – **du bist jetzt schon gut genug!** Ich helfe dir und möchte dir zeigen, wie cool Mentaltraining eigentlich ist!

Die innere Leere in mir

Es gab eine Zeit in meinem Leben, da war ich unglücklich. Nichts klappte. Die Welt erschien mir unfair. Ich ließ mir zu viel gefallen, wenn andere sich über mich lustig machten. Ich sagte zu oft Ja, weil ich niemanden enttäuschen wollte. Ich zweifelte an mir selbst und war gefühlt ständig in einer negativen Gedankenspirale gefangen, aus der ich nicht rauskam. Es war ein Teufelskreis. Denn aufgrund dieser negativen Gedanken hatte ich auch wenig Mut und somit wagte ich auch nichts, um

dieser Spirale zu entkommen. Dadurch wurden meine negativen Gedanken wieder bestätigt und ich war noch tiefer darin gefangen.

Deine Gedanken können hinterhältig sein. Sie können dir was erzählen, das gar nicht wahr ist. Ich habe mir eine Veränderung gewünscht, während ich gleichzeitig meinen Körper hasste und unzufrieden mit mir selbst war, weil ich meinen eigenen, unrealistischen Ansprüchen nicht gerecht wurde. Die Veränderung kam einfach nicht, weil ich ständig mit Widerstand kämpfte. Es war keine Gelassenheit vorhanden. Keine Liebe zu mir selbst.

Weil ich meinen eigenen Ansprüchen nicht gerecht wurde, wollte ich ständig mehr und mehr. Mehr, um dieses leere Loch in mir zu füllen. Wenn man sich aber immer mehr auflastet, dann geht es irgendwann nicht mehr weiter. Ich bin gerannt und gerannt, bis ich an der Mauer aufklatschte und umgefallen bin. Allerdings bin ich nicht nur einmal umgefallen. Aber eine gute Sache hatte dieses Umfallen: Es kann nämlich zum **Weckruf** werden! Wenn dein Körper oder dein Geist »Stopp!!« schreien, dann kannst du endlich erkennen, dass du so nicht mehr weitermachen kannst. Du hast deine Grenze erreicht. Du bist am Limit oder du hast einfach genug von deinem alten Leben. Du hast genug von dem, was du dir gefallen lässt, und von deinen eigenen, zurückhaltenden, negativen Gedanken.

Wenn du deinen Wendepunkt erreichst Und somit hatte auch ich es irgendwann satt. Ich hatte es satt, dass man nur noch einem sinnlosen Ideal nachstrebt, ich hatte meine eigenen negativen Gedanken satt und ich hatte es satt, dass ich absolut kein Selbstvertrauen hatte und nicht das Leben lebte, das ich eigentlich leben wollte. Ich hatte den Konkurrenzkampf satt, ich hatte das Streben nach Perfektionismus satt und ich hatte meinen eigenen inneren Stress satt.

Ich habe gemerkt, dass mich meine falschen Glaubenssätze nicht weiterbringen. Ständig redete ich mir ein, ich sei »schlecht« und »dick«, obwohl gar nichts davon stimmte. Eine Veränderung musste geschehen!

Ich pushte mich ans Limit

Einer meiner ersten »Umfälle« war 2013, als ich noch im Leistungssport unterwegs war, mich aber im totalen Übertraining befand. Übertraining bedeutet, dass du zu viel trainierst und deswegen immer müder, verletzungsempfindlicher oder krank wirst. Die Leistung stagniert oder man wird sogar schlechter, weil sich der Körper nicht erholen kann.

Ich hatte höllische Ohrenschmerzen und wusste nicht, warum. Zu dieser Zeit hatte ich eine kleine Verletzung im Sprunggelenk und schwamm meine Trainingseinheiten mit einem Schwimmbrett zwischen den Beinen, um nur den Oberkörper zu belasten. Zu dieser Zeit schwamm ich 4- bis 5-mal in der Woche (zu je 2 Stunden pro Einheit) und meine Schultern fingen an zu schmerzen. Dies war aber nur eine »Kleinigkeit«, denn ich wurde so erzogen, dass Jammern nicht okay ist, und da ich zudem sehr perfektionistisch veranlagt bin, sagte ich nichts, sondern machte brav weiter. Dann kamen die Ohrenschmerzen dazu. Ich hatte noch nie Probleme mit den Ohren gehabt, deshalb konnte ich diesen Schmerz nicht einschätzen. »Wird der wieder weggehen? Was ist das? Ohr kann ja nicht so schlimm sein, ich mache weiter.«

Allerdings ging der Schmerz nicht weg, sondern wurde immer schlimmer. Alle, die schon mal Probleme mit den Ohren hatten, wissen: An sich ist es meistens nichts Gefährliches, aber weil sich der Schmerz nicht ausbreiten kann, ist es eine der schmerzhaftesten Stellen, die es am menschlichen Körper gibt.

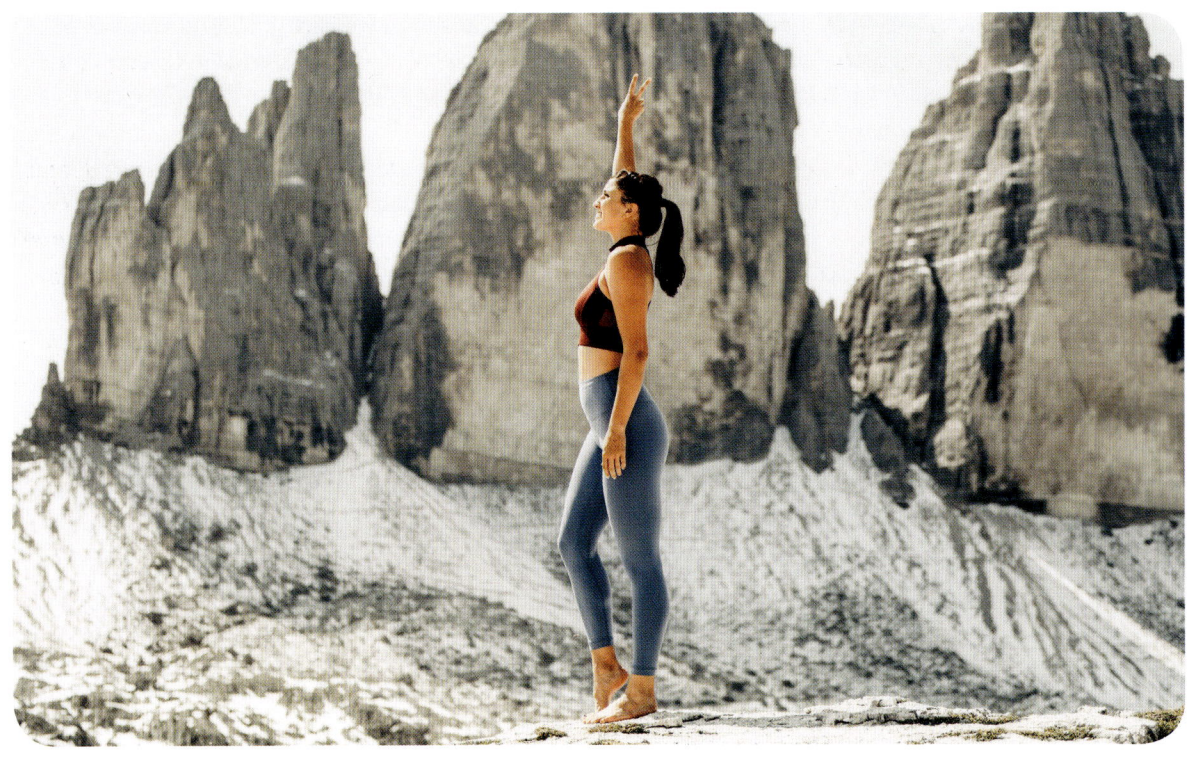

Es war Winter und Weihnachtszeit, deshalb war ich daheim bei meinen Eltern. Es war ein Sonntagnachmittag. Ich hatte die Tage vorher schon Schmerztabletten genommen, aber nichts half. Ich konnte aufgrund der Schmerzen nicht schlafen und am Sonntag ging ich die Treppen runter zu meinen Eltern. Mit Tränen in den Augen brachte ich nur noch raus: »Ich halte es nicht mehr aus. Es tut so weh. Ich weiß nicht, was ich machen soll.«

Da ich mich nicht als sonderlich zimperlich oder als jammernde #mimimi-Person bezeichnen würde, wussten meine Eltern, dass es was Ernstes sein musste. Meine Schmerzgrenze ist sehr hoch, aber hier war sie erreicht. Mein Körper sendete mir ein Signal. Wir fuhren direkt ins Krankenhaus und der HNO-Arzt checkte mein Ohr: »Oh wow, starkes Mädchen. Hier ist alles so angeschwollen, dass ich nicht mal mehr das Trommelfell sehe. Das sehe ich nicht oft.«

Schmerztherapie. Wir kompensieren Symptome mit Tabletten. Die nächsten vier Tage verbrachte ich im Krankenhaus. Nicht, weil meine »Verletzung« so schlimm war, sondern, weil ich Schmerzmittelinfusionen brauchte. Ich hatte eine Ohrenentzündung und bekam ein Antibiotikum ins Ohr, damit die Entzündung heilen konnte. Ich war total am Ende.

Diese Ohrenentzündung kam im Laufe des nächsten halben Jahres 5-mal zurück. Ich musste nicht mehr ins Krankenhaus, weil ich frühzeitig das Mittel in die Ohren füllen konnte, aber es war ziemlich nervig. Gleichzeitig war es auch ein Zeichen.

Ich trainierte viel zu viel, war mental nicht gut drauf und war mir auch nicht mehr sicher, ob ich überhaupt Leistungssport machen wollte. Ich bin felsenfest davon überzeugt, dass unser Geist, unsere Seele und unser Körper miteinander verbunden sind. Wenn es dir mental nicht gut geht, kann sich das körperlich durch Kopfschmerzen, Verletzungen, schlechte Haut, Magenprobleme usw. äußern. Wir suchen mit Hilfe von Tabletten nach Lösungen, aber diese kompensieren nur deine Symptome, sie beseitigen nicht die Ursache.

Auch 2014 war kein leichtes Jahr. Verletzungen und Krankheiten meldeten sich zurück aber ich erkannte die Anzeichen des Übertrainings noch immer nicht. Die Leistung wurde besser, doch ich verglich mich nur mit den besten Triathleten, was, logischerweise, mein Selbstvertrauen nicht gerade stärkte. Zu dieser Zeit bekam ich auch ein etwas verstörtes Verhalten zum Essen. Ich wollte abnehmen, aß zu wenig und aufgrund der Menge an Sport bekam ich in regelmäßigen Abständen Heißhungerattacken, was sich auch bald an der Figur zeigte. Ich fühlte mich wie eine komplette Versagerin.

Niemand wusste zu dieser Zeit, was in mir vorging. Ich vertraute mich niemandem an und überspielte alles. Ich war ein fröhlicher, sehr humorvoller und eigentlich optimistischer Mensch – außer wenn es um meine eigene Leistung ging. Im Nachhinein (hier ist man logischerweise immer schlauer), sah ich es klar und deutlich. Ich hatte ein niedriges Selbstwertgefühl und kein Selbstvertrauen.

Selbstvertrauen gewinnen und inneres Glück finden

Was auch immer du tust – mach es von nun an selbstbewusst. Atme selbstbewusst. Rede selbstbewusst. Agiere selbstbewusst. Du kannst mehr, als du glaubst.

Dein Selbstwertgefühl

> » *Ein Leben mit niedrigem Selbstwertgefühl ist wie ein Leben mit angezogener Handbremse.* «
> *Maxwell Maltz (übersetzt)*

Ein geringes oder ein hohes Selbstwertgefühl haben sehr viel Auswirkung auf die Qualität des eigenen Lebens. Es hat Einfluss darauf, wie du am Arbeitsplatz zurechtkommst, wie gut die Aufstiegschancen sind und wie viel du generell erreichen kannst. Auf persönlicher Ebene hängt das Niveau des Selbstwertgefühls davon ab, in wen wir uns verlieben, wie man mit seinem Partner oder seiner Partnerin und mit den Kindern umgeht, und wie glücklich wir werden. Wenn ich mich selbst achte und auch von anderen verlange, dass sie mir mit Respekt begegnen, wird automatisch durch die Signale, die ich aussende und die Art meines Verhaltens die Wahrscheinlichkeit erhöht, dass andere entsprechend angemessen reagieren. Wenn dem so ist, dann werde ich in meinem ursprünglichen Glauben bestärkt und bestätigt.

Unser eigenes Selbstbild, der Selbstwert, ist unser eigener Referenzwert für das Erleben. Daran messe ich mich mit mir selbst oder mit anderen.

Selbst-Wert-gefühl entsteht aus Be-Wert-ung. Wir beobachten und bewerten uns selbst. Schätzen uns ein, sind in Anbetracht der aktuellen Anforderungen und mit den Ergebnissen, die wir erzielt haben, zufrieden oder unzufrieden mit unserem Sein, unseren Fähigkeiten. Wir vergleichen uns mit anderen. Schneiden besser oder schlechter ab, sind erfolgreicher oder erfolgloser, sind sicherer oder unsicherer, finden uns schöner oder hässlicher. [Gauger 2016]

Selbstwertgefühl bedeutet im Großen und Ganzen also nichts anderes als: »Ich halte mich für wertvoll und ich fühle mich wertvoll. Ich habe einen hohen Standard für mich selbst und weiß, was ich toleriere und was nicht.«

—TRAININGSBLATT—
Selbstliebe

Wir kommen zum ersten Trainingsblatt. Yej! Hier siehst du unvollständige Sätze. Du musst gar nicht so viel mehr tun, als diese Sätze in deinen eigenen Worten, aus dem Bauch heraus und ohne zu viel nachzudenken, fertigzustellen. Hier gibt es kein richtig oder falsch. Es gibt nur dein persönliches Gefühl. Denke nicht lang nach, schreibe das auf, was dir als erstes durch den Kopf geht.
Wenn du die Übung wiederholen willst, gehe einfach zu
WWW.DERPOWERCODE.COM.

Ich verzeihe mir selbst für all die negativen Sätze, die ich mir selbst gesagt habe, weil

....

Ich schenke mir von nun an mehr Liebe und Respekt, weil

....

Mir selbst Liebe und Respekt zu schenken, bedeutet für mich

....

Ich schenke mir selbst mehr Liebe, indem ich

....

Ich verdiene es glücklich zu sein, weil

....

Wir alle verdienen Liebe, Respekt und Glück, weil

....

Wenn es mir gut geht, dann geht es anderen gut. Für diese Menschen möchte ich selbstbewusst werden

....

Mein Körper ist mein Tempel. Ich akzeptiere mich so wie ich bin, und das zeige ich, indem ich

....

Ich mag meinen Körper so wie er ist, deshalb

....

Ich freue mich auf diese Reise der persönlichen Weiterentwicklung, weil

....

Folgende Überzeugungen sind damit verknüpft:

- Ich habe verdient, dass es mir gut geht.
- Ich nehme mich selbst an.
- Ich übernehme die Verantwortung für mein Leben.
- Was toleriere ich und was nicht?
- Ich behandle andere mit Liebe und Respekt.
- Ich behandle mich selbst mit Liebe und Respekt.

Erhöhe deine eigenen Erfolgschancen

Der Wert des Selbstwertgefühls liegt nicht nur in der Tatsache, dass es uns ermöglicht, uns besser zu fühlen, sondern, dass es uns auch ermöglicht, besser zu leben. Dass es uns ermöglicht, geschickter und angemessener auf die Herausforderungen und auf die Chancen des Lebens zu reagieren. [Branden 2016]

Wenn du also ein starkes Selbstwertgefühl hast, dann traust du dir mit großer Wahrscheinlichkeit mehr zu, als jemand, der ein sehr geringes Selbstwertgefühl hat und sich dementsprechend gern versteckt.

Motivationsbox

Selbstwert & Selbstliebe
- Es kommt niemand, der dich rettet.
- Dein Selbstwert ist dein Referenzwert für das, was du erlebst.
- Wenn du dir selbst wenig Respekt schenkst, begegnen dir andere auch mit weniger Respekt.
- Achte auf deine innere Sprache – werde deine innere, beste Freundin.
- Schließe Frieden, um mit Leichtigkeit zur Veränderung zu kommen.
- Akzeptiere dich so, wie du bist.
- Selbstliebe bedeutet, sich selbst Gutes zu tun.

Selbstwert ist nicht gleich Selbstvertrauen. Beim Selbstwertgefühl geht es sozusagen um deinen Kern, wer du bist, in deinem tiefen Inneren. Beim Selbstvertrauen geht es darum, dass du lernst, auf dich selbst und deinen Fähigkeiten zu vertrauen.

Warum brauchst du Selbstvertrauen? Damit du die Dinge endlich anpackst und das tust, was du wirklich machen willst!

Warum willst du die Dinge aber gerade nicht anpacken? Weil du Angst hast, dass der Schuss nach hinten losgeht. Dadurch würdest du (zumindest glaubst du das) blöd vor anderen dastehen.

Warum willst du nicht dumm vor anderen dastehen? Weil du dein Selbstwertgefühl daraus ziehst, was andere von dir denken könnten. Weil du nicht deinen inneren Frieden mit dir selbst geschlossen hast, ist dir die Meinung anderer wichtig und du suchst (unbewusst) nach Anerkennung.

Selbstliebe

Schönheit sorgt für Aufmerksamkeit. Persönlichkeit berührt das Herz.

Was bedeutet eigentlich »Selbstliebe?«

Bedeutet Selbstliebe, dass ich mich überfresse, Eis in mich hineinlöffle, weil ich »mich ja selbst liebe« und aufgrund dieser Selbstliebe nun endlich die »Erlaubnis« dazu habe, das tun zu dürfen? Oder bedeutet Selbstliebe, dass ich jede Kalorie zähle und krankhaft darauf achte, was ich zu mir nehme? Soll ich mich nun gehen lassen? Muss ich keinen Sport mehr machen?

>> *To love oneself is the beginning of a lifelong romance.* «

Oscar Wilde

Keines der Extreme ist gut. Selbstliebe darf jeder für sich selbst definieren, aber Selbstliebe bedeutet für mich, dass ich Sport mache, mich gesund ernähre, auch mal zu Ruhe komme, mal Schokolade esse und gute Dinge für mich tue, gerade weil ich mich selbst liebe. Aus Selbstliebe gehe ich meinen eigenen Zielen und Träumen nach, aus Selbstliebe schenke ich mir Liebe und Respekt und aus Selbstliebe strebe ich nicht nach der Anerkennung von außen, sondern finde meinen Frieden, um gelassen volle Power geben zu können.

Liebe Klara, ich liebe mich selbst, mit allen Fehlern, die ich gemacht habe. Ich verzeihe mir, wie ich meinen Körper behandelt habe, nämlich nicht wie ein Heiligtum, sondern wie ein Stück Fleisch – bis es aus gezerrt und nicht mehr saftig war. Ich verzeihe mir für meine inneren Beschimpfungen an mich selbst und dass es so weit kommen musste. Nun aber, nach 23 Jahren, liebe ich meine Andersartigkeit, meine Persönlichkeit, meine Kreativität, meine Energie und meinen Körper – ich habe mich so akzeptiert, wie ich bin, und schenke mir Liebe.

Beende den Krieg und schließe Frieden

Ich hatte früher diese Einstellung: Ich wollte unbedingt abnehmen und dachte: »Wenn du 10 kg weniger hast, dann kannst du dich selbst lieben.« Dieser Gedanke ist allerdings völlig falsch. Mit dieser Einstellung verschiebe ich nämlich mein eigenes Glück in die Zukunft. »Wenn XY eintrifft, dann erst erlaube ich mir Liebe, erst dann bin ich glücklich.«

Was für ein Bullshit. Eine Frage: Möchtest du jetzt glücklich sein oder erst, wenn du dem vermeintlich »perfekten« Erscheinungsbild der Frau gerecht wirst? Möchtest du jetzt glücklich sein oder erst, wenn du es allen recht gemacht hast?

Oft wird angenommen, dass zuerst die Veränderung passieren muss und erst dann das Glück ein-

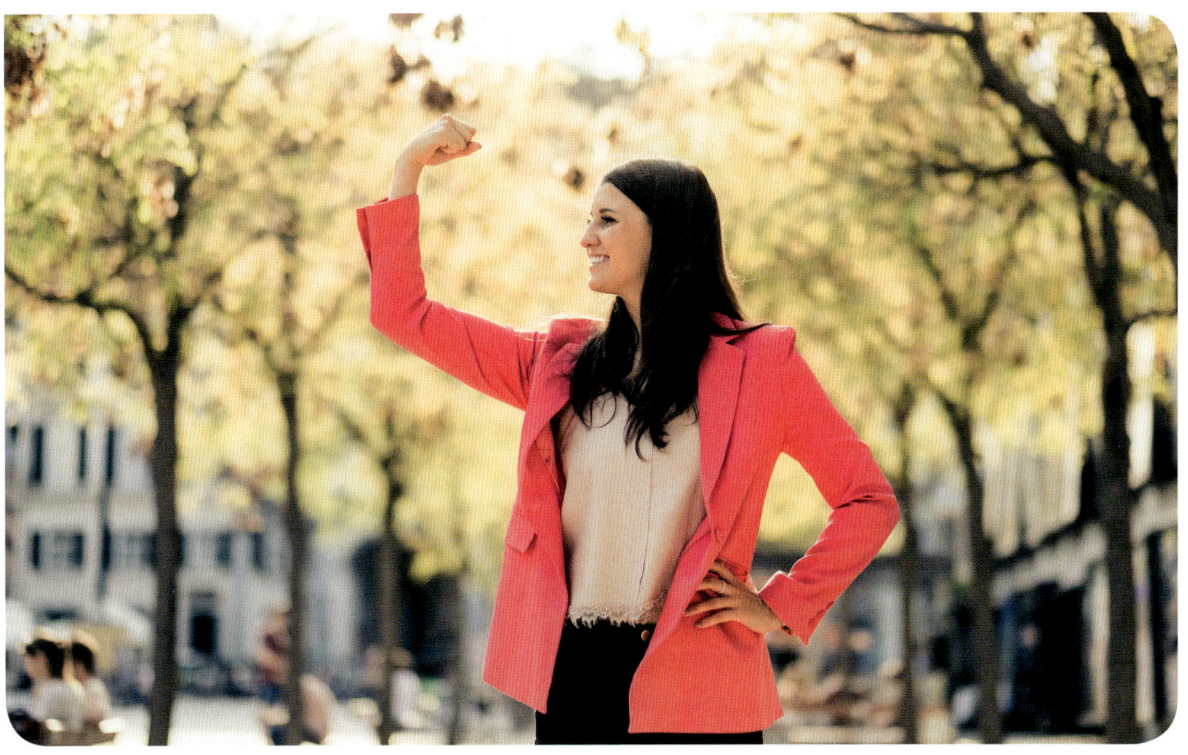

Power-up-Training

Lerne zu akzeptieren

Stell dich nackt vor den Spiegel und betrachte dich selbst. Betrachte deinen Bauch, deine Beine, dein Gesicht, deine Brüste. Jetzt kommt der noch gruseligere Part: **Akzeptiere alles an dir**. Schließe Frieden. Deine Vergangenheit, dein früheres Verhalten – das definiert dich nicht mehr. Lass los. Du musst nicht alles sofort mögen, aber du kannst es akzeptieren. Akzeptieren bedeutet, dass du dich selbst, so wie du bist, annimmst. Dein Körper ist ein Teil von dir (außer du schneidest deinen Arm ab),

deshalb ist es einfacher, deine Reise fortzusetzen, wenn du dich so akzeptierst, wie du bist. Akzeptieren bedeutet nicht, sich mit wenig zufriedenzugeben und sich faul auf die Couch zu legen. Akzeptieren bedeutet, dich selbst anzunehmen und für das, was du nicht unbedingt magst, Verantwortung zu übernehmen und es zu ändern!

Teste diese Übung und wiederhole sie für eine Woche lang jeden Morgen. Durch die Regelmäßigkeit wird sich Schritt für Schritt etwas in dir verändern.

---

trifft. »Erst dann akzeptiere ich es so, wie es ist.« Doch eigentlich läuft es genau umgekehrt ab! Ich akzeptiere mich selbst, so wie ich bin, und lasse den inneren Widerstand los. **Mit der Selbstakzeptanz fängt alles an.**

> ❱❱ *Jede bewusste Veränderung beginnt mit der Akzeptanz dessen, was gerade ist.* ❰❰
>
> *Harald Pachner*

Ich war mitten in meiner Binge-Eating-Essstörung und beschäftigte mich mit Selbstliebe und Selbstvertrauen. Ich hatte über 10 kg zugenommen. Mein Gesicht war aufgequollen und rund, aber genau dann, in meinem »schlimmsten« Zustand, lernte ich mich selbst zu lieben. Sport machte mir zwar Spaß, aber ich war oft eine Stunde extra dort, weil ich meinen Körper hasste. »Wenn du besser aussiehst, dann kannst du dich selbst lieben.« – Aber genau der gegenteilige Gedanke sorgte dafür, dass ich meinen inneren Widerstand loslassen konnte und anfing, mehr aus Selbstliebe zu handeln statt aus Angst und Unzufriedenheit.

An sich selbst glauben und frei sein

Die Vorstellungskraft ist stärker als die Willenskraft. Wenn du dir vorstellen kannst, wie du etwas schaffst, dann kannst du es auf jeden Fall auch schaffen.

Huch, ich bin nicht perfekt. Wie ungeschickt von mir.

Wie ›perfekt‹ wäre dein Leben, wenn du nicht so perfektionistisch wärst? Mein eigener Perfektionismus hat mich schon in den Wahnsinn getrieben, besser gesagt in Versagensängste, Depression und ein Burn-out. Allerdings muss ich auch gestehen, dass mir das Verhalten lange nicht bewusst war. Ich wusste, dass ich Sachen immer sehr gut machen wollte, aber dass es so extrem war, fiel mir nicht auf. Den ersten Schlag ins Gesicht bekam ich während meines Auslandssemesters in Schweden. Ich fuhr zur Fitnessmesse nach Stockholm und hörte mir dort verschiedene Vorträge an. Ein Vortrag hat mich ganz besonders angesprochen. Es ging um das Thema Stress und um das Trainingsgehetze auf Social Media.

Am Ende des Vortrags fragte der Sprecher: »Wer von euch träumt groß?« Begeisterungsfähig, wie ich bin, war ich eine der wenigen, die (motiviert, in der ersten Reihe sitzend) ihre Hand raufstreckte. Er sprach darüber, wie wir größer denken sollen, wie wir uns weniger Grenzen setzen sollen und mutiger sein dürfen. Das hat mich komplett vom Hocker gehauen!

Ich habe solche Sprüche wie »dream big« und »believe in yourself« schon oft auf Instagram gesehen und dachte mir jedes Mal dabei: »Okay, warum nicht?« Aber noch nie hatte mir das jemand im echten Leben gesagt. Die Auswirkung war enorm und nach dem Vortrag wollte ich unbedingt mit ihm sprechen. Ich wusste noch nicht, was ich sagen wollte, fing an zu zittern und wurde sehr nervös, und dann sprudelte es einfach aus mir heraus: »Vielen Dank für den Vortrag, machst du auch Mentaltraining?« Er antwortete sehr freundlich und gab mir seine Visitenkarte. Am Abend im Hotel packte ich direkt meinen Laptop aus und schrieb ihm eine Mail. Ich schüttete ihm mein Herz aus, einer fremden Person, und erzählte, wie viel ich gerade um die Ohren hatte, dass ich studierte, an einem E-Book schrieb, bloggte, beruflich unterwegs war und nicht mehr wusste, wo vorne oder hinten ist.

Ein paar Tage später bekam ich folgende Antwort: »Vielen Dank für deine Nachricht, Klara. Zwei

Power-up-Training
Fehler sind nur Feedback
Drei neue Sätze, die dir in Zukunft mehr
Erfolg bringen:
- »Feedback ist mir wichtig. Es kann erst per-
  fektioniert werden, wenn ich Meinungen
  von außen bekomme. Fortschritt statt Per-
  fektion.«
- »Es ist okay. Ich lass das jetzt so und zeig's
  her.«
- »Fehler sind gut. Erst durch Fehler kann ich
  besser werden.«

wichtige Punkte: Ich habe das Gefühl, du hast einen niedrigen Selbstwert, und daran müssen wir
arbeiten. Ich glaube, du leidest am ›Fleißiges-Mäd-
chen-Syndrom‹. Sag niemals, dass du etwas nicht
gut kannst. Der Text war sehr gut und viel besser,
als es einige schwedischen Schüler gemacht hätten.«

Das Fleißige-Mädchen-Syndrom
Ich hatte meiner Mail ein »PS: Ich schreibe nicht
so gut schwedisch, bitte einfach die Fehler ignorieren« hinzugefügt, deshalb seine Antwort mit dem
zweiten Punkt. Das Fleißige-Mädchen-Syndrom ist
natürlich kein medizinischer Begriff, aber es trifft
es trotzdem ganz gut auf den Punkt: Sehr viele
Frauen haben einfach das Gefühl, sie müssten ste-
tig mehr und mehr leisten.

Es ist nicht genug, nur ein Studium zu machen. Nebenbei soll Miss Perfect noch fantastisch aussehen, immer höflich und nett sein, gute Noten haben, sich auf die besten Jobs bewerben, gleichzeitig
aber nicht zu hoch ansetzen, denn später sind ja
wir für das Kinderkriegen verantwortlich. Gleichzeitig dürfen wir es uns natürlich nicht anmerken

lassen, wenn es uns schlecht geht, über unsere Re-
gelschmerzen dürfen wir auch nicht sprechen, weil
das Thema ist ja sehr »eklig«. Oh, und über Sex und
Orgasmen sprechen wir auch nicht, sowas macht
das perfekte Mädchen ja nicht, das ist Männersa-
che. Eben weil wir nicht viel über diese Themen
sprechen, bleibt vieles oft auch zwischen Partner
und Partnerin unausgesprochen, was dann zu Be-
ziehungsproblemen führen kann. Natürlich gibt
es auch genug Männer, die mit solchen Dingen
kämpfen und das Gefühl haben, sie müssen immer
»stark« sein, denn Gefühle und Schwäche sind ja
nicht »männlich«. Pro Frauen bedeutet nicht con-
tra Männer. Wir alle verdienen es, offen und ehrlich über alle noch so unangenehmen Dinge sprechen zu dürfen.

Kommunikation und über Gefühle zu sprechen ist
ein Zeichen innerer Stärke. Etwas zu überspielen,
egal ob ein Mann oder eine Frau es tut, ist ein Zeichen von Schwäche, aber weil es der einfachere
Weg ist, machen es viele. Genau wie ich früher.

**Niemand ist perfekt. Deshalb haben Bleistifte ei-
nen Radiergummi.** Wie so oft fängt es mit dem Bewusstsein an. Ist dir bewusst, dass du die Dinge
immer sehr perfekt und außergewöhnlich machen
willst? Hast du das Gefühl, dass es fast schon ein
innerer Zwang ist, den du schlecht kontrollieren
kannst?

Mir wurde das erst richtig bewusst, als ich mich
mit anderen Bloggern verglich. Während viele nur
ein Selfie mit dem Produkt machten, fuhr ich mit
meinem Fotografen auf den Berg, wir suchten den
besten Ausblick, machten mehrere Bilder, ich klet-
terte auf Felsen und Steinen rum, um ja was Au-
ßergewöhnliches zu erschaffen. Das war auf der
einen Seite gut, weil natürlich auch viele Firmen
merkten, was für coole Bilder sie erhielten, doch
auf der anderen Seite wurde es für mich sehr anstrengend. Denn die Nachfrage stieg, vor allem
seitdem Influencer-Marketing so beliebt wurde,

enorm. Aber ich konnte mit dem Stress nicht mit-halten, weil jeder Auftrag perfekt bearbeitet wer-den sollte.

Es gibt zwei Möglichkeiten: Entweder, du machst weniger und diese Dinge dafür hervorragend oder du machst gleich viel, aber schmeißt deinen Per-fektionismus aus dem Fenster. Bye.

Bei mir wurde es letztlich zu einer Mischung aus beidem. Ich nehme weniger Aufträge an, um diese zur vollsten Zufriedenheit bearbeiten zu können. Wer mit mir zusammenarbeitet, kann mehr erwar-ten, denn dieser Zwang, anders sein zu wollen als die anderen, ist auch eine Stärke. So sein wie je-der und der Masse folgen kann jeder. Ich bevorzuge lieber das Außergewöhnliche, ich mag Ausreißer. Gleichzeitig habe ich auch gelernt, dass gut und »unperfekt« oft ausreichend sind. Es ist besser, eine »gute« Arbeit abzugeben, als eine »perfekte« Arbeit nie abzuschließen. Das meine ich mit Mischung.

Es kann erst perfektioniert werden, wenn es fertig ist

Die wichtigsten zwei Punkte möchte ich auch noch ansprechen, denn diese Einstellung hat bei mir ALLES verändert. Perfektionismus hat oft etwas mit Ängsten zu tun. Angst, nicht gut genug zu sein. Angst vor Fehlern oder Angst vor dem Versagen.

Zum einen bedeutet das also: **Arbeite an dir selbst.** Dies sollte deine höchste Priorität sein, wenn du nicht mehr unter diesem Zwang leben möchtest und deine Lebensqualität verbessern willst! High Five, dass du schon auf den Weg dorthin bist und dieses Buch noch nicht weggelegt hast!

Punkt zwei: Du kannst etwas erst perfektionie-ren, wenn du es abschließt, öffentlich machst und herzeigst. Erst, wenn du deine Arbeit deinem Pro-fessor gibst, kann dieser sie perfektionieren. Erst, wenn ein Produkt auf den Markt ist, kann es von

Kunden analysiert, kritisiert und optimiert wer-den. Erst, wenn du deine Präsentation gehalten hast, kannst du Feedback bekommen, damit du weißt, wie du deine Vorträge in Zukunft verbes-sern und perfektionieren kannst.

Perfektionismus oder »Egal, ich lass das jetzt so«

Etwas nicht abschließen zu wollen, weil es ja »per-fekt« sein muss, hat also nichts mit Perfektionie-ren zu tun, sondern mit deinen Ängsten. Du hast Angst, dass diese Arbeit nicht gut genug sein wird, deshalb willst du sie noch besser machen. Aber wenn du sie nie abschließt und nie herzeigst, dann kann sie nicht perfektioniert werden. Mit großer Wahrscheinlichkeit ist sie schon längst gut genug.

Perfektionismus bedeutet Stillstand. Du kommst mit deiner Arbeit nicht weiter, du hast einen in-neren Kampf, weil du ständig unzufrieden bist, oder schiebst das Projekt nur auf und bekommst ein schlechtes Gewissen. Wenn du es abschließt, bedeutet das Fortschritt. **Fortschritt macht glück-lich.** Wenn jemand das Endprodukt nicht gut findet oder du Fehler machst, fühlt sich das wie ein Rück-schritt an, tatsächlich ist es aber ein Fortschritt, weil du Feedback hast, das du umsetzen kannst. Fortschritt macht glücklich. Stillstand sorgt für Un-zufriedenheit.

Um fliegen zu können, musst du Ballast abwerfen

>> *Manchmal denkt man, es ist stark festzuhalten. Doch es ist das Loslassen, was wahre Stärke zeigt.* «

unbekannt

Bye gestresste Klara. Ready für Klara 2.0.

Du kannst jederzeit dein nächstes Level in deinem Leben erreichen. Es kommt aber vor allem darauf an, wie du es erreichst. Es gibt etwas, das würde ich »gestressten Erfolg« oder »bedeutungslosen Erfolg« nennen. Das bedeutet, du bist zwar erfolgreich, aber erfolgreich ist nicht gleich glücklich. Ich spreche aus Erfahrung.

Guter Job. Selbstständigkeit. Viele Follower. Sportlich. Studium an der Universität. Klingt toll, bedeutet aber auch Stress. Keine Ruhe. Keine Bedeutung. So erging es mir im Sommer 2017, als ich ausgebrannt war. Von außen gesehen gab es nichts, worüber ich mich hätte beschweren können, aber ich hatte mir so viel aufgehalst, dass ich nicht mehr weitermachen konnte. Mittlerweile strebe ich nach etwas, das ich gern »schlauen Erfolg« nenne. Was »Erfolg« bedeutet, darf jeder für sich selbst definieren, aber dazu kommen wir später noch.

2018 war ein sehr gutes Jahr für mich. Ich habe mein Leben um 180° gewandelt, bin glücklich und wenn wir Erfolg nach Geld, Aussehen und Status definieren, auch erfolgreich. Doch jetzt bin ich auch glücklich. So richtig glücklich! Gleichzeitig auch noch voller Tatendrang, Energie und Motivation. Was ist bitte passiert? Um an diesen Punkt zu gelangen, musste ich zum einen eine persönliche Inventur machen und gleichzeitig mein altes, gestresstes Ich loslassen.

Die Vergangenheit definiert nicht die Zukunft

Nur, weil ich früher Selbstzweifel hatte, bedeutet das nicht, dass es für immer so sein muss. Nur weil ich eine schlechte Beziehung hatte, bedeutet das nicht, dass ich jetzt keine erfüllende Partnerschaft mehr haben kann. Nur, weil ich in meiner Kindheit enttäuscht wurde, bedeutet das nicht, dass ich wieder verlassen oder enttäuscht werden muss.

Wir bauen uns sehr oft auf dem Geschehenen eine Identität auf.

- »Ich habe eine schlechte Note geschrieben, also bin ich eine schlechte Schülerin.«
- »Ich war ausgebrannt, also besteht ständig die Gefahr, wieder im Dauerstress zu landen.«
- »Ich wurde einmal verlassen, deshalb bin ich für immer beziehungsunfähig.«

Power-up-Training

Loslassen in 7 Schritten

Schreibe alle deine Gefühle auf. Schreibe über die zerbrochene Beziehung, über die Scheidung der Eltern oder über das, was du dir selbst angetan hast. Hier gibt es kein Richtig oder Falsch. Erschaffe dir ein eigenes Ritual. Wirf das Blatt Papier in den Fluss, verbrenne es (Achtung mit Feuer!) oder zerreiße es. Schließe für dich mit dieser vergangenen Situation ab. Es ist, wie es ist, und du kannst nichts mehr daran ändern.

1. Schreibe der Person, Gewohnheit oder dir selbst einen Brief (du musst ihn nie herzeigen, nur symbolisch).
2. Entschuldige dich bei dir selbst. »Es tut mir leid.«
3. Verzeihe der Person, die dich verletzt hat. »Ich verzeihe dir.«
4. Wünsche der Person alles Gute und das Beste. Auch, wenn es schwierig ist. Sei glücklich für sie. Dann kannst auch du glücklich sein.
5. Verzeihe dir selbst. »Bitte verzeih mir.«
6. Bedanke dich für die Vergangenheit. Sie hat dich stark gemacht. Ziehe die Kraft daraus. »Danke.«
7. Was hast du daraus gelernt? Wie hat es dich stark gemacht? Was kannst du als Silberstreifen aus der (ursprünglich) schwierigen Zeit mitnehmen?

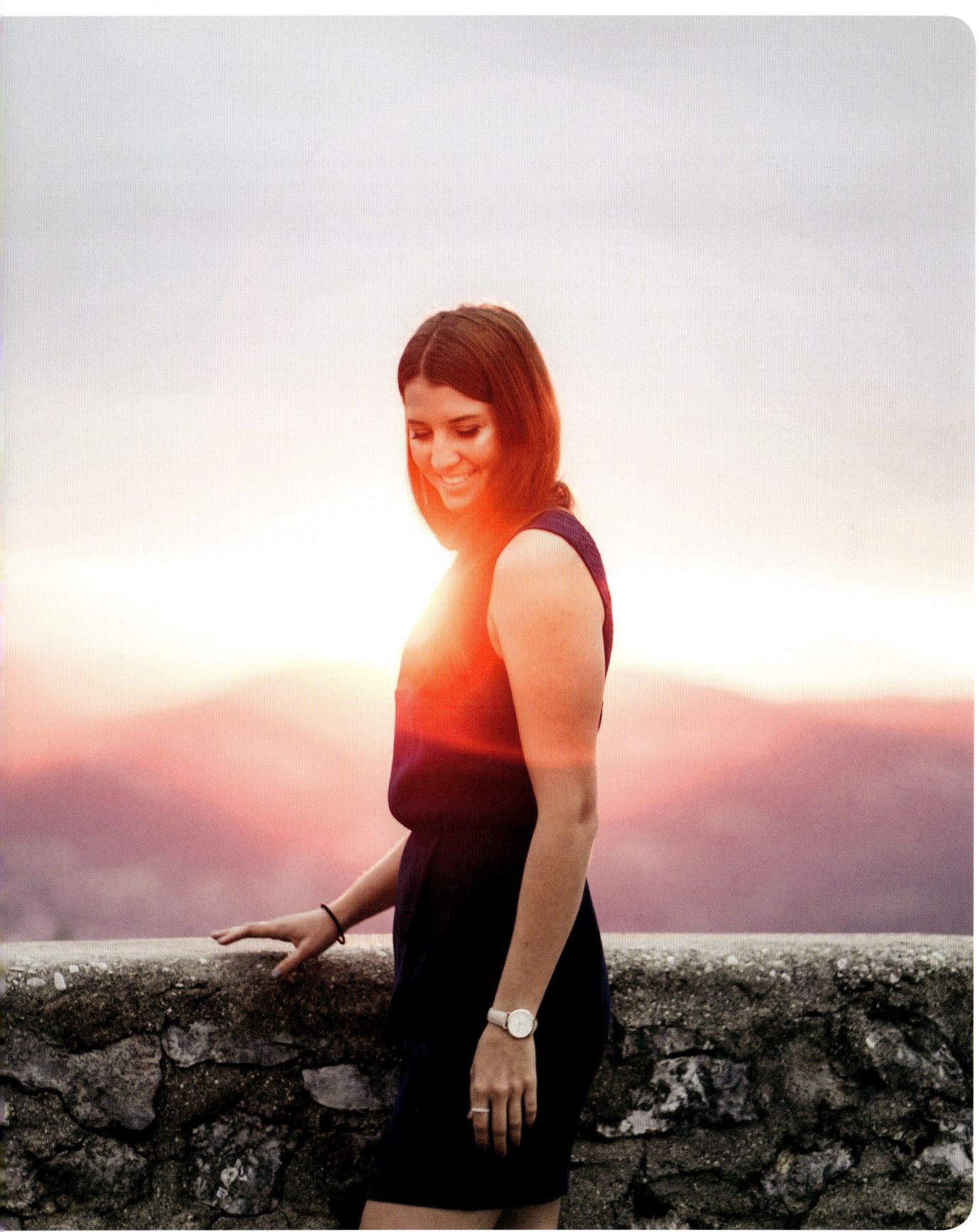

Motivationsbox

Perfektionismus & Loslassen

- Perfektionismus kann bedeuten: »Ich trau mich nicht. Ich bin nicht gut genug.«
- Erst, wenn etwas öffentlich wird, kann es perfektioniert werden.
- Wie »perfekt« wäre dein Leben, wenn nicht alles perfekt sein müsste?
- Du darfst deinen Perfektionismus loslassen.
- Loslassen bedeutet, Stärke zu zeigen.
- Loslassen bedeutet, mit dem Vergangen abzuschließen und sich für Neues zu öffnen.
- Die Vergangenheit definiert nicht die Zukunft.

- »Ich habe wenig Selbstvertrauen, deshalb kann ich nie mutig, selbstbestimmt und erfüllt leben.«

Wenn ich mich mit etwas identifiziere, baue ich darauf auch mein Ego auf und dieses Ego will nicht verletzt werden. Wenn ich dann auch noch an der Vergangenheit und an dieser Identität festhänge, dann hindern mich meine Unsicherheiten und Ängste, ein Leben voller Freude, Gelassenheit und Erfülltheit zu leben.

Das bedeutet, erst, wenn ich mit der Vergangenheit abschließe und aus diesem Loslassen Kraft ziehe, kann ich mich voll und ganz auf die Zukunft einlassen. Viele nutzen aber das Vergangene, um ja so zu bleiben, wie sie sind, das ist einfacher. Es sind die perfekten Ausreden.

- »Warum soll ich an der Beziehung arbeiten, werde ja eh wieder verlassen.«
- »Warum soll ich zum Training gehen, zahlt sich eh nicht aus.«
- »Warum soll ich mich beim guten Job bewerben, bekomme eh wieder eine Ablehnung.«

Was auch immer in der Vergangenheit passiert ist, es ist vergangen. Es wird Enttäuschungen gegeben haben, es wird Verletzungen gegeben haben und auch du selbst wirst in das ein oder andere Fettnäpfchen getreten sein. Auch ich hatte nach meinem Burn-out Angst, mich wieder voll und ganz einer Tätigkeit zu widmen. »Was, wenn ich zu viel mache? Was, wenn ich wieder dort lande?«

> *It is impossible to live without failing at something, unless you live so cautiously that you might as well have not lived at all – in which case, you fail by default.*
>
> *J.K. Rowling*

Bist du lieber ein Gefangener deiner Vergangenheit oder ein Pionier deiner Zukunft?

Ich musste meine Identität, die »gestresste Klara«, loslassen, um mein neues Power-Ich, »Klara 2.0«, wie es mein Freund Axel so schön nennt, erschaffen zu können.

Loslassen bedeutet auch, **Selbstverantwortung** zu übernehmen, denn wenn du loslässt, bist du nicht mehr in der **Opferrolle**, sondern übernimmst Verantwortung für dein eigenes, inneres Glück!

Loslassen hat auch mit **Vergebung** zu tun. Du darfst dir selbst all deine Fehler verzeihen. Du darfst anderen Menschen das, was sie dir angetan haben, verzeihen. Das bedeutet nicht, dass es o.k. ist, was sie getan haben. Du tust das für dich, nicht für sie. Du lässt los und verzeihst, damit du friedvoll weitermachen kannst. Du lässt los und verzeihst, damit du abschließen kannst. Du lässt los und verzeihst, damit du bereit für Neues bist und das Leben erschaffen kannst, welches du dir wünscht und erträumst.

> *An Zorn festhalten ist wie Gift trinken und hoffen, dass der Andere dadurch stirbt.*
>
> *Buddha*

Verantwortung übernehmen und Vertrauen finden

Werde zum Kapitän deines Lebens. Dein Leben veränderst du, indem du Selbstverantwortung übernimmst.

Selbstverantwortung

>> *Der Moment, in dem du selbst Verantwortung für alles in deinem Leben übernimmst, ist der Moment, in dem du alles in deinem Leben verändern kannst.* <<

Hal Elrod

Mit 16 ging bei mir recht viel schief. Ich hatte eine kleine Knieverletzung und irgendwie schaffte ich es, dass ich oft stürzte und »zufälligerweise« genau auf dem Knie landete. »Au!«, kam zunächst aus mir heraus, gefolgt von einem: »Mann ... Warum immer ich?« Es passiert so schnell und schon sind wir der Opferrolle verfallen. Es ist der einfachere Weg, denn das bedeutet, ich muss nichts tun.

Eigenverantwortlich zu leben und mein Leben damit bewusst in die Hand zu nehmen, lernte ich vor ein paar Jahren. Vorher war ich auch gerne in der Opferrolle, fand alles unfair und verstand nicht, warum ich nie »Glück« hatte. Ich bin mittlerweile davon überzeugt, dass Glück nur dann entsteht, wenn ich dafür arbeite und sich dadurch die richtigen Möglichkeiten auftun. Glück fliegt mir nicht einfach zu, ich generiere mir mein eigenes, inneres Glück.

Je mehr du tust, je mehr du für deinen Erfolg arbeitest, desto mehr »Glück« wirst du in deinem Leben haben. Was bedeutet das also? Ich bin für mein eigenes Glück verantwortlich. Nicht meine Mama. Nicht mein Papa. Nicht mein Partner. Nicht meine Freunde. Nicht mein Hamster. Nicht mein Chef. **Nur ich habe mein Leben in der Hand.**

Eigenverantwortlich leben, was bedeutet das konkret?

Selbst die Verantwortung zu nehmen, ist wesentlich für dein Selbstwertgefühl und für das Selbstvertrauen. [Gauger 2016] Selbstverantwortung bedeutet, dass ich akzeptiere, dass ich der Ursprung und die Lösung all meiner Probleme bin. Der Ursprung meiner Probleme? Oh ja. Auch ich hing an meiner Vergangenheit fest.

In der Kindheit ist mal was passiert und deshalb ist Person X daran schuld, dass ich so bin, wie ich bin. Wie wir oben schon gehört haben: O.k., ja, es war schlimm und es ist passiert. Aber daran hängen zu bleiben, vor allem jetzt, wenn ich erwachsen bin, ist einfach nur kindisch. Aus dem Trotzalter bin ich raus. Es wird Zeit, für mein eigenes Glück zu sorgen, um verantwortlich und selbstbewusst leben zu können. Ich habe also nach dem Ursprung gesucht. Ich lernte mich selbst besser kennen. Dazu kommen wir auch noch.

Ich bin der Ursprung für die Lösung all meiner Probleme. Ein paar Beispiele für Selbstverantwortung findest du hier:

- Ich bin verantwortlich für meine Entscheidungen und für mein Handeln.
- Ich bin verantwortlich für die Erfüllung meiner Wünsche.
- Ich bin verantwortlich dafür, wie bewusst ich lebe.
- Ich bin verantwortlich für mein Verhalten anderen gegenüber – meinem Freund, meiner Freundin, meinen Eltern, meinen Kollegen, meiner Frau, meinem Mann, meinen Geschäftspartnern, meinen Lehrern, meinen Mitschülern, meinen Kindern.
- Ich bin verantwortlich für die Qualität meiner Arbeit.
- Ich bin verantwortlich für mein persönliches Glück.
- Ich bin verantwortlich für die Stärkung meines Selbstvertrauens.
- Ich bin für meine Gesundheit verantwortlich.
- Ich bin dafür verantwortlich, wie ich meine Zeit nutze.

Ein paar Beispiele:

- **Ich bin verantwortlich für das Maß an Bewusstsein, dass ich meinen Beziehungen entgegenbringe:**
Wie ist mein Umgang mit anderen? Bin ich wirklich geistig und körperlich da, wenn ich mit meinen Kollegen/Liebsten/Freunden spreche? Oder sind meine Gedanken ganz woanders und ich starre aufs Handy, statt bewusst zuzuhören.

- **Ich bin verantwortlich für die Erfüllung meiner Wünsche:**
Wenn ich Wünsche und Träume habe, dann liegt es an mir, nach Möglichkeiten zu suchen, wie ich sie befriedigen kann. Ich setze mir ein Ziel und es liegt ganz an mir, ob ich den Plan auch entsprechend umsetze. Was bin ich bereit zu tun, um das zu bekommen, was ich mir wünsche?

- **Ich bin verantwortlich für mein persönliches Glück:**
Ein Zeichen fehlender Reife ist die Überzeugung, dass es die Aufgabe anderer Menschen ist, mich glücklich zu machen. Eine Beziehung bedeutet zu geben, nicht zu nehmen. Wenn ich die Verantwortung für mein Glück übernehme, gewinne ich an Stärke und Kraft.

Finde Vertrauen in die Zukunft

> *And suddenly you know ... it's time to start something new and trust the magic of new beginnings.*
>
> *Eckhart Tolle*

Surfe auf den Wellen, statt gegen sie anzukämpfen

Ich glaube, dass es so etwas wie Schicksal gibt. Gleichzeitig bin ich davon überzeugt, dass wir selbst dafür verantwortlich sind. Es wird immer Tag und Nacht, Helligkeit und Dunkelheit, Kälte und Wärme, Schwarz und Weiß, Höhen und Tiefen geben. Deshalb wird es auch immer wieder Herausforderungen geben. Lerne, auf deine eigenen Fähigkeiten zu vertrauen, darauf, dass du, egal was kommt, alles meistern wirst. Selbstvertrauen bedeutet, dass du dir selbst vertrauen kannst.

Angst vor dem Unbekannten

Es ist völlig normal, Angst vor dem Unbekannten zu haben. Ich weiß nicht, was in drei Mona-

-TRAININGSBLATT-
Loslassen und Verantwortung

Auch bei diesem Trainingsblatt beendest du die angefangenen Sätze spontan mit deinen eigenen Gedanken.

Dinge, die ich von nun an loslassen muss:

....

Menschen, die ich loslassen muss:

....

Wenn ich loslasse, tue ich mir Gutes, weil

....

Wenn ich an der Vergangenheit festhänge, dann geht's mir nicht gut, weil

....

Wenn ich mit der Vergangenheit abschließe, kann sich Folgendes positiv verändern:

....

Selbstverantwortung bedeutet für mich:

....

In diesem Lebensbereich kann ich etwas mehr Verantwortung übernehmen:

....

Ich zeige von nun an mehr Selbstverantwortung, indem ich

....

Wenn ich die volle Verantwortung für meine Entscheidungen und für mein Handeln übernehme, dann

....

Wenn ich in der Opferrolle bin, dann ist das nicht gut, weil

....

Wenn ich die volle Verantwortung dafür übernehme,
wie ich mich meinen Mitmenschen gegenüber verhalte, dann

....

Ich freue mich darauf, mehr Selbstverantwortung übernehmen zu dürfen, weil

....

ten passieren wird, ich weiß auch nicht, was morgen passiert. Ich arbeite auf meine Ziele hin, aber natürlich kann immer was anderes dazwischenkommen. Vertrauen in die Zukunft bedeutet nicht, dass alles gut und einfach wird. Es bedeutet, dass du lernen darfst, auf dich selbst zu vertrauen. Du hast schon viel gemeistert und du wirst auch weitere Herausforderungen meistern. Sage nicht: »Ich wage das nicht, weil ich nicht weiß, was passieren wird«, sondern: »Ich trau mich, obwohl ich nicht weiß, was passieren wird. Ich weiß noch nicht wie es geht, aber ich kann es auf dem Weg dorthin herausfinden.«

Die Zukunft liegt nur in deiner Hand

Ich kann selbst sehr viel beeinflussen. Aber nicht alles. Ich kann beeinflussen, wie ich mich meinen Kollegen gegenüber verhalte, und ich kann beeinflussen, welche Qualität meine Arbeit hat, die ich dem Chef vorlege. Allerdings gibt es auch Dinge,

die ich nicht kontrollieren kann. Ich kann nicht kontrollieren, wie mein Kollege auf mein Verhalten reagiert, ich kann das Wetter nicht kontrollieren und ich bin auch nicht für ein Unglück, welches mir zustößt, verantwortlich.

Ich muss unterscheiden können zwischen den Bereichen, für die ich verantwortlich bin, und denen, für die ich es nicht bin. Das einzige Bewusstsein, welches ich willentlich kontrollieren kann, ist mein eigenes.

Modell von Byron Katie

My Business: Alles, was in meiner Verantwortung liegt. Mein Handeln, meine Aktionen, meine Reaktionen, meine Wortwahl, meine Stimmlage, meine Gedanken usw.

Your Business: Alles, was meine Mitmenschen in meinem Umfeld tun. Auch wenn ich versuche, höflich zu sein, so bedeutet das nicht, dass mich ein

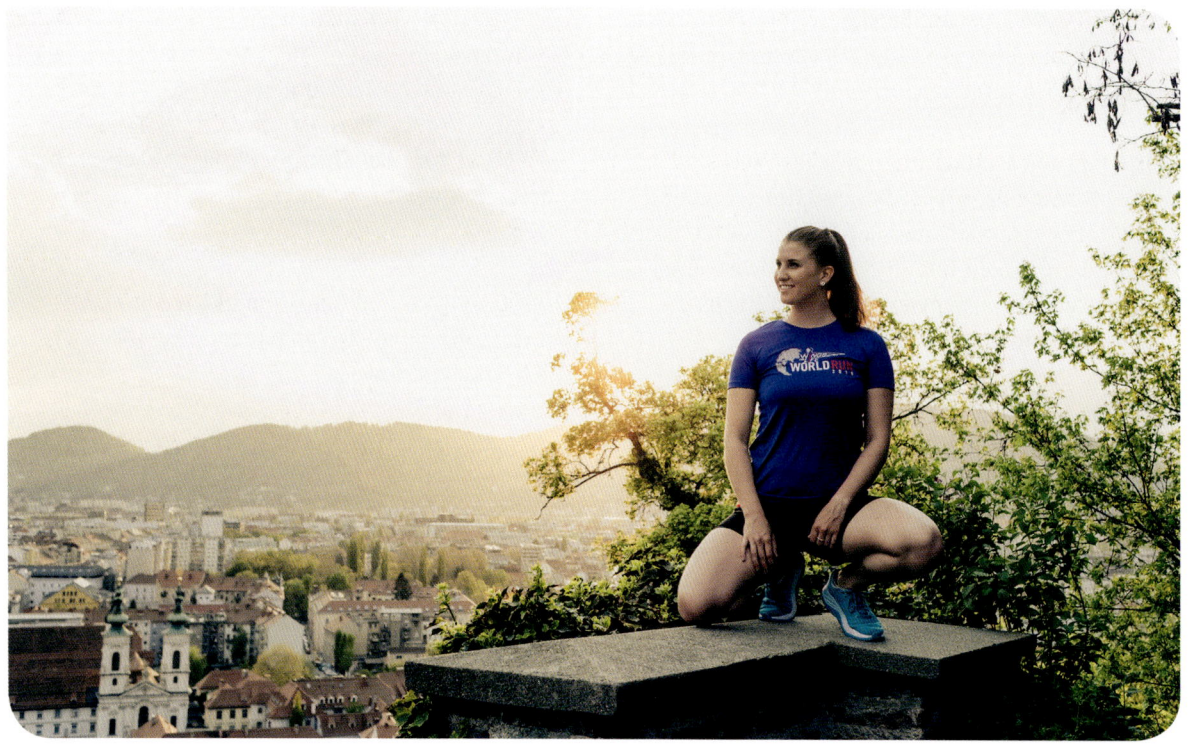

unzufriedener Kollege nicht anmotzen könnte. Vielleicht hatte diese Person gerade einen schlechten Tag, vielleicht geht's ihr gerade nicht gut. Das ist Ihr Business. Nicht mein Business.

God's business: Alles, was absolut nicht in meiner Macht liegt. Es ist egal, ob du dies nun als »Gott«, »Universum« oder »Schicksal« bezeichnest. Dies ist eine höhere Kraft, die ich nicht beeinflussen kann. Der Bus ist verspätet. Es regnet. Der Stau ist lang. Es gibt keine Schokolade mehr im Supermarkt. Ärgerlich, ich weiß. Hier kann ich nur meine Reaktion kontrollieren und ich kann Lösungen suchen, anstatt mich auf das Problem zu fokussieren, welches ich nicht mal beeinflussen kann.

Chill Banana. Stress less.

Wenn ich lerne, was ich selbst beeinflussen kann, fällt ein enormer Stressfaktor weg. Viel zu oft stressen oder sorgen wir uns über die Meinung anderer, ärgern uns über den verspäteten Zug oder lassen unseren Frust am Partner ab, der nichts dafür kann, dass ich schlecht gelaunt bin und dass ich etwas im Büro vergessen habe.

Was ist dir wirklich wichtig im Leben, was sind deine nächsten Ziele? Auf diese Sachen solltest du mehr Aufmerksamkeit und Energie verwenden, anstatt Gedanken, Zeit und Ärgernis (negative Energie) an etwas zu verschwenden, das du nicht beeinflussen kannst.

Als ich in Schweden meine erste Ausbildung zur Mentaltrainerin machte, erzählte uns unser Referent folgende coole Story: »Meine Frau, meine Tochter und ich waren am Flughafen in New York. Wir wollten nach Chicago und weiter nach Hause nach Stockholm fliegen und waren gerade am Gate angekommen. Plötzlich waren die Flugbegleiter gestresst und holten alle Passagiere so schnell wie möglich ins Flugzeug. Wir stiegen also schnell ein, die Flugzeugtür wurde direkt geschlossen, wir sind

> ## Motivationsbox
> ### Selbstverantwortung & Vertrauen in die Zukunft
> - Nur du bist für dein Leben verantwortlich.
> - Du kannst alles schaffen, wenn du Verantwortung übernimmst.
> - In der schüchternen Opferrolle schadest du deine Mitmenschen.
> - Du bist der Ursprung und die Lösung all deiner Probleme.
> - Das Leben liegt in deiner Hand, aber du kannst nicht alles beeinflussen.
> - God's business, my business, your business – wo verbringst du gedanklich gerade am meisten Zeit?

noch nicht mal am Sitzplatz angekommen, da fährt das Flugzeug schon los. Innere Panik stieg in mir auf und ihr wisst ja wie wackelig es ist, wenn man versucht, in einem fahrenden Gefährt von A nach B zu kommen. Wie aus dem Nichts blieb das Flugzeug ruckartig stehen und wir hörten die ernste Stimme des Kapitäns: ›Meine lieben Gäste, es ist ein Unwetter über Chicago und wir haben noch keine Startzeit bekommen. Zurzeit landet oder startet kein Flugzeug.‹ – Kurze Pause.

Mit einer ganz anderen, freundlichen Stimmlage meldete sich der Kapitän wieder: ›Aaaaaber, ich habe einen Kumpel beim Flugmilitär in Chicago. Er wird mir Bescheid geben, sobald wir losfliegen können. Ich bitte Sie, Ihr Handgepäck zu verstauen, Sie können sich aber noch frei im Flugzeug bewegen. Sobald ich allerdings das Signal erhalte, düsen wir los.« Und tatsächlich. Sehr bald erhielten wir das ›Go‹ und weil unser Flugzeug die einzige startklare Maschine war, hatten wir gleich den ersten Slot! Wir landeten sogar 20 Minuten früher und ich war so fasziniert von dieser Tat, dass ich unbedingt mit dem Kapitän sprechen wollte.

Power-up-Training

Negative vs. positive Energie
Gibt es etwas, weswegen du dich gerade total stresst, aber eigentlich kannst du das Ergebnis nicht beeinflussen? Das Prüfungsergebnis. Das verpatzte Interview. Der Rechenfehler. Gibt es etwas, worüber du dich ärgerst?
Negative Energie, zerrt (unbewusst) unglaublich an den Kräften. Schlechter Schlaf, ständiges Grübeln, Ärger, Wut. – Welchen Dingen, schenkst du negative Energie?

Positive Energie gibt Kraft. Wem oder was könntest du stattdessen Aufmerksamkeit schenken? Klar, es ist völlig ok, sich mal über eine verpatzte Chance zu ärgern. Aber nur 5 Minuten! Setzt dir einen Timer. 5 Minuten darfst du dich grün und blau ärgern, aber nachher wird in die andere, die positive Richtung Gas gegeben.
Stell dir die Fragen:
- Wie kann ich das Problem lösen?
- Was ergibt sich daraus?
- Was kann ich beim nächsten Mal besser machen?

Leider durfte ich das nicht und ich wundere mich bis heute noch, warum er so schnell in Chicago ankommen wollte.«

Was können wir daraus lernen? Was hat dieser Kapitän gemacht?
- Das Wetter ist schlecht und das kann er nicht beeinflussen (God's business).
- Er (my business) kann aber alle Gäste (your business) direkt ins Flugzeug einsteigen lassen, seinen Kollegen anrufen, um Hilfe bitten und das Flugzeug startklar machen, damit er den ersten Flugslot erhält. Wenn er dann das finale ›Go‹ erhält, ist er startklar, während alle anderen Kapitäne ihr Flugzeug erst mit den Passagieren füllen, zur Startbahn fahren müssen und erst dann ihren Timeslot bekommen. Weil das dann alle gleichzeitig machen und es sowieso schon Stau gibt, können die meisten Kapitäne mit enormer Verspätung rechnen.
- Warum er es schlussendlich so eilig hatte (womöglich kommt er oft zu spät und seine Freundin wollte ihn mal pünktlich daheim haben), werden wir wohl nie erfahren. Aber die Story ist super und lehrreich.

》 *Ich bin nicht das, was mir passiert ist. Ich bin das, was ich entscheide zu werden.* 《
Carl Gustav Jung

Power-Ich. Hol dein Cape, WonderWoman braucht dich

Wenn du loslässt und verzeihst, öffnest du dich für Neues. Du bist bereit. Du vertraust. Nun darfst du dir Klarheit verschaffen. Klarheit darüber, wie du in Zukunft leben und wie und wer du sein möchtest.

Zeige die Löwin, die du bist

Wir sind alle kraftvolle Löwen und Löwinnen, doch viele leben wie zurückhaltende Mäuse. Bist du derzeit noch eine Maus? Machst du dich klein und versteckst dich, zeigst nicht dein wahres Ich und vergeudest deine Talente?

Ich war auch mal eine Maus und sammelte meinen Käse im Mäuseloch bis er super stinkig wurde. Doch nur, weil es gerade jetzt so ist, bedeutet das nicht, dass es für immer so sein muss! **Deine Vergangenheit definiert nicht die Zukunft**. Du kannst viel aus deiner Vergangenheit lernen und du kannst deine Stärken daraus ziehen.

Was hast du jetzt gerade für Gedanken? Negative, solche, die dich runterziehen? Schenkst du ihnen viel Aufmerksamkeit? Dann wird es Zeit, das zu ändern.

Das, woran du am meisten denkst, nimmst du auch wahr. Kennst du das? Du möchtest ein neues Auto kaufen, womöglich einen kleinen Cityflitzer in Schwarz, und plötzlich siehst du nur noch schwarze Autos vor dir? Wenn ich dir sage, denke nicht an einen rosa Elefanten. Was wirst du im Kopf haben?

Das, worauf du dich fokussierst, tritt vermehrt in dein Leben.
- Wenn du also daran denkst, was du nicht haben möchtest …
- Wenn du daran denkst, wie du nicht aussehen willst …
- Wenn du daran denkst, was du noch nicht hast …
- Wenn du daran denkst, wie dein Partner nicht sein soll …

… dann, suprise, suprise, erhältst du genau das.

Wer möchtest du wirklich sein?

» *Be the best version of yourself rather than a copy of someone else.* «

Conchita Wurst

Power-up-Training

Nur ich.

Je besser du dich selbst kennst, desto besser kannst du handeln. Finde zu deinem wahren Ich zurück. Diese Übung habe ich von einem meiner Mentoren, Robert Gladitz.

Stell dir vor, du dürftest dich nur mit fünf Sätzen beschreiben. Hebe nun deine Gegensätze hervor. Es gibt bestimmt Menschen, die dir ähnlich sind, aber wir wollen uns deine Einzigartigkeit bewusster machen, indem wir »Nur ich« an den Anfang des Satzes stellen.

Nur ich …

- Nur ich bin so sensibel und habe gleichzeitig eine enorme Härte.
- Nur ich bin so chaotisch und trotzdem bringe ich vieles voran.
- Nur ich arbeite so fleißig, achte aber trotzdem auf meine Gesundheit.
- Nur ich lerne so konzentriert und kann nachher total im Tagtraum versinken.

Kopien gibt es viele. Es gibt viele, die genau gleich aussehen, das Gleiche tun und über das Gleiche reden, wenn nicht sogar lästern, die gedankenlos der Masse folgen. Das ist der einfache Weg: Das tun, was von mir verlangt wird. Ein lebloses, energieloses Leben.

Ich hatte mich auch schon selbst verloren. Durch all den Stress hatte ich meine Kreativität verloren und ich fühlte mich inspirationslos. Früher wurde ich durch alles inspiriert. Ich blickte auf die Berge und hatte eine neue Idee. Ich sah Serien wie »Projekt Runway« und wurde von deren bunten Kreativität inspiriert und wagte selbst neue Kombinationen. Doch nachdem ich das Gefühl hatte, ich würde nur noch von links nach rechts gezogen, und in der Überbelastung landete, musste ich erstmal wieder zu mir zurückfinden. Zu meinem wahren Ich.

Deine neue Identität. Dein Power-Ich

Du darfst dir (vielleicht zum ersten Mal in deinem Leben) Gedanken darüber machen, was du eigentlich haben willst und wie du sein willst. Dein »Power-Ich« ist die beste Version deiner selbst. Die beste Version bedeutet nicht Sixpack, Botox und Silikonbrüste, sondern sie zeigt, wie du dich verhältst, wenn du in deiner völligen Ruhe bist, deine Persönlichkeit voll und ganz zeigen kannst und auf all deine Fähigkeiten und Fertigkeiten vertraust.

Denke auch zurück an deine Kindheit. Was hast du im Alter von fünf, neun, 13 oder 16 Jahren gern gemacht? Diese Aktivitäten tragen oft zu deiner Leidenschaft bei und wenn sie dich früher glücklich gemacht haben, machen sie dich mit großer Wahrscheinlichkeit noch heute glücklich. Über diese Dinge nachzudenken und sie Schritt für Schritt wieder in dein Leben zu integrieren hilft dir, zu deinem wahren Ich zurückzufinden und zur besten Version deiner selbst zu werden.

Deine Deklaration zur persönlichen Power

Es wird Zeit, die Löwin zu erwecken, die du wirklich bist! Es wird Zeit, dein inneres Feuer zu entfachen und dein Strahlen zum Leuchten zu bringen. Auf den nächsten Seiten möchte ich dir zeigen, wie du auf dem aufbauen kannst, was du soeben »geheilt« hast. In dir steckt so viel mehr, als du vermuten magst, deshalb möchte ich dir helfen, zur besten Version deiner selbst zu werden. Doch alles beginnt bei dir selbst. Bist du bereit? Bist du bereit, an dir selbst zu arbeiten, um ein fantastisches, erfüllendes Leben leben zu können? Yeah! Dann schicke ich dir ein High Five durchs Buch! Dies hier ist deine persönliche Deklaration zu deiner persönlichen Power.

Richtige oder falsche Entscheidung?

>> *Your destiny is shaped by your decisions. Successful people make decisions based on where they want to be.* «

Tony Robbins

- »Ich weiß nicht, was ich machen soll.«
- »Ich habe Angst vor dieser Entscheidung.«
- »Woher weiß ich, was richtig ist?«

Kommt dir das bekannt vor? Manchmal sind wir uns unsicher und wissen nicht, welche Entscheidung wir treffen sollen. »Selbstbewusst« bedeutet aber, dass »ich selbst« etwas »bewusst« machen kann. Das bedeutet, dass du Eigenverantwortung übernehmen darfst, um Entscheidungen treffen zu können. Dies fängt bei den kleinen, unscheinbaren Entscheidungen an und bezieht sich auch auf die größeren und wichtigen Entscheidungen im Leben. Doch genau davor haben viele Menschen Angst: bewusste Entscheidungen zu treffen und Verantwortung zu übernehmen.

Triff Entscheidungen nicht aus Angst, sondern in Hoffnung

Am schwierigsten sind Entscheidungen, wenn wir nicht genau wissen, was passieren wird, wenn wir uns dafür entscheiden. Die Angst vor dem Endergebnis. Aber sind nicht die meisten Entscheidungen genau solche Entscheidungen? Es ist einfacher, sich am Alten festzuklammern, statt eine Entscheidung zu treffen, die eine positive Veränderung bewirken kann. Aber persönliches Wachstum und

Power-up-Training
Power-Ich
Wenn du das tust, was du immer tust, erhältst du auch das, was du immer erhältst. Wir brauchen einen neuen Fokus. Anstatt daran zu denken, wie »schlecht«, ängstlich oder verletzlich du früher warst, fokussiere dich von nun an darauf, wie du sein willst.

- Welche Personen inspirieren dich?
- Warum inspirieren sie dich?
- Was kannst du dir von ihnen abschauen und lernen?
- Was macht dich besonders? Was macht dich zu dir?
- Wie verhält sich dein Power-Ich?
- Wie sieht dein Power-Ich aus?
- Was spürst du, wenn du dein Power-Ich bist?
- Mit welchen drei Wörtern würdest du dein Power-Ich beschreiben?
- Was ist die erste Fertigkeit/Fähigkeit, die du dir nun aneignen möchtest?

jede Veränderung werden immer von einer Entscheidung eingeleitet und können uns in ein neues Gebiet führen. Und ist es nicht das, was wir wollen – uns positiv verändern? Willst du so bleiben, wie du bist, oder willst du eine Veränderung schaffen? Wenn du dich vor großen Entscheidungen scheust und stattdessen keine Entscheidung triffst, dann ist das auch eine Entscheidung, oder nicht? Keine Entscheidung ist auch eine Entscheidung. Aber keine gute.

Oft kann es sein, dass wir zu sehr an unserer Vergangenheit festklammern und nicht loslassen können. Wir klammern uns an die Sicherheit, die uns unsere Komfortzone gibt. Doch haben wir dadurch die Hände frei, die uns ein glückliches und erfüllendes Leben schenken können?

Starke Frauen trauen sich, Entscheidungen zu treffen und Neues zu wagen! Ja, die Zukunft kann gruselig sein, doch ist es nicht ein tolles Gefühl, selbst über sein Leben bestimmen zu können? Wir tragen die volle Verantwortung und können unser Leben selbst bestimmen. Viel zu viele Menschen leben in Armut, nicht, weil sie kein Geld haben oder hungern, sondern weil sie einen stumpfen Alltag leben.

Es ist ein großer Unterschied, ob du spielst, um nicht zu verlieren, oder ob du spielst, um zu gewinnen. Wer bemüht ist, bloß nicht zu verlieren, konzentriert sich zu sehr auf die Risiken und Gefahren (auf das Negative). Wer auf Sieg setzt und optimistisch denkt, hat eher die Möglichkeit des Sieges vor Augen. Wer wird wohl glücklicher sein?

Falsche Vorstellungen im Kopf

Wenn wir keine Entscheidungen treffen, verlieren wir das Vertrauen in uns selbst. »Ich entscheide mich später« bringt uns auch nicht weiter, denn somit entscheidest du dich dafür, dass alles so bleibt, wie es war. Manchmal treffen wir auch falsche Entscheidungen, doch davor sollen wir uns nicht fürchten. Aus falschen Entscheidungen können wir lernen, wir können an ihnen wachsen und somit vieles für die nächste Entscheidung lernen.

Oft haben wir einfach eine falsche Vorstellung im Kopf. »Ich verdiene es nicht, Entscheidungen treffen zu dürfen. Ich treffe sowieso immer nur die falschen Entscheidungen.« Diese Gedanken könnten aus deiner Kindheit stammen. Vor allem Mädchen mit einem geringen Selbstwertgefühl beschützen sich selbst, indem sie keine Risiken eingehen.

Als Person mit persönlicher Power hingegen – dein zukünftiges Ich – orientiere ich mich bei meinen Entscheidungen an dem, was ich wirklich will. Versuche, deine Entscheidungen rasch zu treffen, und vertraue dir selbst. Als Löwin weißt du, dass eine schlechte Entscheidung immer noch besser ist als gar keine. Sei dir deiner Werte (wofür du stehst) und deiner Prioritäten bewusst, denn dadurch fallen dir deine Entscheidungen auch leichter.

Entscheidungen können dein Leben verändern

2014 traf ich eine Entscheidung, die mein restliches Leben sehr beeinflusste. Ich verfolgte sehr stark die schwedische Bloggerszene und immer wieder bekamen die Mädels coole Sachen zugeschickt. »Klar, die haben eine große Reichweite und es sind tolle Mädels«, dachte ich mir und gönnte es ihnen von ganzem Herzen, schließlich war ich erst die kleine Bloggerin aus Österreich und hoffte darauf, dass meine Zeit auch noch kommen werde. Zu dieser Zeit trainierte ich noch leistungsmäßig Triathlon und bloggte aus Freude, einfach so nebenbei.

Irgendwann sah ich, dass auch ein paar Mädels aus Deutschland Testprodukte zugeschickt bekamen. »Wow, haben die ein Glück!«, dachte ich mir. Doch gleichzeitig war ich auch etwas verärgert. Ich verfasste doppelt so viele Blogposts, hatte Ahnung von Sport, doch trotzdem wurden nur die anderen mit coolen Sportklamotten ausgestattet. Ich lernte, dass ich mein Schicksal selbst in die Hand nehmen muss. Bisher hatte ich mich versteckt und nie gezeigt, was ich eigentlich kann. Wie soll da jemand auf mich aufmerksam werden?

Auf Umwegen erfuhr ich schließlich, dass die Mädels die Firmen teilweise selbst kontaktiert hatten. Und ich war baff! Mir öffneten sich ganz neue Gedankenwege »Oh, wenn die das können, kann ich das ja auch mal probieren!«

Zu dieser Zeit gab es gerade ein neues schwedisches Start-up, das ich einfach unglaublich cool fand! ICANIWILL heißt die Marke und allein der

Entscheidung und Power-Ich

Bitte beantworte auch hier die Fragen intuitiv und vervollständige die Sätze.

Welche Entscheidungen schiebe ich ständig vor mir her?

....

Wovor habe ich Angst, warum schiebe ich die Entscheidung vor mir her?

....

Entscheidungen zu treffen ist eine gute Sache, weil

....

Wenn ich Entscheidungen ständig aufschiebe, passiert

....

Mit diesen drei starken Wörtern beschreibe ich mein Power-Ich:

....

Wenn ich glücklich und selbstbewusst bin, profitieren auch andere davon, weil

....

Die beste Version von mir selbst:

....

Ich weiß, dass ich das schaffen kann, weil

....

Ich gehe von nun an bestimmter meinen Weg, weil

....

Was würde mein Power-Ich von nun an schon ein bisschen anders machen?

....

Name hat mich unglaublich motiviert! Nervös und doch motiviert saß ich vor meinem alten Laptop, der kurz davor war, den Geist aufzugeben. Ich schrieb Gustaf, dem Gründer von icaniwill, eine Mail und fragte, ob er Interesse daran habe, eine Bloggerin in Österreich zu sponsern.

Es folgten die nervösesten drei Stunden meines bisherigen Teenagerlebens, bis ich ein freundliches »Ja, klar! Derzeit sind wir noch ein Start-up und haben nicht genug Geld fürs Sponsoring, aber ich schicke dir gerne ein paar Sachen zu« bekam. WOW! Ich war sprachlos, bin durch die Gegend gehüpft und habe mit Freudentränen meine Mama angerufen. Zum ersten Mal habe ich mich etwas ganz etwas Neues getraut und mein Schicksal selbst in die Hand genommen. Ich habe mich nicht versteckt, ich bin aus meiner Komfortzone herausgetreten, habe gewagt und gewonnen! Es war zwar »nur« eine Mail und ich hätte genauso eine Absage bekommen können, aber diese kleine Entscheidung, einfach mal was zu wagen, gab mir einen unglaublichen Selbstvertrauensboost.

Seitdem bedeuten mir die Worte »Ich kann und ich werde!« so viel und 2015 habe ich Gustaf persönlich in Stockholm getroffen und konnte ihm dafür danken, wie sehr er mich zu dieser Zeit beeinflusst hat!

Die Power der Entscheidung

Seit diesem Moment arbeite ich noch härter, noch fleißiger als je zuvor. Ich habe gelernt, dass man manchmal einfach neue Dinge wagen muss, wenn man etwas Neues erleben und haben will. Ich habe diese Entscheidung bewusst getroffen.

In den letzten Jahren ist mein Blog auch dementsprechend gewachsen und mittlerweile trudeln täglich viele Anfragen von verschiedenen Firmen ein. Nun liegt die Entscheidung wieder bei mir: »Mit welchen Marken kann ich mich identifizieren? Welche würde ich auch meinen Lesern empfehlen? Würde ich mir dieses oder jenes Produkt überhaupt auch kaufen, wenn ich es nicht zugeschickt bekäme?«

Auch du hast schon eine erste wichtige Entscheidung getroffen. Du hast dir bewusst dieses Buch gekauft, weil du motiviert bist und eine Veränderung in deinem Leben schaffen willst. Das ist super und ich bin jetzt schon stolz auf dich! Du zählst du den (wenigen) Menschen auf dieser Welt, die darauf hinarbeiten, die beste Version von sich selbst zu werden!

Deine Entscheidungen kreieren dein Schicksal

Das Schicksal wird uns in unsere Hände gelegt. Wir selbst bestimmen, was wir tun, wie wir denken und was uns beeinflusst. Welche Entscheidung du auch triffst und wie unscheinbar sie auch zunächst erscheinen mag – wie wird sie sich langfristig auf dich, deinen Körper, deine Karriere oder deine Zukunft auswirken?

>> *Your life was put into your hands! You are the person in the front seat of your car! You are the one who decides whether your car goes down a bad path, or a good one!* «

Lizzie Velásquez

»Ich würde ja gerne, aber ...« Manche Menschen sind so sehr damit beschäftigt Ausreden zu finden, dass sie vergessen, Entscheidungen zu treffen.

Tony Robbins (amerikanischer Motivations- und Lifecoach) schreibt über drei ganz wichtige Entscheidungen, die man in jedem Moment treffen kann und die unser Schicksal bestimmen. Diese Entscheidungen müssen wir zu kontrollieren lernen, nur so können wir uns unser eigenes Traumleben kreieren und entscheiden, wie, was und wer wir sein wollen. Wenn du diese Entscheidungen nicht kontrollieren kannst, dann kontrollierst du auch nicht dein eigenes Leben.

1. Deine Entscheidung, worauf du dich fokussierst.
2. Deine Entscheidung, welche Sachen dir etwas bedeuten.
3. Deine Entscheidung darüber, was du machst und wie du die Resultate erhälst, die du dir wünscht.

Nicht das, was uns passiert, kreiert unser Schicksal, sondern die Art, wie wir damit umgehen. Wer du in Zukunft sein wirst, hängt von deinen Entscheidungen ab, worauf du dich fokussierst, welche Werte dir etwas bedeuten und was du daraus machst. Das alles bestimmt deine Zukunft.

Viele fürchten sich vor solchen Entscheidungen und aus diesem Grund folgen sie der Masse. In der

Power-up-Training

Entscheidungen treffen

Sechs Tipps, die dir helfen, eine Entscheidung zu treffen:

1. Jetzt handeln, nicht erst später.

Je länger du eine Entscheidung aufschiebst, desto schwieriger wird es, und meistens werden dadurch auch die Konsequenzen größer. Denk daran: Keine Entscheidung ist auch eine Entscheidung. Ich bin sowieso der Meinung, dass es keine Fehlentscheidungen gibt, deshalb handle lieber, statt aufzuschieben. Lieber etwas durcheinanderbringen als perfekt abzuwarten.

2. Höre auf dein Bauchgefühl und deinen Verstand.

Ich halte nicht viel von Pro-und-Kontra-Listen. So kompliziert sollte es nicht sein, denn es gibt etwas, worauf du vertrauen kannst: deine Intuition und dein Verstand. Oft spüren wir im Bauch ein Gefühl oder intuitiv weißt du oft, was richtig ist. Du merkst, dass du eigentlich Nein sagen willst, aber gleichzeitig schalten sich dein schlechtes Gewissen und deine Gewohnheit ein. Vertraue mehr auf dein Gefühl. Was sagen deine Emotionen? Was spürst und fühlst du? Was fühlt sich richtig und was falsch an? Vor allem wir Frauen haben eine sehr ausgeprägte Intuition. Vertrau darauf, aber schalte nachher auch deinen Verstand ein, ohne allzu sehr ins Grübeln zu geraten. Denk an Punkt eins: Besser jetzt als später.

3. Ändere bewusst deinen mentalen Zustand.

Wenn du schlecht gelaunt, müde oder gestresst bist, triffst du schlechtere Entscheidungen. Ändere also deinen körperlichen und mentalen Zustand. Ruh dich aus, schlaf darüber, geh zum Training oder hüpfe durch den Raum, damit du Energie bekommst. Triff wichtige Entscheidungen auch am Morgen, da bist du fit und kannst klar denken! Am Abend bist du nur müde von all den unwichtigen Entscheidungen und deine mentale Energie ist am Boden.

4. Überlege, welche Auswirkung deine Entscheidung auf dein nahes Umfeld hat.

Welche Personen sind die wichtigsten in deinem Leben? Wer wird durch diese Entscheidung beeinflusst? Sprich mit ihnen.

5. Informationen und Recherche

Recherchiere: Wer hat diese Entscheidung schon vor dir getroffen und kann seine Erfahrungen an dich weitergeben? Vielleicht gibt es nicht nur A und B, vielleicht gibt es auch eine Option C oder D. Öffne deinen Horizont.

6. 10–10–10-Regel

Wie wirkt sich diese Entscheidung auf die nächsten 10 Tage aus? Auf die nächsten 10 Monate? Auf die nächsten 10 Jahre? Oft zerbrechen wir uns nur unnötig den Kopf.

Motivationsbox

Entscheidungen & Power-Ich

- Triff Entscheidungen aus Liebe, nicht aus Angst.
- Je länger du Entscheidungen aufschiebst, desto größer wird meistens das Problem.
- Jede Fehlentscheidung kann wieder richtiggestellt werden.
- Jede Entscheidung ist besser als gar keine.
- Fokussiere dich auf deine neue, beste Version.
- Fokussiere dich auf das, was du willst. Nicht auf das, was falsch ist.

Masse fühlen sie sich stark und geschützt, denn man läuft nur mit, anstatt eigene »gefährliche« Entscheidungen zu treffen. Doch wollen wir uns nicht von der Masse abheben, wenn wir ein spektakuläres Leben leben wollen? Bist du wirklich glücklich, wenn Menschen für dich die Entscheidungen treffen? Natürlich kann man sich immer Rat holen, auch ich rufe meine Mama an, schließlich haben unsere Mütter diese Kraft, dass sie immer weiterwissen und uns helfen können. Schlussendlich muss ich meine finale Entscheidung aber allein treffen.

>> *Wer der Menge folgt, wird gewöhnlich nicht weiter kommen als die Menge. Wer alleine marschiert, wird sich wahrscheinlich an Orten wiederfinden, an denen noch keiner zuvor gewesen ist.* «

Albert Einstein

Denk auch daran: Wenn du jetzt eine »Fehlentscheidung« triffst und in einem Jahr draufkommst, dass der Umzug in die neue Stadt doch nicht richtig war, dann macht das nichts. Im »schlimmsten« Fall, gehst du in deinen alten Wohnort zurück und alles ist wieder beim Alten. Das ist aber kein Rückschritt. Stattdessen hast du eine wertvolle Erfah-

rung gemacht und was gelernt. Daheim wäre alles nur ganz normal abgelaufen. ;)

Du musst nicht alles glauben, was du dir mal eingeredet hast

>> *Und selig ist, die geglaubt hat.* «

Lukas 1,45

Unsere eigenen Glaubenssätze formen unsere Gedanken und Handlungen. Wenn du wie eine Maus denkst, dann verhältst du dich auch wie eine Maus. Da du dich wie eine Maus verhältst, bekommst du Mäuseresultate, die wiederum deinen ursprünglichen Glauben bestätigen.

Wenn du anfängst, wie eine Löwin zu denken, wirst du mehr wie eine Löwin handeln, was für Löwenresultate sorgen wird. Dies wiederum stärkt dann deine ursprünglichen Löwengedanken und somit kannst du die Maus fressen.

Wenn du der festen Überzeugung bist, dass du nicht den ausgeschriebenen grandiosen Job bekommen kannst, dann wirst du dir weniger Mühe bei der Bewerbung geben und (unbewusst) weniger überzeugend wirken. Wenn du die Stelle aber unbedingt willst und an dich selbst glaubst, wirst du dir extra Mühe bei der Bewerbung geben, extra viel recherchieren, damit du dann voll und ganz beim Gespräch beeindrucken und überzeugen kannst. Wie du siehst, hat das also nichts mit Intelligenz, Geld oder Voraussetzungen zu tun, sondern nur mit dem, was du von dir selbst hältst. Was traust du dir zu und was nicht?

Glaub doch einfach mehr an dich selbst

Ich hatte gerade angefangen, mich mehr mit Persönlichkeitsentwicklung zu beschäftigen, und hörte immer wieder den Satz: »Glaube an dich selbst.« Tja, das ist, gerade zu Anfang, leichter gesagt als getan. Ich verstand einfach nicht, wie das bitte gehen soll. Dabei ist es recht simpel. Ich brauchte einen ersten Aha-Moment und den hatte ich bei einem meiner Wettkämpfe. Der Startschuss war gefallen und wir Mädels schwammen los. Vor mir war ein Mädchen aus Deutschland und wir hatten ein ähnliches Tempo. Ich hatte einen guten Tag und hatte irgendwie das Gefühl, dass ich schneller schwimmen könne. Normalerweise hielt ich mich aus Angst oft zurück, aber »nicht heute«, dachte ich mir, und die innere Löwin kam zum Vorschein. Ich drückte aufs Gas und schwamm an meiner Konkurrentin vorbei! »Yeah«, dachte ich mir und so ging es auch den restlichen Wettkampf weiter! Endlich war ich am Ende des Rennens mal richtig ausgepowert! Ich habe einfach mal was gewagt und mein Motto lautet seitdem: Fake it till you make it! Du darfst kleine, mutige Schritte machen – sie bringen dich ganz nach vorn.

Programmierte Glaubenssätze aus der Kindheit und Jugendzeit

Irgendwann in der Kindheit und Jugend entwickelst du Glaubenssätze. Du redest dir ständig etwas ein, das kurze Zeit vielleicht zutreffend war. Aber, ich weiß du bist ein schlauer Keks, deshalb meine Frage: Rein objektiv betrachtet, ist es heute noch relevant, was du dir vor fünf, zehn, 20 oder 30 Jahren eingeredet hast? Schau, wie weit und wie viel du schon geschafft hast! Ich bin davon überzeugt, dass du einige falsche Glaubenssätze in deinem Kopf hast, die dich womöglich runterziehen und zurückhalten. Das Problem: Diese Glaubenssätze sind zur Gewohnheit geworden, sie sind wie ein Mantra, dass du dir ständig einredest.

Glaubenssätze wie
- »Ich bin nicht gut genug«,
- »Ich kann das niemals schaffen, weil …«,
- »Ich bin fürchterlich schlecht in, weil …«,
- »Ich habe keine Zeit für Sport, weil …«

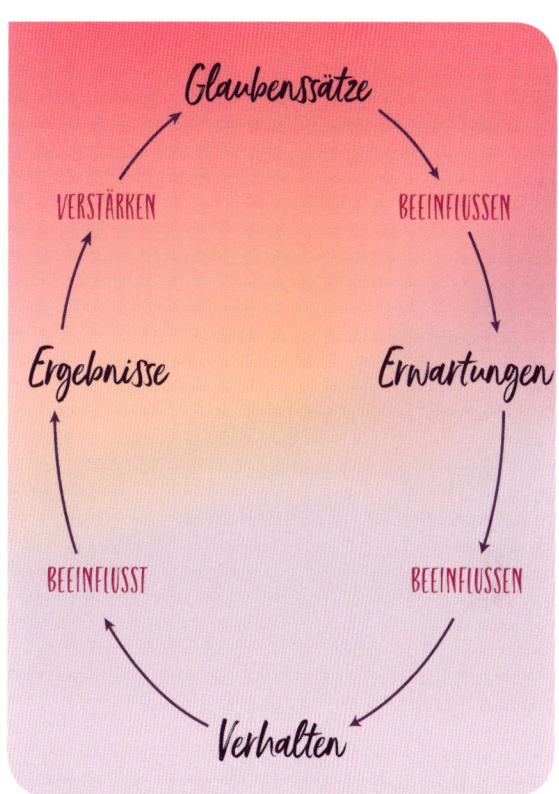

bringen dich einfach nicht weiter. Doch hier kommt eine coole Lösung. Ich habe mal diesen Spruch gelesen: »Denken ist nichts anderes, als sich selbst Fragen zu stellen. Sind deine Fragen negativ oder positiv formuliert?« Okay. Boom. Lass das mal einsinken. Ich wiederhole: Denken ist nichts anders, als sich selbst Fragen zu stellen: Denk mal darüber nach! Und sofort wirst du dir die Frage stellen, »Stimmt das, was Klara da schreibt?« Und siehe da, du hast dir eine Frage gestellt.

Ändere deinen Fokus – schau mal in eine andere Richtung

>> *Focus on where you want to be, not on where you were or where you are.* «

Tony Robbins

Power-up-Training

Denkweise ändern

Denken ist nichts anderes, als sich selbst Fragen zu stellen. Schreibe in die linke Seite der Tabelle all deine alten Glaubenssätze, die du jetzt gerade hast. In die rechte Spalte schreibst du dann eine neue, positive Frage oder einen positiven Glaubenssatz, dem du von nun an mehr Aufmerksamkeit schenken wirst.

Negative Frage	Positive Frage
Warum kann ich das nicht?	Wie kann ich das möglich machen?
Warum bin ich eine Versagerin?	Fehler sind okay. Wie kann ich daraus lernen?
Warum bin ich nicht gut genug?	Ich bin toll, genauso wie ich bin. Wie kann ich das zeigen?

Motivationsbox

Glaubenssätze & Fokus

- Wenn du glaubst, du kannst es nicht schaffen, dann kannst du es nicht schaffen.
- Wenn du glaubst, du kannst es schaffen, dann kannst du es schaffen.
- Du musst nicht alles sofort können, du kannst es erlernen und herausfinden.
- Das, worauf du dich fokussierst, das bekommst du.
- Deine inneren Fragen bestimmen deine inneren Antworten und somit deinen Fokus.
- Alles ist ein Prozess. Veränderung braucht Zeit, Übung und Wiederholung.

Wenn du das tust, was du immer tust, erhältst du genau das, was du immer bekommst. Wenn du an das denkst, was du immer denkst, bekommst du genau das. Wenn du ständig durch Social Media scrollst und dich wunderst, warum du nicht das gleiche Leben führst wie die, die das Strandleben posten, dann liegt das daran, dass du mehr mit Social Media und Zweifeln beschäftigt bist als mit deiner eigenen Lebensmission.

Wenn du durch den Raum blickst – wie viele schwarze Möbel siehst du um dich herum? Zähle sie so schnell wie möglich. Die schwarzen Möbel sind jetzt klar und präsent in deinem Kopf. Was, wenn ich dich jetzt darum bitten würde, mir alles zu nennen, was in dem Raum blau ist? Fallen dir zuerst die schwarzen oder die blauen Möbel ein? Vermutlich die schwarzen, weil genau diese in deinem Kopf sind.

Wenn dir also deine Zweifel und deine negativen Gedanken gerade am meisten präsent sind, dann musst du sie nicht krampfhaft bekämpfen, sondern du solltest deinen Fokus ändern. Mir half das besonders, als ich mit meinem gestörten Essverhalten kämpfte. Das Einzige, was in meinem Kopf war, waren Kalorien, Makronährstoffe, Mahlzeiten und was ich als Nächstes essen oder nicht essen sollte. Der Gedanke an Essen war mir immer präsent. Ich konnte die Gedanken aber nicht einfach verschwinden lassen, ich brauchte etwas, worauf ich mich neu fokussieren konnte.

Nach meinem Burn-out war ich auf das Thema Stress fixiert. Ich hatte Angst, einen Rückfall zu haben. Von meinem alten Job war so vieles noch in meinem Kopf, gleichzeitig wollte ich aber etwas anderes und Neues. Schritt für Schritt suchte ich mir Dinge, auf die ich mich neu fokussieren konnte.

Ich startete meinen Podcast und hatte eine neue Herausforderung. Wie nimmt man die eigene Stimme auf? Welches Mikro brauche ich? Worüber werde ich sprechen? Coverdesign? Namen für den Podcast? Zudem fing ich an, für einen Triathlon zu

Power-up-Training

Neuer Fokus

Überlege dir zunächst, worauf du dich fokussieren möchtest. Was willst du reduzieren und wovon möchtest du mehr in deinem Leben? Fang an, mehr darüber in Erfahrung zu bringen, sprich darüber, suche nach Hinweisen und mache kleine Schritte in die neue Richtung.

- Dinge, von denen ich mehr möchte …
- Gefühle, die ich mehr spüren möchte …
- Menschen, mit denen ich mehr sprechen möchte …
- Dem komme ich näher, indem ich …
- Das muss ich reduzieren oder ganz loslassen …

Beispiel: Füge die Sätze, die du oben ausgefüllt hast, zu deinem persönlichen Statement zusammen oder formuliere es neu in deinen Worten. »Ich möchte mehr positive Menschen in meinem Leben, die ebenfalls ihre Ziele verfolgen. Ich möchte mich gelassen, selbstbewusst und voller Energie fühlen. Das Gefühl, dass ich verstärkt spüren möchte, ist eine innere Ruhe. Menschen, mit denen ich mehr sprechen möchte, sind mutige Leute, die ihren Traum verfolgen. Denen komme ich näher, indem ich bewusst an mir arbeite und zu bestimmten Seminaren gehe. Jetzt werde ich mein altes, launisches Ich loslassen und meine Zeit auf Social Media reduzieren, damit ich meine Zeit effizienter nutzen kann.«

Mein Klarheitsstatement:

_____

_____

_____

_____

_____

_____

trainieren. Welche Ausrüstung brauche ich? Wo will ich starten? Wie kann ich das Training optimal gestalten?

Außerdem machten Axel und ich unser erstes, gemeinsames Event zum Thema Selbstvertrauen, Mentaltraining und Ziele. Organisation, Menschen helfen und ganz neue, erfüllende Dinge landeten in meinem Fokus. Dinge, die mir viel Energie gaben. Dinge, die mir Spaß machten, mich begeisterten und mit denen ich gleichzeitig anderen Menschen mit meinen Tipps, Erfahrungen und Kenntnissen aus dem Mentaltraining helfen konnte.

Quick Tipp – 5 Second Rule by Mel Robbins

Wenn in deinem Kopf gerade Chaos herrscht und du dir (unbewusst) negative Fragen stellst, dann rufe: »Stopp!«, und unterbrich die Gewohnheit. Am besten lässt du dir was Peinliches einfallen, kriechst auf dem Boden, springst in die Luft oder drehst dich 10-mal im Kreis. Dadurch änderst du auch deinen Gefühlszustand und fängst hoffentlich auch an zu lachen. Zähle von 5 runter bis 0 und setze dir ein Ziel. »Bei 0 werde ich mir eine bewusste, positive Frage stellen.« Los geht's. 5–4–3–2–1–0 – »Wie kann ich dieses Problem hier am besten lösen, wen könnte ich anrufen?« – und schon nehmen die Gedanken eine neue Richtung.

Behaupte dich und sei stark

Entscheidungen zu treffen ist ein Zeichen von Stärke. Auch wenn diese Entscheidung manchmal ein »Nein« zu etwas ist.

Nein sagen

>> *Half of the troubles can be traced to saying ›yes‹ too quickly and not saying ›no‹ soon enough.* «

Josh Billings

»Hej Klara, kannst du ...?« – »Könntest du das auch noch teilen?« – »Kannst du mir zeigen, wie das geht?« – »Kannst du das auch noch für mich machen?« – »Biiiiiitte, geht auch ganz schnell.«

NEIN! Kann ich nicht, will ich nicht, und vor allem: muss ich auch nicht. Ohne Rechtfertigung. Ohne schlechtes Gewissen. Das Wort »Nein« wird zu deiner Power.

Warum sagen wir so oft Ja? Als Ja-Sager wird man schnell beliebt. Immer hilfsbereit, immer da, immer Zeit für die Wünsche anderer. »Beliebt« bedeutet in diesem Fall aber nicht, dass dir viel Respekt entgegengebracht wird. Wenn du immer Ja sagst und somit leicht ausnutzbar bist, merken das Kollegen sehr schnell und du bist gefundenes Fressen, dem sie Arbeit geben können.

Das Bedürfnis nach Anerkennung von außen Es liegt in unserer Natur, dass wir helfen wollen. Wir wollen Anerkennung und wir wollen geschätzt werden. Das ist ganz normal und jeder Mensch hat in irgendeiner Form dieses Bedürfnis der Anerkennung und Wertschätzung. Hier lauert allerdings die Gefahr. Wenn du ein niedriges Selbstwertgefühl hast und dir die Anerkennung von außen holst, weil du dich selbst nicht zu schätzen weißt, dann strebst du nach etwas, das niemals ganz erfüllt werden kann. Aus dem einfachen Grund, weil es von anderen abhängig ist. Zudem sind wir ja nett und höflich erzogen und wollen »everybody's darling« sein. So war ich auch. Aber psst, Power-up-Geheimnis: Du darfst von nun an ein kleiner Rebell sein!

Hier eine Anfrage, dort ein Gefallen, noch ein Gefallen, eine kleine Hilfestellung, noch einen schnellen Anruf für jemanden tätigen und – schwupsidiwupps – ist der Tag schon wieder vorbei. In dieser Phase meines Lebens war ich sehr beschäftigt, vermutlich auch gestresst, aber wirklich produktiv vorangebracht habe ich leider nichts. Wohin ist die Zeit verschwunden?

Kurzzeitig fühlen wir uns gut, wenn wir jemandem einen Gefallen tun. Allerdings gibst du jedes Mal ein Stückchen deiner wertvollen Energie und verschenkst deine wertvolle Zeit. Oftmals auch, obwohl gar nichts zurückkommt.

Du hast nur 24 Stunden pro Tag. Nutze sie weise.
Verstehe mich nicht falsch, ich helfe gerne. Allerdings merke ich auch, wenn meine Gutmütigkeit ausgenutzt wird. Ich bin unglaublich sensibel und habe das früher als Schwäche gesehen, weil ich zu oft Ja gesagt habe und es mir unglaublich schwergefallen ist, Nein zu sagen. Ich habe viel zu oft Ja gesagt, weil ich die andere Person nicht enttäuschen wollte, weil ich nicht den Mut hatte abzulehnen oder weil ich ganz einfach nicht wusste, wie ich richtig Nein sagen könnte. Dank dieser Sensibilität habe ich auch eine enorme Menschenkenntnis und nehme kleine Dinge wahr, die nicht alle sehen. Ich merke, wenn ich angelogen werde oder wenn ich ausgenutzt werde. Somit lernte ich auch sehr bald, dieses ständige Ja-Sagen abzustellen.

Diese häufigen Ja summieren sich nämlich auf Dauer auf. Aus einem Gefallen werden zwei, drei, vier … 127. Plötzlich ist keine Zeit mehr für den Partner da. Keine Zeit für die eigenen Projekte oder keine Zeit für Sport. Deshalb stelle ich dir eine wichtige Frage: Wie wertvoll ist dir deine Zeit?

Sobald du dich selbst und deine kostbare Zeit zu schätzen weißt, wirst du dir genauer überlegen, wer und was deine Zeit überhaupt wert sind.

Hier habe ich Fragen für dich, die dir bei zukünftigen Entscheidungen helfen können:
- Was sind deine persönlichen Ziele?
- Warum sind dir deine Ziele wichtig?
- Welche Menschen sind dir am wichtigsten?

Berufliche Hilfestellungen:
- Hilft mir das beruflich für meine langfristige Vision?

Power-up-Training

Sage Nein!!
Hier hast du eine Vorlage, wenn dir dein Bauchgefühl direkt »Nein« signalisiert, du aber nicht weißt, wie du absagen sollst:
- »Vielen Dank, dass du dabei an mich gedacht hast. Leider ist es bei mir ziemlich voll und die freie Zeit möchte ich dafür nutzen, um Zeit mit meinen Liebsten zu verbringen. Danke für dein Verständnis.«
- »Vielen Dank, dass du dabei an mich gedacht hast. Ich schaue in meinen Kalender, ob und wann ich Zeit habe, und melde mich dann bei dir.«

Klingt nicht schlecht, oder? Früher habe ich ein »Du kannst dich gern in ein paar Wochen melden« hinzugefügt, aber das war nicht gut, denn ich habe mein Nein nur weiter hinausgeschoben. Sag direkt Nein, wenn du merkst, dass du einfach keine Zeit hast.

- Bringt mich das von meiner Vision weg?
- Bringt mich das von meinen Liebsten weg?
- Wird mich das stressen, wird das anstrengend?
- Bin ich bereit, dafür auf andere Dinge zu verzichten?
- Ist das ihr kurzfristiger Stress, den sie nun auf mich übertragen?

Du musst dich auch nicht rechtfertigen oder entschuldigen. Sage lieber direkt Nein, dann kann dadurch die andere Person in Ruhe noch jemanden anderen fragen, der vielleicht gern zusagt, und alle sind zufrieden. Mit Ehrlichkeit kannst du sehr weit kommen. Der Unterschied zwischen den erfolgreichen und den erfolgreichsten Leuten ist, dass die zweite Gruppe einfach öfters Nein sagt. Sie wollen ihre eigenen Ziele und Träume verfolgen und möchten dabei auch Zeit für ihre Liebsten haben. Da bleibt einfach keine Zeit für sinnlosen Schnickschnack, der sie nicht weiterbringt. Das gilt auch für dich: Deine Zeit ist wertvoll. Nutze sie weise.

>> *You have to decide, what your highest priorities are and have the courage – pleasantly, smilingly, nonapologetically – to say ›no‹ to other things. And the way to do this, is to have bigger burning ›yes‹ inside.* <<
Stephen Covey

Stärken stärken

Was sind deine Stärken?
Ich war etwas verwirrt, als ich mal die Frage gestellt bekam: »Klara, was sind deine Stärken?«

»Hä? Stärken? Sowas habe ich nicht.« Ich realisierte überhaupt nicht, was ich gut kann, weil ich so fokussiert auf die Dinge war, die ich **nicht** kann. Nur, weil man seine Stärken kennt, bedeutet das nicht automatisch Glück und Erfolg im Leben. Aber, wenn ich weiß, was ich kann, so kann ich zumindest lernen, genau das für mich zu nutzen und darauf aufbauen.

Es war mein Auslandssemester in Schweden, welches mich meine Stärken erkennen ließ. Die Prüfungsaufgabe war, eine Trainingseinheit zu erstellen, und mein Prüfer war sozusagen mein Kunde, dem ich die Übungen zeigen sollte. Die Aufgabe fand ich nicht so schwierig, ich hatte das Trainingsprogramm zusammengestellt, doch wie aus dem Nichts wurde ich plötzlich total nervös. Mir fielen Wörter nicht mehr ein, ich fing an zu stottern und mein Prüfer merkte, wie nervös ich war. Glücklicherweise war er total nett (sowas passiert ja auch nicht immer) und ließ mich nochmal von vorn anfangen. Durchatmen. Runterkommen. Auf ein Neues.

Der zweite Anlauf klappte super! Ich fühlte mich wohl, weil ich das Trainer-Dasein liebe, ich kannte die Übungen und ich wusste, worauf ich achten muss, wenn ich die Übung erkläre und beim Kunden die Übung korrigiere. Am Ende bekam ich sogar ein Kompliment für meine pädagogischen Fähigkeiten und für meine Liebe zum Detail, während ich auch emphatisch und aufmerksam bin. Mir war überhaupt nicht bewusst, dass ich eine gute Trainerin bin. Ich glaube, dass ich die Stärken unterbewusst in mir spürte, gleichzeitig kamen sie so selbstverständlich aus mir heraus, dass ich gar nicht merkte, dass dies eine Stärke sein könnte.

>> *Success is achieved by developing our strengths, not by eliminating our weaknesses.* <<
Marilyn Vos Savant

In der Wüste fühlt sich der Pinguin nicht wohl.
Kennst du schon Fred, den Pinguin? Du bist im Zoo und schaust dir diesen watschelnden süßen kleinen Kerl an. Sieht er nicht unglaublich tollpatschig aus? Plumps, und schon wieder hingefallen. »Was kann denn der kleine Stinker schon. Sieht aus, als hätte er einen Smoking an, und plumpst ständig hin.« Dann aber hüpft der Pinguin ins Wasser, düst mit einer beeindruckenden Geschwindigkeit im Strom und schaut dabei auch noch unglaublich elegant aus. Wow, was ist passiert? Fred ist in seinem Element! Seine Stärke ist das Schwimmen.

Was ist deine Stärke? Und wenn du deine Stärke schon kennst, nutzt du sie auch? Ein Pinguin, der eigentlich super schwimmen kann (Stärke), kann sich in der Wüste ziemlich verloren vorkommen, weil er dort sein Talent nicht nutzen kann (siehe hierzu »Das Pinguin Prinzip« von Eckart von Hirschhausen). Es kann sein, dass du glaubst, dass du etwas nicht kannst, du dich aber vielleicht nur im falschen Umfeld befindest. Ich bin kreativ und würde vermutlich in einem Job, in dem ich viel rechnen muss, untergehen. Ich würde glauben, ich

Persönliches Potential

Bitte beantworte auch hier Fragen intuitiv und vervollständige die Sätze.

Meine alten Glaubenssätze bis jetzt waren:

....

Diese sind totaler Mist, weil

....

Mein neuer Lieblingsglaubenssatz ist:

....

Meinen Fokus werde ich nun darauf legen:

....

Meinen Fokus lege ich darauf, weil

....

Wenn ich meinen Fokus nicht darauf lege, dann

....

So werde ich mich täglich an meinen Lieblingsglaubenssatz und Fokus erinnern:

....

Ich weiß, dass in mir so viel mehr steckt, weil

....

Ich vertraue von nun an auf meine Fähigkeiten, weil

....

Der Grund, warum ich mich traute, nicht so oft »Nein« zu sagen, ist

....

Wenn ich in Zukunft mehr »Nein« sage, dann

....

Wenn ich zu oft »Ja« sage, bleibt keine Zeit für:

....

Das kann sich positiv verändern, wenn ich bewusst und oft »Nein« sage:

....

Power-up-Training

Stärken finden

Es ist Zeit, dass du dein Potential erkennst! Wenn du die Fragen nicht selbst beantworten kannst, dann bitte deine Eltern oder deine Freunde um Hilfe. Sie wissen oft, was du gut kannst, auch wenn du es selbst vielleicht noch nicht erkannt hast, weil es für dich so selbstverständlich ist.

- Wofür bekommst du oft Komplimente?
- Was machst du schneller als alle anderen?
- Welche Aufgaben fallen dir besonders leicht?
- Was macht dir total viel Spaß?
- Bei welcher Tätigkeit vergeht die Zeit wie im Flug?
- Zu welchen Themen liest du besonders gern Bücher?
- Wann lernst du besonders leicht und schnell?

könne gar nichts. Doch wenn ich das tun darf, was ich gut kann, fühle ich mich lebendig, erfüllt und motiviert.

Wir alle haben eine Superpower

Es gehört zu deiner Superpower, denn es fühlt sich ganz atemberaubend an, wenn man weiß, was man gut kann, und dies auch noch ständig verbessert! Schreiben. Unterrichten. Wissen weitergeben. Für meine Freunde da sein. Anderen helfen. Lernen. Der Kreativität freien Lauf lassen.

Meine Stärken wurden mir langsam, aber sicher immer mehr bewusst und ich habe gelernt, wie ich sie bewusst einsetzen kann. Allerdings könnte ich dir jetzt auch eine Liste meiner Schwächen schreiben. Technik? Huiui ... Ich bin technisch so unbegabt, dass ich sogar mal aus Versehen meinen Lap-

top gekillt habe. Ballsportarten? Oje, bitte nicht! Ich bin so tollpatschig, dass ich mich selbst eher verletzte, als den Ball gerade zu werfen. Meine liebe Freundin Chrissi verlinkt mich immer bei lustigen Videos, in denen jemand hinfällt oder sich total blöd anstellt. Ein Kompliment? Vermutlich nicht, aber wir haben immer was zu lachen. Und Physik? Der Professor hat etwas erklärt und ich verstand jedes Mal nur Bahnhof. Ich kann bis heute keine Formeln, die standen immer auf meinen Spickzetteln.

Ich bin gut, aber nicht besser.

Es ist eine Kunst, seine eigenen Stärken zu kennen und zu wissen, worin man gut ist. Gleichzeitig sollte man aber wissen, dass man nicht besser als irgendjemand anders ist. Ich weiß, dass ich gut schreiben kann und eine empathische, toughe und liebevolle Mentaltrainerin bin. Zur gleichen Zeit weiß ich auch, dass ich Freunde habe, die vielleicht nicht genauso gern schreiben, aber mit Zahlen und analytischen Aufgaben viel besser umgehen können.

Wir haben alle unterschiedliche Stärken, somit sind wir alle fantastisch! Und weißt du, warum? Da ich weiß, dass ich miserabel in all dem technischen Zeugs bin, kann ich einfach einen Freund von mir anrufen und ihn um Hilfe bitten, denn meine Schwäche zählt zu seinen Stärken. Kennst du den Film »Die Unglaublichen«? Als ich den vor kurzem angeschaut habe, wurde ich zu diesem Kapitel inspiriert. Als Helen aka Elastic-Girl den Jet steuert, von Bomben attackiert wird und abstürzt, landen sie, ihr Sohn Flash und ihre Tochter Violette mitten im Meer. Wäre jede Person allein im Meer, wären sie wohl verloren gewesen. Aber gemeinsam können sie sich ihre Stärken zunutze machen. Elastic-Girl formt sich zu einem Boot und Flash, der die Superkraft von Schnelligkeit hat, strampelt so schnell mit den Beinen, dass sie einen unglaublichen Antrieb haben. Gemeinsam sind sie stark, weil alle ganz unterschiedliche, atemberaubende Superkräfte haben.

Dies finde ich ganz wunderbar, denn somit sind wir wieder so unglaublich individuell und können uns toll ergänzen. Wenn jeder seine Stärken kennt, können wir uns noch besser helfen, unterstützen und vor allem im Team arbeiten. **Zusammen erreicht man noch viel mehr!**

Fähigkeiten, Fertigkeiten & Charakterzüge

Wir haben alle verschiedene Talente und Fähigkeiten und dies gilt auch für unseren Charakter. Eine Stärke von mir ist es, dass ich sehr gut zuhören kann, ich bin sehr feinfühlig und doch ehrlich und direkt. Allerdings war eine große Schwäche von mir die Kommunikation. Sehr oft habe ich Probleme in mich hineingefressen, bis der Kochtopf sozusagen explodiert ist. Ich wollte andere nicht verletzen, habe im Gegenzug aber mir selbst geschadet, weil ich nie sagte, was Sache ist. Mittlerweile klebt ein Post-it auf meiner Pinnwand, auf dem in großen Buchstaben »Kommunikation« steht, denn dies ist eine Sache, die ich an mir verbessern wollte. Diese kleine (unbewusste) Erinnerung half mir sehr dabei, eine wunderbare Beziehung zu meinem Freund und meinen Mitmenschen aufzubauen. Jedes Mal, wenn ich merkte, dass ich gern was sagen wollte, wenn dieses Gefühl in mir aufstieg, dann erinnerte ich mich an das Wort »Kommunikation« und versuchte, zumindest einen Satz herauszubringen. Übung macht den Meister und mittlerweile ist es kein Problem mehr, mich mitzuteilen. Kleine Schritte führen zum Erfolg.

Wenn ich an meine Skills denke, dann weiß ich, dass ich diese super ausbauen kann, und fokussiere mich somit nicht auf meine Schwächen. Meine Schwächen kann ich delegieren und wenn ich mich auf das fokussiere, was ich gut kann, dann kann sich das Ergebnis multiplizieren.

> ### Motivationsbox
>
> Stärken und Neinsagen
> - Ein »Nein« zu was, das du nicht machen willst, ist ein »JA« zu dir selbst.
> - Mit Ehrlichkeit kommst du sehr weit.
> - Kenne deine Stärken und passe dein Umfeld entsprechend an.
> - Stehe zu deinen Stärken. Selbstbewusstsein ist nicht gleich Überheblichkeit.
> - Plane zuerst die Dinge, die dir wichtig sind, dann fällt das Nein-Sagen schon leichter.

Bei der Persönlichkeit hingegen ist es sehr wichtig, mit den Schwächen achtsam umzugehen. Wenn ich nicht kommuniziere, schade ich nicht nur mir, sondern auch allen in meinem Umfeld. Wutausbrüche, negative Einstellungen, lästern, Probleme in sich hineinfressen, Fehler nicht zugeben, lügen ... all das sind Schwächen, die nicht nur dir, sondern auch deinem Umfeld schaden. Es ist eine Sache der Selbstverantwortung, an diesen Dingen bewusst zu arbeiten, um ein erfülltes Leben zu leben.

Das, was man gut kann, macht man gern

Was würdest du gern dein restliches Leben lang machen, auch wenn du dafür keine Bezahlung bekommen würdest? Mit dem Bloggen habe ich relativ spontan gestartet. Ich habe es von Anfang an geliebt und sofort mein Herz und meine Seele reingesteckt. Ich mochte das Schreiben. Das Feedback wurde immer größer und positiver und es freute mich riesig, doch mir war noch nicht bewusst, dass ich es gut kann. Ich dachte, wenn ich jetzt »Danke für das Kompliment« sage, dann bin ich überheblich. Was für ein Quatsch! Hej, jemand hat sich extra die Zeit dafür genommen, dir etwas Nettes zu sagen, das ist wunderbar! Mittlerweile kann ich lächeln und Danke sagen und mich herzlich freuen. Jemand ist so lieb und sagt mir, dass ich dies oder

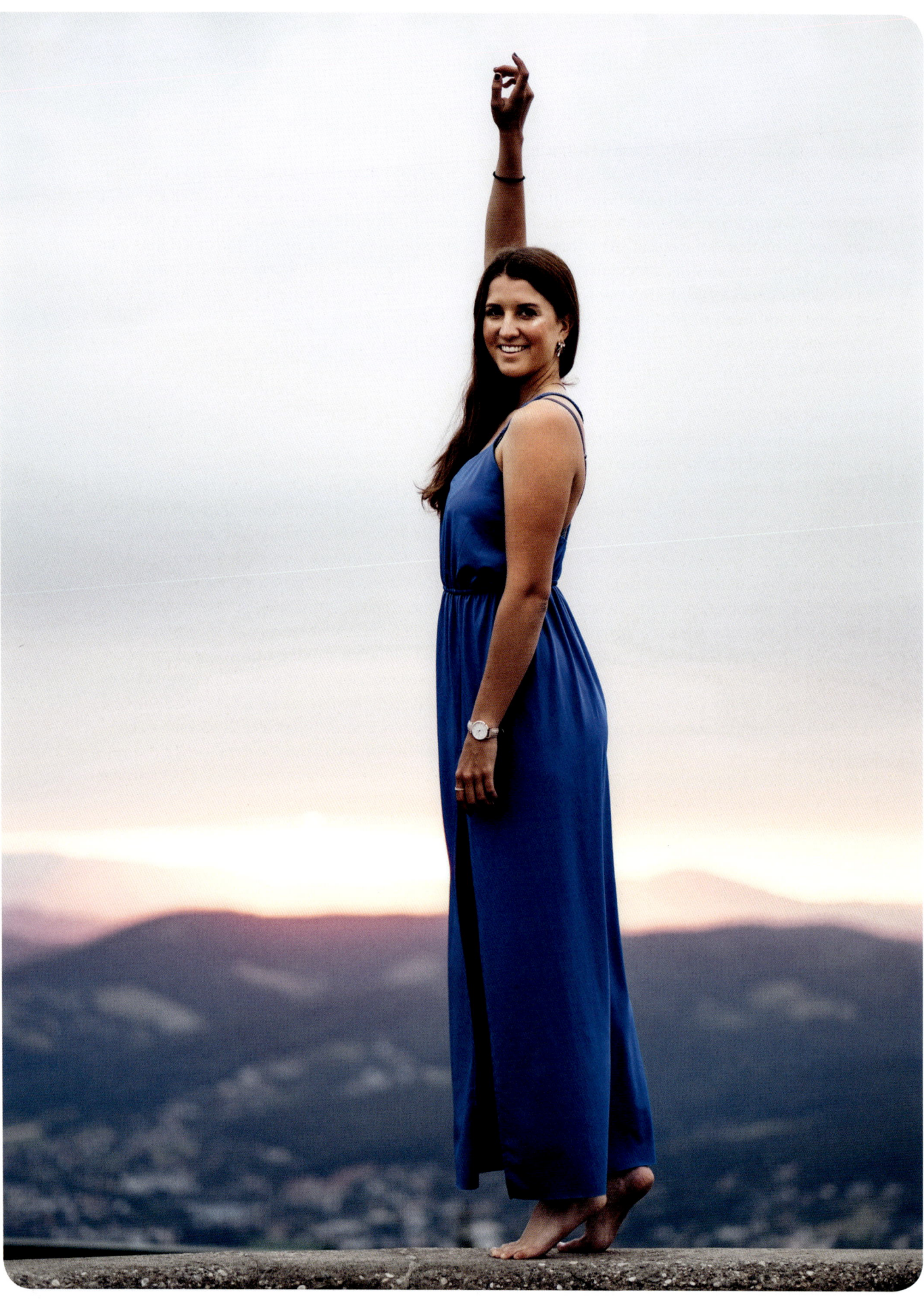

das gut kann, wie toll ist das eigentlich? Ich glaube dieser Person jetzt einfach, warum sollte sie auch lügen? Selbstbewusst bedeutet, dass ich mir meiner Stärken bewusst bin, doch natürlich weiß ich auch, dass ich andere Sachen nicht kann. Nur weil man etwas gut kann, muss man nicht überheblich werden. Jedes Mal, wenn ich etwas Neues lese, merke ich wieder, wie viel ich nicht weiß. Neue Menschen, neue Gespräche, all die Dinge erden mich, denn ich weiß, worin ich gut bin, und gleichzeitig weiß ich auch, dass ich niemals auslernen werde. Auf meine Stärken bin ich mittlerweile stolz und ich arbeite daran, sie noch mehr zu verbessern, weil es einfach Spaß macht!

Nimm dein Talent an

»Alles wäre so viel einfacher, wenn ich auch dieselben Talente wie er oder sie hätte!« – Nein, wäre es nicht. Wir wissen nämlich nicht, womit diese Person sonst so zu kämpfen hat. Jeder hat andere Stärken und Talente, doch dafür hat auch jeder andere Probleme, mit denen er oder sie zu kämpfen hat. Gewisse Dinge sind mit anderen Talenten zwar einfacher, dafür sind andere Dinge wiederum schwerer.

Es kommt nicht so sehr auf die Begabung an, viel entscheidender ist, was man daraus macht! Man kann zu Hause rumsitzen und sich wünschen, man könne dies oder das besser. Oder man realisiert, dass man selbst für sein Glück verantwortlich ist, und konzentriert sich auf seine eigenen Stärken!

Komplimente annehmen

Wie fühlst du dich, wenn du jemandem ein Kompliment machst? Du sagst deiner besten Freundin, dass ihr das neue Kleid so unglaublich gut steht. Sie ist ein wenig verlegen, aber freut sich total, dass du ihr das nette Kompliment gemacht hast. Wie fühlst du dich? Vermutlich gut, denn geben gibt uns auch viel zurück, auch wenn es »nur« ein Kompliment ist.

Doch wie sieht es umgekehrt aus? Kannst du Komplimente annehmen? Die bessere Frage ist eigentlich: Erlaubst du dir selbst, Komplimente anzunehmen? Wie vorher schon erwähnt, tat auch ich mich damit sehr schwer. Doch es ist so simpel. Es ist einfach, wenn du dir die Erlaubnis dazu gibst, Komplimente anzunehmen. Es fängt mit kleinen Komplimenten an. Nimm sie an. Dies hilft dir, noch mehr Dinge annehmen zu können. Erlaube dir mit der Zeit auch andere, noch tollere Dinge anzunehmen, denn Komplimente anzunehmen ist eigentlich nur das Training. Erlaube dir, Liebe zu empfangen, Liebe zu dir selbst, Liebe von anderen Menschen. Erlaube dir, Geld oder andere materielle Dinge anzunehmen. Erlaube dir, glücklich zu sein. Sei bereit, ganz wunderbare Dinge, Menschen und Erlebnisse zu empfangen, wenn du dir auch die Erlaubnis dafür gibst.

Stehe für dich und deine Vorstellungen ein

Reden können viele. Zum eigenen Wort aber auch stehen und das Gesagte umsetzen, das zeigt die wahre Stärke.

Erhöhe deinen Standard. Gib dich nicht mit wenig zufrieden.

» There is no passion to be found playing small – in settling for a life that is less than the one you are capable of living. «

Nelson Mandela

Wir haben uns dafür entschieden, dass wir eine Veränderung machen wollen. Wir wissen, dass wir selbst für unser Schicksal verantwortlich sind, und nun geht's ans Eingemachte! Yej! **Power-High-Five!**

Unter Standards versteht man, was man in seinem eigenen Leben duldet und was nicht. Das bedeutet, dass du aufstehen darfst, die Hände in die Hüften stemmst und anschließend mit der Faust auf den Tisch schlägst und bestimmt sagst: »Nein! Das dulde ich nicht mehr in meinem Leben!« Boom. Zack.

Meine Oma erzählt mir immer wieder die Geschichte, an die ich mich leider nicht erinnern kann, weil ich so klein war. Wir waren auf dem Spielplatz und mein großer Bruder und ich, ge-

rade mal fünf und sieben Jahre alt, spielten fröhlich vor uns hin. Dann kamen ein paar andere Kinder, die anfingen, meinen Bruder zu ärgern. Aber sie hatten nicht mit mir gerechnet; Mini-Klara duldete das nämlich gar nicht. Ich stieg auf den Sandhügel, stemmte beide Hände in die Hüften und schimpfte mit den Jungs, dass sie gefälligst meinen großen Bruder in Ruhe lassen sollen. Go Baby Girl!

Ich war schon immer sehr bestimmt und ein unglaublicher Sturkopf. Ich mag es nicht, wenn mir wer dazwischenfunkt. Auch Mini-Klara mochte es ganz und gar nicht, wenn nicht Liebe und Respekt auf dem Spielplatz herrschten.

Leider habe ich aber auch schon in einigen Lebensbereichen meinen Standard zu niedrig gehalten. Standard ist auch mit Qualität gleichzusetzen und wo du dir deine Grenzen setzt. Wie erlaubst du, dass andere Personen mit dir sprechen? Mit Respekt oder achtlos? Wie sieht deine Wohnung aus? Sauber oder hat die Bombe eingeschlagen? Wie ernährst du deinen Körper? Mit Müll oder mit hochwertigen Nährstoffen? Wie gehst du mit dir selbst um? Quälst du dich mit Stress und einem anstren-

Power-up-Training

Persönliche Standards

Dein Leben verändert sich in dem Moment, in dem du deine Glaubenssätze änderst und deinen Standard erhöhst. Schau dir all deine Lebensbereiche an. Wo möchtest du deinen Standard erhöhen und wie möchtest du das konkret machen? Reflektiere und schreibe dazu in dein Erfolgsjournal.

- **Selbstgespräch** – Wie redest du mit dir selbst? Wie sind deine Gedanken? Sind es demotivierende Gedanken mit niedrigem Standard oder wunderbare, leuchtende Gedanken, die dich dazu inspirieren, mehr aus dir zu machen?
- **Gesundheit** – Wie wichtig ist dir deine Gesundheit? Welchen Standard hast du für dein Wohlbefinden? Fühlst du dich energiegeladen oder würdest du am liebsten nur auf der Couch gammeln?
- **Ernährung** – Welches Niveau setzt du für deine Ernährung? Ist es dir egal, wenn du schnell etwas Ungesundes in dich hineinstopfst, von dem du dich nachher total aufgebläht und schlecht fühlst? Oder sorgst du dafür, dass du deinen Körper mit Vitaminen, Nährstoffen und Spurenelementen nährst?
- **Beziehungen** – Duldest du Menschen, die dich runterziehen, in deinem Umfeld? Behandelt dich dein Freund mit Liebe und Respekt oder wie ein Stück Dreck? Hast du erfüllende Beziehungen und Menschen um dich, die dich unterstützen?
- **Umfeld** – Wie sieht deine Wohnung aus? Unordnung, Chaos, Dreck? Dieses Chaos überträgt sich oft in den Kopf. Welchen Standard hast du für deine Ordnung am Schreibtisch?
- **Job** – Wann hast du das letzte Mal (oder überhaupt mal) nach einer Gehaltserhöhung gefragt? Ist dein Chef respektvoll? Darfst du dich ausleben oder fühlst du dich gestresst und gehetzt?
- **Kleidung** – Kleidest du dich, um dein bestes Power-Ich präsentieren zu können? Oder ziehst du den Schlabberlook vor?

Hier geht es darum, dass du mit der Faust auf den Tisch schlägst und »Ich habe genug!!« schreist! Wenn du möchtest, dass dich andere besser behandeln, fängt die Reise immer bei dir selbst an. Wenn du neue, inspirierende Menschen in deinem Leben willst, dann musst auch du deinen Zielen nachgehen und als Vorbild agieren. Überlege ehrlich und genau, ob du wirklich dafür sorgst, dass du dein bestes Power-Ich sein kannst, oder ob du dich selbst ausbremst.

genden Boss oder gönnst du dir auch Pausen und sagst Nein, wenn es dir zu viel wird?

Dein Leben verdient einen neuen Standard

Wie im Kapitel zum Thema Selbstwert (Seite 20) schon beschrieben, sind nicht anderen Personen daran schuld, sondern wir selbst senden oft unbewusste Signale aus, was wir erlauben und was nicht. Auch ich war schon in einer Beziehung, in der der Standard zu niedrig gehalten wurde.

Ich hatte ein niedriges Selbstwertgefühl, meine Schwäche war die Kommunikation und somit wurde ich auch dementsprechend behandelt. Viele bleiben dann trotzdem in dieser Beziehung, weil es Gewohnheit ist, weil sie Angst haben allein zu sein oder weil jede Aufmerksamkeit besser ist als keine. Blödsinn!! **Du bist für deinen Standard und Respekt verantwortlich.**

Ich war dann knapp zwei Jahre lang Single und glücklich damit. Ich arbeitete an mir selbst und beschäftigte mich sehr mit Persönlichkeitsentwicklung. Tony Robbins schreibt in seinem Buch »*Awaken the giant within*«: »Wenn du deinen Traummann willst, musst du zunächst mal selbst zur Traumfrau werden!« – das traf mich wie ein Blitz.

Wir warten auf den perfekten Prinzen oder auf die perfekte Frau mit den perfekten Kurven. Doch halt! Um eine atemberaubende Person anziehen zu können, muss ich zunächst selbst mal atemberaubend werden. Da kann ich mir ruhig mal den Spiegel vorhalten: Ich erwarte alles von anderen, aber selbst bin ich ein kleiner Furz. Also arbeitete ich natürlich an meinem Selbstvertrauen, an meiner Persönlichkeit und an meinem beruflichen Leben, an meiner Leidenschaft. Außerdem bin ich felsenfest davon überzeugt, dass man erst, wenn man auch alleine – als Single – glücklich sein kann, auch ich in einer Beziehung richtig glücklich sein kann. Ich muss lernen, mich selbst glücklich machen zu können, und kann nicht eine andere Person »zwingen«, dafür verantwortlich zu sein. Das ist verantwortungslos.

Wie aus dem nichts kam dann Axel in mein Leben und die kitschigste Lovestory ever begann. Wir verliebten uns sehr schnell, ich habe mich noch nie so geliebt, verstanden und gleichzeitig auch unterstützt gefühlt. Ich bin felsenfest davon überzeugt, dass eine gute Beziehung bei einem selbst anfängt. Wenn ich mit mir im Reinen bin, überträgt sich das positiv auf die Beziehung zu meinen Mitmenschen und umgekehrt. Klar, eine wundervolle Beziehung verstärkt nochmals das Selbstwertgefühl, aber es ist ziemlich egoistisch, von dem armen Kerl zu verlangen, er solle mich doch lieben, wenn ich mich selbst nicht liebe und akzeptiere. **Niemand kann dich glücklich machen, bis du nicht mit dir selbst glücklich bist.**

Sei du selbst. Alle anderen gibt es schon.

>> *Work on being in love with the person you see in the mirror who has been through so much, but is still standing.* «

unbekannt

Zweifel können immer wieder kommen

Als das Bloggen in Österreich immer beliebter wurde, fing ich an, mehr an mir zu zweifeln, obwohl ich mich schon als bekannte Bloggerin etabliert hatte! Doch die Bloggerszene in Wien wurde größer und größer und ich fühlte mich in Graz als Außenseiterin. Als das Mädel aus den Bergen war ich das Landei im Vergleich zu all den Großstadt-Modebloggern. Welche Firma will schon mit jemandem kooperieren, der nicht dem perfekten 08/15-Bloggerschema entspricht? Wer will mir schon zuhören, wenn ich in meinen Instagram-Stories Osttiroler Dialekt spreche?

Zum Glück hatte ich falsch gedacht! Irgendwie wurde genau das zu meinem Erfolgsrezept, denn meine Story, mein Dialekt, mein Stil – sind alle nicht austauschbar! Du kannst aus hunderten von pink-beauty-avocadobrot-essenden Bloggern auswählen, aber wenn du was anderes suchst, findest du mich! Ich zweifelte an meinem Dialekt und fragte mich, ob ich nicht (weil ich viele Leser in Deutschland habe) anders sprechen sollte. Vor kurzem fand ich sogar ein Video von 2014, in dem ich hochdeutsch spreche. Huch, ganz ganz schrecklich, sag ich dir. Dieses Video ist sogar noch öffentlich zugänglich, aber ich werde dir nicht verraten, wo es zu finden ist. Außer du kommst mal zu meinem Event und möchtest lachen. Da werde ich es beim nächsten Mal vorzeigen. Hochdeutsch zu sprechen fühlte sich total verkrampft an. Es war unnatürlich und ich hielt es auch nicht lange aus, da **Authentizität** zu meinen höchsten Werten zählt!

Was ich also sagen will: **Sei du selbst**, auch wenn du dabei anders bist! Bleibe dir selbst treu, denn wenn du anfängst, irgendetwas zu faken, werden das zum einen alle merken und zum anderen wirst du nur »Fake-Freunde« bekommen, die die »Fake-Klara« mögen, aber nicht mein wahres Ich. Willst du Menschen in deinem Umfeld, die **dich** mögen oder deine Fassade?

Lerne dich selbst kennen, du bist deine eigene Power

Je besser du dich selbst kennst, desto bessere Entscheidungen wirst du treffen. Wenn du weißt, was deine Werte sind, was du brauchst, wer du bist und was du kannst, stärkt dies dein Selbstvertrauen. Wir sind alle unterschiedlich und das ist auch gut so.

Ich wusste früher nicht, warum ich mich, nachdem ich viele Menschen um mich hatte, so ausgelaugt fühlte! Ich mag diese Menschen, warum bin ich erschöpft? Mir war eigentlich auch nicht so wirklich bewusst, dass ich Smalltalk hasste. Ich bin gut darin, aber es langweilt mich zu Tode und am liebsten würde ich (fremde) Personen gleich über ihre Lebensträume, Leidenschaft und Hürden ausfragen (aber das kommt nicht immer so gut an). Ich wusste nicht, warum ich, sobald ich gemeinsam mit meinen Freunden lernte, zum Kasper wurde. Ich war diese Nervige, die alle ablenkt, Witze erzählt und sich absolut nicht konzentriert, dabei war es meine Idee gewesen, gemeinsam zu lernen. Ich wusste nicht, warum ich manchmal so sensibel reagiere, so viel spüre und wahrnehme. Dies ist eine Stärke, wenn es um Details geht, um Empathie und es hilft beim Unterrichten und Trainieren, aber später bin ich ausgelaugt. Diese Erkenntnis gewann ich dadurch, dass ich mich mit mir selbst beschäftige. Ich las über das Thema Introvertiertheit und Extravertiertheit. Ich las über Hochsensibilität, Intelligenz, Hochbegabung und nahm verschiedene Muster wahr.

Auch Mentaltraining ist hartes Training

Viele **unbewusste** Muster werden dir plötzlich **bewusst**. Ich wusste anfangs nicht, wie ich damit umgehen sollte. Dieses Sich-mit-sich-selbst-Auseinandersetzen kostet Energie. Aber dadurch, dass ich das nun alles von meinem Prozess kenne, weiß ich auch, was ich wann brauche. Ich kann meinem Freund selbstbewusst sagen, wann ich Zeit für mich brauche. Ich tanke am besten Energie, wenn ich allein bin oder in Ruhe nachdenken kann. Ich liebe mein tolles Team, welches gemeinsam mit mir am Unternehmen, Podcast und allem Drumherum arbeitet. Es ist fantastisch, sich mit wunderbaren Menschen austauschen zu dürfen und gemeinsam an Projekten zu arbeiten. Aber am besten arbeite ich immer noch, wenn ich ganz allein bin und Kopfhörer trage, die Außengeräusche dämpfen. So schaffe ich am meisten und kann mich zu 100 Prozent fokussieren! Danach kann ich dann entspannt Zeit mit meinen Liebsten verbringen und mich ihnen voll und ganz widmen.

Ich weiß, dass ich nach Reisen, Auftritten und Treffen sehr müde werde. Versteht mich nicht falsch, es macht mir total viel Spaß, die Geschichten von Podcast-Hörern und Blog-Lesern zu hören, aber am nächsten Tag bin ich (meistens) erschöpft. Dies soll nicht negativ klingen, denn wenn ich das alles weiß, so hilft mir das bei meiner Planung. Es hilft mir, mich so zu akzeptieren, wie ich bin, und es hilft meinen Beziehungen. Ich kann ehrlich sagen, wie es mir geht, und die anderen werden es verstehen. Ehrlichkeit geht immer vor.

Ehrlichkeit und Verletzlichkeit sind ein Zeichen von innerer Stärke

Das wahre Ich zu zeigen, Verletzlichkeit und Ehrlichkeit zu zeigen, das ist ein Zeichen von Stärke! Du darfst machen, was du willst, du darfst anziehen, was du willst, du darfst träumen, was du willst, solange du dir selbst treu bleibst. Ich denke da gern an bekannte Persönlichkeiten wie zum Bei-

Power-up-Training

Know yourself

Hier findest du verschiedene Werte. Ordne sie und streiche die, die dir nicht so wichtig sind. Versuche, die Liste auf fünf Werte zu reduzieren.

Liebe · Authentizität · Ruhm· Persönliches Wachstum · Abenteuer · Sicherheit · Freiheit · Macht · Status · Ruhe · Familie · Loyalität · Ehrlichkeit · Gewinn · Leidenschaft · Kraft · Soziale Anerkennung · Freude · Spaß · Komfort · Diskomfort · Mut · Leichtigkeit · Gelassenheit · Einfluss

Stell dir vor, du dürftest dich nur mit fünf Sätzen beschreiben. Hebe deine Gegensätze hervor. Es gibt bestimmt Menschen, die dir ähnlich sind, aber wir wollen uns deine Einzigartigkeit bewusster machen, indem wir »Nur ich« an den Anfang des Satzes stellen.

Nur ich ...

- ... bin so sensibel und habe gleichzeitig eine enorme Härte.
- ... bin so chaotisch und trotzdem bringe ich viel weiter.
- ... arbeite so fleißig, achte aber trotzdem auf meine Gesundheit.

spiel P!nk, Prince, Oprah oder Lady Gaga. Sie alle sind total anders und stechen aus der Masse heraus, aber trotzdem sind sie extrem erfolgreich. Vielleicht gerade weil sie nicht 08/15 sind.

Was sind Werte?

Warum gibt es so viele erfolgreiche Menschen, die trotz des Geldes und des Ruhmes zu Drogen, zu Zigaretten oder Alkohol greifen? Von außen betrachtet sieht das Ganze doch toll und schön aus – Geld, Ruhm, Macht, Erfolg. Viele träumen davon, doch nicht jeden macht es glücklich. Diese Menschen kennen ihre Werte nicht. Sie wissen nicht, was ihr Leben wirklich erfüllt und was für Glück und inneren Frieden sorgt.

Was ist dir wirklich am wichtigsten und was macht dich glücklich? Was weißt du bei anderen Menschen am meisten zu schätzen? Jeder definiert »Erfolg« und »glücklich« anders. Ich bin erfolgreich, wenn ich mit berühmten Firmen kooperieren darf und aufwendige und professionelle Projekte vollende. Doch ich bin auch erfolgreich, wenn ich meiner besten Freundin aus der Klemme helfen kann, wenn ich einen schönen Tag mit meiner Familie verbringe oder mit Freunden die ganze Zeit lache und die größte Gaudi habe. Schließlich bedeutet mir der Erfolg nichts, wenn ich nicht ein tolles Umfeld habe und mit mir selbst (und meinem Körper) glücklich bin. Erfolg bedeutet für mich auch, dass ich reisen kann und die dabei die Welt entdecke und Erfahrungen sammle! Erfolg bedeutet für mich vor allem, dass ich meinen inneren Frieden habe und das erreiche, was ich mir vornehme, ohne dabei meine Beziehungen oder mein eigenes Wohlbefinden zu vernachlässigen.

Das Glück bevorzugt die, die mutig sind.

>> *You gain strength, courage and confidence in which you really stop to look fear in the face.* «
Eleanor Roosevelt

Erwartungshaltung, ohne etwas zu geben

»Ich trau mich nicht«, »Ich kann doch nicht so viel verlangen«, »Ich kann doch nicht um eine Gehaltserhöhung bitten.«

Oft erwarten wir den Erfolg, ein glückliches Leben oder dass uns etwas auf dem Silbertablett serviert wird, ohne wirklich was dafür zu geben. Ach, wenn es doch so einfach wäre, oder?

Als ich 2013 meinen Blog startete, hatte ich noch keine Ermutigung von außen. Natürlich, Mama, Papa & Oma klicken auf den Blog und somit hatte ich meine ersten drei Aufrufe, aber ich musste zuerst mutig sein, um überhaupt die Möglichkeit zu haben, Feedback zu bekommen.

Wir denken uns viel zu oft: »Was werden die anderen wohl denken?«, und sind deshalb total unsicher. Oft denken die anderen aber gar nicht so schlecht über uns! Wir erhoffen uns zuallererst positives Feedback, Lob und Anerkennung, aber eigentlich ist es genau umgekehrt.

Ich muss also zuerst geben, zuerst mutig sein, um überhaupt die Möglichkeit zu haben, etwas zurückzubekommen. Viel zu viele Menschen wollen zuerst alles haben, ohne eigentlich etwas dafür zu geben, und deshalb sind die besten Ideen und Bücher nie verwirklicht worden.

Sofortige Bestätigung Ein Problem ist auch, dass meine Generation und alle, die noch jünger sind, die sofortige Bestätigung gewohnt sind. Ich poste ein Bild auf Instagram (als Privatperson oder Blogger) und erhalte sofort meine Likes. Ich kann mir sofort die neuesten Spiele herunterladen, wenn eins langweilig wird. Es gibt ständig neue Serien und mit einem Handy wird es eh nie mehr langweilig. Allerdings machen diese kurzfristigen Bestätigungen nicht langfristig glücklich.

Wir haben Angst vor Fehlern, aber warum?

Hätte ich keine Fehler gemacht, dann gäbe es dieses Buch nicht – oder glaubst du, dass ich fehlerlos auf die Welt kam? Ich habe Prüfungen vergeigt, ich habe zu hohe und zu niedrige Angebote erstellt, ich habe schon gelogen und verletzt, ich habe unabsichtlich meinen Laptop zerstört und habe ab und an vergessen, meine Rechnungen zu bezahlen und musste mir eine neue Kreditkarte besorgen, weil

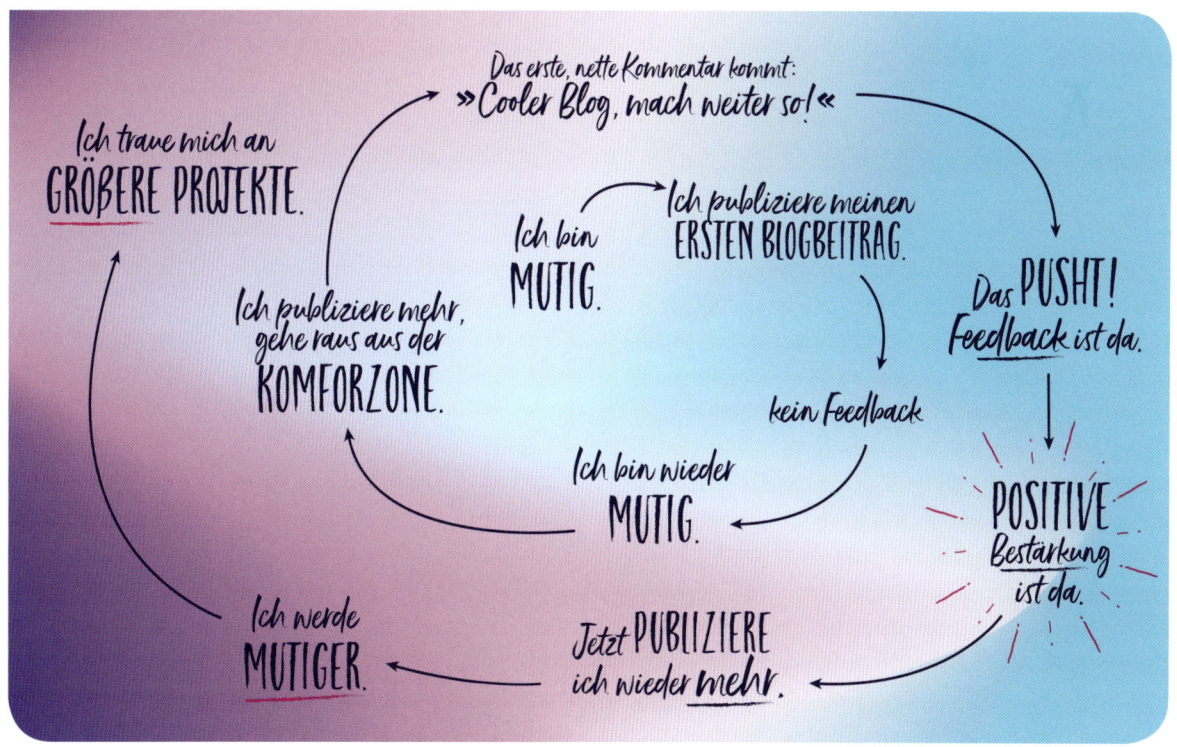

Power-up-Training

Brave up

Ändere deine Einstellung. Fehler sind menschlich und haben nichts damit zu tun, dass du ein schlechter oder böser Mensch bist. Fehler basieren meistens auf deinem Fehlverhalten und eben dieses Verhalten kannst du ändern. Welche Fehler hast du gemacht, die sich im Nachhinein als etwas Gutes herausstellten? Warum hast du eigentlich so viel Angst vor Fehlern? Wurdest du geschimpft oder bist du selbst so streng mit dir? Ich habe eine Challenge für dich: Versuche, in dieser Woche so viele Fehler wie möglich zu machen!

Was wolltest du (beruflich oder privat) schon immer mal ausprobieren? Mach es, denn sonst hängt es auf ewig im Hinterkopf fest! Besser mal in ein Fettnäpfchen treten, als auf dem Sterbebett zu denken: »Was wäre wenn ...« PS: Ein Fehler ist nicht schlimm, es kommt nur darauf an, wie du damit umgehst. Wenn andere wegen deines Fehlers leiden, dann sei offen, direkt und ehrlich. Lügen bringt nichts und alles fliegt eh auf. Übernimm Verantwortung, zeige Respekt. Entschuldige dich. Dein Umfeld wird dich mehr respektieren, wenn du ehrlich bist und Fehler eingestehst, anstatt sie zu leugnen.

ich meine überzogen hatte. All diese Fehler haben mich schlauer gemacht. Dank vieler Fehler darf ich dieses Buch schreiben. Dank meiner Fehler hatte ich ein Burn-out und bin jetzt glücklicher denn je, weil ich endlich das mache, worauf ich wirklich Lust habe!

Fehler sind gut. Fehler sorgen dafür, dass du lernst. Fehler sorgen dafür, dass du herausfindest, was du willst und was dir guttut. Fehler zu machen und daraus zu lernen ist ein Zeichen von Intelligenz. Fehler ignorieren, nicht zu den eigenen Fehlern stehen oder sich nichts trauen ist reine Feigheit. Auch Mut kann man sich antrainieren, denn schlussendlich ist es »nur« eine Gewohnheits- und Übungssache, ob ich regelmäßig mutig bin, oder nicht. Zuerst beginnt es mit deiner persönlichen Einstellung. Sag Tschüss zu »Ich habe Angst vor Fehlern« und ändere es in »Fehler sind Feedback und bringen mich weiter«. Also los, sei mutig!

>> *Mutig ist nicht, wer keine Angst hat, sondern wer trotz seiner Angst Schritte setzt, um sie zu überwinden.* <<

Bodo Schäfer

Eifersucht ist nur ein anderer Name für Unsicherheit.

Eifersucht ist vor allem unter Frauen ein großes Thema. Ich bin eifersüchtig, wenn mein Freund auf einer Party mit dieser hübschen Blondine quatscht. Ich bin eifersüchtig auf meine Freundin, weil sie aussieht wie ein Model und ihr scheinbar alles zufällt. Ich bin eifersüchtig auf die Bloggerin, die scheinbar alles hat, was ich nicht habe.

Motivationsbox

Mut, Standard & Authentizität

- Erhöhe den Standard in deinem Leben und mache dir bewusst, was du duldest und was nicht.
- Das wahre Ich zu zeigen ist ein Zeichen von Mut.
- Du musst nicht in die Masse passen, wenn du nicht willst.
- Gib zuallererst. Erst dann besteht die Möglichkeit, etwas zurückzubekommen.

Power-up-Training

Vergleich oder Inspiration

Eifersucht entsteht, weil du dich mit einer anderen Person vergleichst und dich dann minderwertig fühlst. Du fühlst dich nicht gut genug, du hast ein geringes Selbstbewusstsein. Allerdings will dir diese Eifersucht auch etwas sagen. Sie sagt dir, was du haben möchtest.

- Auf welche Person bist du eifersüchtig? Auch, wenn es nur ein bisschen ist, wann vergleichst du dich mit Personen auf Social Media, an der Uni, bei der Arbeit etc.?
- Was haben die (scheinbar) »besser« als du?
- Was willst du auch erreichen oder haben (Aussehen, materielle Dinge, Beziehung ...)?
- Warum willst du diese Dinge auch haben?
- Was kannst du von diesen Personen lernen? Was tun sie, was machen sie, wie sind sie?
- Was kannst du heute tun, um deinem neuen Traum auch ein Stück näher zu kommen?
- **Dankbarkeit.** Wofür bist du dankbar in deinem Leben? Welche Menschen, welche Dinge, was hast du jetzt schon in deinem Leben, wofür du dankbar sein darfst?

Eifersucht hat meistens eine dieser drei Ursachen:

1. Du hast Angst, etwas zu verlieren.
2. Die Situation oder die Person triggert etwas in dir, was Unsicherheiten hervorruft.
3. Die Person gibt dir tatsächlich einen Grund, eifersüchtig zu sein.

Zu 1: Vielleicht wurdest du in deiner Kindheit verlassen. Ja, vielleicht hattest du schon mal (wie vermutlich 99 Prozent der Menschen) eine schlechte Beziehung und entweder du wurdest verlassen oder ihr habt euch beide zu einer Trennung entschlossen. Wenn du solche Ängste hast, dann wird es Zeit, damit abzuschließen. Oder möchtest du dein restliches Leben lang so weitermachen? Wenn es größere Probleme sind und die Tipps zum Thema Loslassen und Verzeihen (Seite 27) hier im Buch nicht helfen, dann hol dir professionelle Hilfe.

Zu 2: Die hübsche Blonde. Das perfekte Leben. »Und ich habe nichts davon.« Erst, wenn wir uns für andere freuen können, werden wir diese Dinge auch zurückerhalten. Zweifel und Eifersucht haben nur mit deinen eigenen Unsicherheiten zu tun. Die Personen, die du beneidest, haben auch ihr Päckchen zu tragen, du siehst es nur nicht. Diese Personen arbeiten vielleicht sehr hart für ihren Erfolg. Übernimm Verantwortung und arbeite auch dafür. Du willst diese Figur? Trainiere. Du willst dieses Haus? Spare. Du willst diesen Job? Arbeite dafür. Es gibt nur zwei Möglichkeiten: Freue dich direkt für diese Personen oder übernimm Verantwortung, beweg deinen faulen Hintern von der Couch und arbeite genauso hart wie sie.

Zu 3: Wenn dein Partner und du schon mal früher Probleme hattet und er sich jetzt immer noch blöd verhält oder dich mit Absicht eifersüchtig machen will, ist die Beziehung vielleicht nicht die richtige. Wenn deine Freundin immer bewusst prahlt und angibt, solltest du mit ihr reden. Lass dich von anderen nicht fertigmachen! Wir haben viel öfter Angst vor Verlust als Lust auf Gewinn und dadurch klammern wir uns am Altbekannten fest. Die Beziehung ist brüchig, aber es ist Gewohnheit. Und was, wenn ich sonst niemanden anders finden würde? Wenn du schon einmal betrogen oder hintergangen wurdest und diese Person verhält sich wieder provokant, dann wird es Zeit, Abschied zu nehmen. Erhöhe deinen Standard. Dulde nur Respekt und Liebe in deinem Leben.

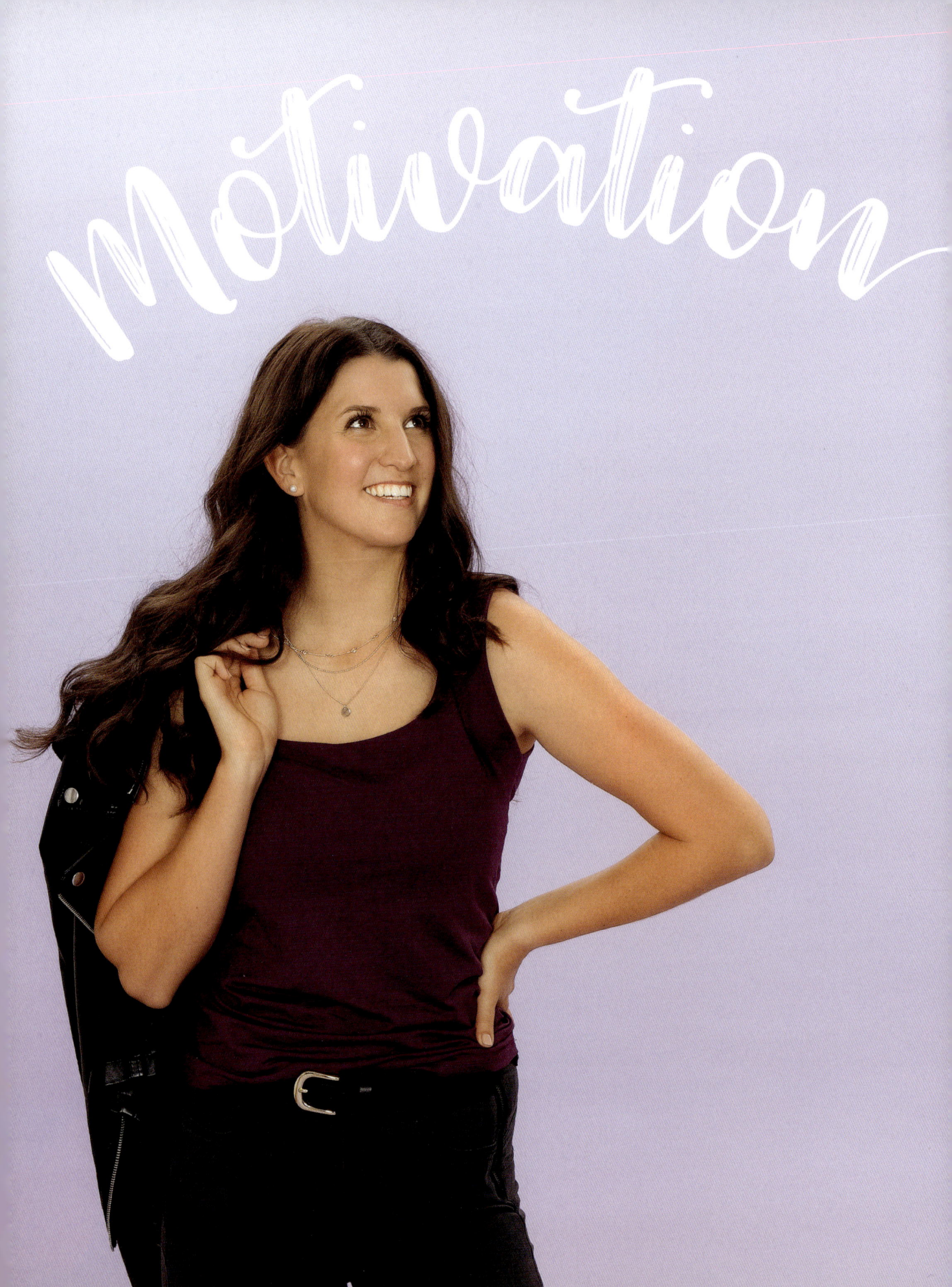

Motivation

Dein innerer Motor lässt Träume wahr werden

Es ist egal, wenn du klein anfängst. Klein anfangen und Fehler zu machen ist besser, als niemals anzufangen und die Träume zu begraben. Ehre deine Anstrengungen.

Der Anfang von dem, was du dir immer erträumt hast

Du bist nicht unmotiviert, sondern motivierst dich für andere Dinge. Du entscheidest dich dafür, ob du auf der Couch liegen bleibst oder im Regen rausgehst und deine Träume verfolgst. »Die Couch ist so gemütlich« oder »Nach dem Laufen geht es mir noch besser«?!

Motivation – dein innerer Motor

»Motivation« kommt von dem lateinischen Verb *movere,* das *bewegen, antreiben* bedeutet. Wenn du bei Google »Motivation« eingibst, kommen auch ein paar schöne Definitionen daher: »Emotionen signalisieren, ob etwas gut oder schlecht, gefährlich oder harmlos ist, und mit welchen Verhaltensweisen (z. B. Flucht, Verteidigung) darauf reagiert werden sollte. Motivation ist mein Beweggrund bzw. mehrere Beweggründe, auf eine bestimmte Art und Weise zu handeln, zu agieren, mich zu verhalten, um ein bestimmtes Ziel zu erreichen.« [R. F. Baumeister u. a. Handbook of Self-Regulation. New York 2004.]

Okay, was bedeutet das nun konkret? Dazu kommen wir jetzt. »Klara, wie bleibst du auf Dauer immer motiviert? Wie motivierst du dich zum Training?« Wenn ich jedes Mal, wenn ich diese Frage höre, einen Euro bekommen würde, hätte ich bald ausgesorgt. Die Wahrheit ist aber diese: Ich bin NICHT immer motiviert. Es geht darum, dass du nicht nur handelst, wenn du motiviert bist und Lust hast, sondern dass du Disziplin aufbaust und

gerade dann, wann du eigentlich keinen Bock hast, das Ding trotzdem durchziehst. **Das ist Motivation**.

Wir setzen uns ein Ziel, wollen angreifen und durchstarten. Nach ein oder zwei Wochen spielt aber das normale Leben dazwischen, der Alltag kehrt ein und es ist so, als hätte dieses Ziel nie existiert. Wenn die Sache mit der Motivation so einfach wäre, wäre schließlich auch jeder ständig motiviert. So einfach ist es aber nicht. Motivation kaufe ich mir nicht im Supermarkt. Motivation ist keine Gabe, von der manche mehr bekommen haben und manche weniger. Motivation muss ich mir selbst generieren.

> ❯❯ *Faith is taking the first step even when you don't see the whole staircase.* ❮❮
> *Martin Luther King jr.*

Extrinsische vs. intrinsische Motivation

Wir können von äußeren Faktoren motiviert werden (extrinsische Motivation), wie z. B. Geld, Machtposition, Kilos verlieren, Gegenstände, Anerkennung, Ruhm ... Das bedeutet im Umkehrschluss, dass du dein inneres Glück in die Hände anderer legst und es nicht mehr selbst steuerst. Du landest in der Abhängigkeit, denn erst, wenn du Note X schreibst, wenn du XY auf dem Konto hast, wenn du XY Kilos abgenommen hast, wenn du blabla … erst dann erlaubst du dir, zufrieden zu sein.

Intrinsische Motivation kommt von innen. Du möchtest etwas wirklich machen, weil es dir ein gutes Gefühl gibt, weil du selbst daran interessiert bist, weil du dich bewusst weiterentwickeln willst, weil du Spaß daran hast, weil du es mit Liebe verbindest und weil es Bedeutung für dich hat.

Willst du Schmerz vermeiden oder Freude gewinnen?

Allgemein gesprochen gibt es zwei sehr große treibende Kräfte unserer Handlungen. Du tust etwas, weil du Schmerz vermeiden möchtest oder weil du damit sehr viel Freude assoziierst. [Tony Robbins. Awaken the giant within.]
- Was hält dich davon ab, den Mann deiner Träume im Bus anzusprechen?
- Was hindert dich daran, deine Arbeit endlich fertig zu schreiben?
- Warum schiebst du dein Vorhaben, endlich mit dem Chef über bessere Arbeitsbedingungen zu sprechen, ständig auf?
- Warum ziehst du die gesunde Ernährung nicht durch und weigerst dich nach kurzer Zeit, zum Training zu gehen?

Eigentlich weißt du, dass all diese Aktionen von Nutzen für dich wären. Eigentlich. Leider ist die Angst vor einem Verlust viel größer als der Wunsch nach Gewinn. Warum solltest du den Typen ansprechen, er könnte dich ja ablehnen. Warum solltest du die Arbeit gerade jetzt schreiben, das Katzenvideo auf YouTube ist viel lustiger. Warum solltest du über bessere Arbeitsbedingungen sprechen, hat ja so auch halbwegs geklappt, auch wenn

du am Limit bist. Warum solltest du dich gesünder ernähren, wenn du womöglich wieder zunehmen könntest. Die Schokolade schmeckt so gut, warum sollte ich zum Apfel greifen?

Das Schicksal wird von den Dingen bestimmt, die du mit Freude assoziierst, und davon, wie langfristig du denken kannst.

Der Alkohol am Samstagabend bietet kurzfristig mehr Freude als die langfristigen, gesundheitlichen Schäden. Die Zigarette zum Kaffee oder auch die Schokolade, wenn man sich mal wieder langweilt, schütten mehr Glückshormone aus, als wenn du das Problem angehst, das dich eigentlich beschäftigt. **Verantwortung übernehmen ist verdammt hart.** Anderen nicht die Schuld an etwas geben, ehrlich mit sich selbst sein – beides ist hart. Wenn du meinen Podcast hörst, dann weißt du: Ich beschönige nichts und spreche direkt die unangenehmen Dinge und die Wahrheit aus. Realtalk & Tough Love von Trainerin Klara. Hier habe ich was, was du womöglich nicht hören willst: Du bist nicht unmotiviert, du entscheidest dich dafür, dich für andere Dinge zu motivieren.

Für alles, was langfristig wertvoll ist, muss man kurzzeitig den Schmerz überstehen. Falls du Arzt bist, dann assoziierst du Freude vermutlich damit, Menschen medizinisch zu helfen, und überstehst für dieses Ziel den »Schmerz« des aufwendigen Studiums. Wenn du das Gefühl hast, dass du voll und ganz in deinem Job aufgehen kannst, dann ist dir der »Schmerz«, dass du weniger Geld als die Karrierefrau verdienst, egal.

Wenn du langfristig etwas Neues willst, dann wirst du kurzzeitig diesen »Schmerz« überstehen müssen – Augen zu und durch.
- Umstellung der Gewohnheiten → weniger Naschereien → Schmerz.
- Mehr Bewegung & Sport → schwierig als Anfänger → Schmerz.

- Der Job macht mich unglücklich. Mit dem Chef reden oder nach was Neuem suchen, lieber nicht → Schmerz.
- Die Beziehung macht mich unglücklich → darüber reden und daran arbeiten, lieber nicht → Schmerz

Es kommt eigentlich »nur« darauf an, womit du Freude und womit du Schmerz assoziierst. Erfolgreiche Menschen, die gesund leben, haben entweder gelernt, Freude mit diesen Dingen zu assoziieren, oder sie haben gelernt, wirklich diszipliniert zu sein.

»Durch das Fast Food fühle ich mich grauenvoll – ich möchte lieber eine leckere, gesunde Mahlzeit haben.« »Ich habe nicht so viel Lust grad aufs Training, aber ich weiß, dass ich mich danach super fühlen werde.« »Ich übernehme Verantwortung und spreche mit meinem Partner, wie ich mich fühle. Wenn alles ausgesprochen ist, werden wir uns besser fühlen.«

Wenn du ein Ziel hast oder diszipliniert für etwas arbeitest, das dir einfach Spaß macht und dir wichtig ist, dann wirst du dafür jede Menge Motivation aufbringen können.

Ich trinke selten Alkohol. Ich habe frühzeitig gelernt, damit ein negatives Gefühl zu assoziieren, weil ich Menschen, die total angetrunken sind, sehr eklig finde. Ich kannte auch immer meine Grenze, aber einmal ist es mir passiert, dass ich mich aufgrund von zu viel Bier und Gin Tonic übergeben musste und den Abend in einer Zimmerecke verbrachte. Als mich mein Ex-Freund nach Hause brachte, musste ich mich auf der fünfminütigen Autofahrt noch zweimal übergeben und am nächsten Tag, als er seinen Eltern von dem Erlebnis erzählte, schämte ich mich in Grund und Boden und wusste, dass ich mich nie wieder so fühlen wollte. Manchmal müssen wir selbst ziemlich viel »leiden«, bis wir »Stopp« sagen. Als ich unter Dauerstress litt und nach Monaten dann ein Burn-out hatte und somit in der totalen Erschöpfung landete, wusste ich: »So will ich mich nie wieder fühlen«. Ich fokussierte mich wieder mehr auf Dinge,

Power-up-Training

Motivierende Fragen
Mentaltechnik: Die Kraft der Fragen. Dieses einfache Tool hat mein Leben verändert. Stell dir einfach diese positiven Fragen:
- »Wie kann mir diese Aufgabe mehr Spaß machen?«
- »Wie kann ich mehr Freude hier hinbringen?«

Ich hasse Buchhaltung, aber in meiner Arbeit als Selbstständige und Unternehmerin werde ich nie darum herumkommen. Es muss erledigt werden, ich kann es also nicht wirklich beeinflussen (God's business). Was kann also ich machen (my business)? Ich kann mir selbst die richtigen Fragen stellen (oben) und nach Lösungen suchen. Entweder gebe ich die Aufgabe ab, oder ich mach sie in der Badewanne oder frage jemanden um Hilfe. Wenn dir deine tägliche Fahrt zur Arbeit auf die Nerven geht, stell dir die Fragen. Du kannst es nicht ändern. Was kannst du beeinflussen? Frag deinen Chef, ob du einmal in der Woche von zuhause aus arbeiten kannst. Such dir Podcasts oder eine neue Playlist, die du auf dem Weg zur Arbeit hören kannst. Ändere den Weg, nimm das Rad oder bilde eine Fahrgemeinschaft, damit es nicht so langweilig ist und ihr was Gutes für die Umwelt tut.

die ich mit Freude und Liebe assoziiere, ich arbeite an meinem Unterbewusstsein (»Warum bin ich so ein Workaholic?«) und bin nun fast schon »allergisch« gegen Stress, weil ich gelernt habe, mir ein Leben zu erschaffen, das viel stressfreier und somit auch herrlicher und somit einfach fantastisch ist!

Wenn wir massiven Schmerz mit irgendeinem Verhaltens- oder Gefühlsmuster verknüpfen, werden wir dieses um jeden Preis vermeiden. Diese Erkenntnis können wir uns zunutze machen, um die Macht von Schmerz und Freude zu lenken und buchstäblich jeden Aspekt unseres Lebens zu verändern.

Wähle ein Ziel, wofür es sich lohnt, motiviert zu sein!

>> *The most important thing about goal setting is …having one.* <<

Geoffrey F. Abert

Es wird Zeit, dass wir nun konkret darüber sprechen, wie du deine Motivation steigern kannst. Zwei wichtige Punkte haben wir schon erwähnt: Versuche, Freude mit den kleinen Dingen zu assoziieren. Das gelingt dir, indem du dir die richtigen Fragen stellst und darüber mal in Ruhe nachdenkst.

Punkt zwei: Ganz ohne Schmerz und Disziplin wird es nie gehen. Ich bin ein sehr positiver Mensch, aber es gibt einfach Prüfungen an der Uni, die habe ich vier Semester lang aufgeschoben, weil ich keine Lust hatte, darauf zu lernen. Da ich mein Studium aber beenden wollte, gab es keinen anderen Weg, als die Prüfung letztendlich irgendwann zu machen. Auch im beruflichen Leben kommen immer wieder Hürden und Herausforderungen, die mit Disziplin gemeistert werden müssen. Aber wenn du dir zwei neue Fragen (Seite 68) stellst, kann auch das mehr Spaß machen. Weiter geht's mit den Punkten zur Steigerung deiner Motivation.

Setz dir ein Ziel und vergrößere es mindestens um das Zehnfache

Okay, das musste ja jetzt kommen, oder? »Setz dir ein Ziel blabla.«

Wie oft haben wir das schon gehört! Tja, aber das hat auch einen Grund! Ein Ziel ist super wichtig, da es eine sehr gute Antriebsquelle ist, vor allem dann, wenn du dich mal eben nicht motiviert fühlst. Mein Ziel ist es, einen Halbironman zu machen. Großes Ziel. Dafür muss ich trainieren, da meine Kondition anfangs nicht die beste war. Nur, weil ich ein Ziel habe, bedeutet das nicht automatisch, dass ich jeden Tag aus dem Bett hüpfe und schreie: »Juhey! Heute darf ich im Regen zwei Stunden radeln und Bergintervalle machen!« Dein Ziel soll dich daran erinnern, dass, gerade wenn du weniger Lust hast, du deinen Weg trotzdem gehst, damit du dein Ziel schlussendlich auch erreichen kannst.

Erhöhe deine Ambition

Ehrgeiz ist die Wahl, etwas Größeres für dein Leben zu wollen. Erschaffe dir eine neue **Lebensphilosophie**. Die meisten fragen sich nicht, was sie vom Leben eigentlich wollen. Sobald du etwas Neues willst, ist die Motivation da. Ein neuer Job, erfüllende Beziehungen, bessere Noten ... Je größer das Ziel, desto höher wird auch die Ambition und somit die Motivation. Stell dir die Fragen: Was will ich eigentlich? Was würde mir das bedeuten? Von welchen Abenteuern träume ich? Was würde ich gerne lernen oder sehen? Was würde mich motivieren, früher aus dem Bett zu kommen?

Ändere deine Einstellung

Erschaffe dir ein »Was« und das »Wie« kommt fast von allein. Schreib dir diese zwei Sätze auf: »Ich werde meine Träume zur Realität machen. Ich weiß noch nicht wie ich das schaffen kann, aber ich vertraue auf meine Grundfähigkeiten, weil ich weiß, dass ich Neues lernen kann, andere um Hilfe bitten darf, ich hart arbeiten kann und trotz Rückschlägen weitermachen werde.« Stell dir vor, wie du mit einem inneren Feuer, mit Leidenschaft und Mut und Commitment handelst! Hoffe nicht auf die Motivation, wähle ein Ziel, für das es sich auszahlt, motiviert zu sein!

So, das Ziel steht. Die Motivation aufrechtzuerhalten ist jetzt die eigentliche Herausforderung.

Zunächst kannst du träumen, denn das entfacht die Motivation. Wenn du einen Triathlon machen willst, musst du an dich selbst glauben und dir vorstellen, wie du schwimmst, radelst und über die Ziellinie rennst. Aber die Gedanken allein sind zu wenig. Vorzugsweise suchst du dir einen Trainer, einen Verein, meldest dich an, sprichst darüber. Anschließend werden die Trainings in den Kalender geplant, du musst tatsächlich auch vor oder nach der Arbeit laufen gehen, Equipment besorgen, über das Thema lesen, und das immer und immer wieder. Diese täglichen, unscheinbaren Entscheidungen sind deine Motivation. Je mehr du tust, desto mehr Motivation bekommst du. Du musst nur erst einmal anfangen, um überhaupt was zurückbekommen zu können.

Aufmerksamkeit und Anstrengung

Viele bezeichnen sich als »unmotiviert«, weil sie sich einfach ablenken und dem eigentlichen Ziel, dem Traum, der Ambition keine Aufmerksamkeit schenken. Somit erfolgt keine Anstrengung und dadurch fehlt auch jegliche Motivation. Aber: Je mehr Anstrengung und Arbeit du investierst, desto mehr Motivation hast du.

Wenn die Motivation nachlässt, liegt es nicht daran, dass unser Traum ausgeträumt ist. Es liegt daran, dass wir niemals wirklich damit angefangen haben, das Ziel zu erreichen, oder nie richtig wei-

tergemacht haben. Wir haben uns nie wirklich angestrengt. Anfangen, sich anstrengend und trotz kleiner Hürden und Niederlagen weitermachen, das ist wahre Motivation.

Dein Umfeld ist entscheidend für Erfolg und Misserfolg. Wenn du abnehmen willst, dein Kühlschrank aber noch immer voll mit ungesunden Lebensmitteln ist, dann buddelst du dir dein eigenes Grab. Wenn du dir deine Selbstständigkeit aufbauen willst, von zuhause aus arbeitest, dein Schreibtisch aber aussieht, als hätte eine Bombe eingeschlagen, ist es schwierig wirklich konzentriert und fokussiert arbeiten zu können. Stell dir die Frage: »Welche Hürden habe ich hier in meinem Umfeld?« Denk darüber nach und reduziere sie. Ja, das bedeutet wieder Arbeit und Anstrengung, aber (Achtung, Klassiker): Rom wurde auch nicht an einem Tag erbaut.

Warum willst du dieses Ziel erreichen? Du willst dir dein erstes Auto kaufen und das ist super cool! Aber, warum willst du dieses Auto (externes Ziel) haben? Muss es ein teures Markenauto sein, mit dem du dann durchs Dorf fahren kannst, um vor den anderen zu prahlen? Suchst du nach Anerkennung und Aufmerksamkeit? Oder verbindest du damit Freiheit und Freude? Du möchtest mit deinen Freunden Roadtrips machen können, du willst von der Stadt in die Natur düsen können oder vom Land dorthin cruisen, wo mehr passiert. Gleiches Ziel, ganz andere Gründe. Eines wird dich glücklich machen, eines kann dich noch unglücklicher machen als du vielleicht eh schon bist. Reflektiere über die Frage.

Verbinde Emotionen und erhöhe den persönlichen Wert

Wie wichtig ist dir dein Ziel? Welche Emotion verbindest du damit? Manchmal ist es schwer, sich für den Sport zu motivieren, wenn man nur an das weit entfernte Ziel denkt. Die Schwierigkeit mit gesundheitlichen Zielen ist auch, dass wir als Teenager einfach noch keine Nachteile spüren. In 30 Jahren bekommen wir die Strafe dafür, dass wir uns nicht regelmäßig bewegt haben, aber jetzt spüre ich noch nichts davon, warum sollte ich mich dann auch ändern? Dein Ziel braucht also einen höheren, persönlichen Stellenwert und hier kannst du dich (wieder) nicht mit anderen vergleichen. Wir haben unterschiedliche, innere Werte. Das erste Auto, das du dir selbst leisten konntest, hat vermutlich einen hohen persönlichen Wert, auch wenn es nur ein gebrauchtes Auto ist. Welche Emotion verbindest du mit deinem Ziel? Wie möchtest du dich fühlen? Was möchtest du vermeiden?

Erwartung und Glaubenssätze

Glaub an dich selbst und du bist schon fast da. Warst du schon einmal auf halbem Weg zu deinem Ziel und hast dann doch wieder aufgegeben? Etwas ist dazwischengekommen? Du standest dir selbst im Weg? Willkommen bei der Selbstsabotage. Traumkiller Nummer 1. Wenn dir das schon einmal passiert ist, dann kann ich dich zunächst beruhigen, du bist nicht die Einzige. Mir ist es (in bestimmten Lebensbereichen) schon öfters passiert, und auch meine persönliche Umfrage hat ergeben, dass 40 Prozent meiner Follower das Gefühl haben, dass sie sich ab und an selbst sabotieren. Warum ist das so? Unser Körper ist sehr schlau und eigentlich stinkefaul. Wir fühlen uns sehr wohl in der Komfortzone, weil wir uns dadurch nicht verändern müssen. Wenn etwas Neues passiert und wir das noch nicht gewohnt sind, dann ruft unsere innere Wache: »Halt, Stopp! Das ist mir unbekannt, das mag ich nicht. Geh wieder zurück!«

Wenn du nun einen tieferliegenden Glaubenssatz programmiert hast, dann wird deine Wache bestätigt. »Okay, ich schaffe das eh nicht.«

Einstellung

Welche Einstellung hast du zu deinem Ziel? Auf einer Skala von 1 bis 10, wie hoch glaubst du, ist die Wahrscheinlichkeit, dass du es erreichen wirst? Wenn du nun »5« antwortest – was muss passieren, damit aus dieser 5 eine 6 wird? Denk in kleinen Schritten und erhöhe die Wahrscheinlichkeit. Wenn du nicht an dich selbst glaubst, wenn du dir nicht sicher bist, dass du dein Ziel erreichen kannst, dann wird es schwer. Dazu kommen wir noch!

Belohnung

Plane eine Belohnung ein! Du darfst super stolz auf dich sein, wenn du dein Ziel erreichst. Du darfst auf jeden noch so kleinen und unscheinbaren Schritt stolz sein, denn jeder Schritt, jeder Fortschritt ist super! Plane eine extra Belohnung ein, wenn du dein Ziel erreichst. Mache einen Kurzurlaub, gönn dir eine Massage, eine Maniküre, kauf dir ein süßes Outfit, geh mit deinen Freunden lecker essen oder melde dich endlich zum Yoga-Kurs an.

In die Praxis damit

In diesem Buch findest du viele theoretische Teile, die dir Hintergrundwissen liefern sollen. Gleichzeitig findest du auch viele Praxistipps, die realistisch und einfach sind. Oft verkomplizieren wir alles. »Ein großes Ziel, Hilfe, ich weiß nicht, wo anfangen!« – Am besten klein und simpel. Was kannst du in den nächsten 10 Minuten machen, das dich vorwärtsbringt?

Selbstsabotage. Die Angst vor dem persönlichen Erfolg

Lass dich nicht von deinem Unterbewusstsein steuern. Ein powervolles Leben kreierst du dir, indem du dir dein unbewusstes Denken bewusst machst.

Du willst es, aber dein Unterbewusstsein nicht

Anfangs warst du noch super motiviert, fingst an, dafür zu arbeiten und neue Schritte zu gehen, aber mit der Zeit geht irgendwas schief. Du kommst dir selbst in die Quere, weil dein Unterbewusstsein das Ziel eigentlich nicht erreichen will. Hä, wie geht denn das? Ich will was machen, aber irgendwie doch nicht?

Selbstsabotage kann in allen möglichen Lebensbereichen auftauchen. Du möchtest abnehmen, aber greifst doch ständig zur Schokolade oder überisst dich. Du trennst dich immer wieder frühzeitig, weil du (unbewusst) Angst vor Verletzung oder Zuneigung hast. Du wagst nicht den nächsten Schritt, weil du glaubst, dass du eh niemals diese Karriere machen kannst …

>> *Bis du dir dein unbewusstes Denken und Handeln bewusst machst, wirst du davon gesteuert und es ›Schicksal‹ nennen.* «
Carl Gustav Jung

Die Karte funktioniert nicht

Stell es dir in etwa so vor: Du hast eine Karte, du weißt, wo du hin möchtest, aber kommst nicht ans Ziel. Heutzutage vertrauen wir auf Navis und auf Google Maps, weil keiner mehr Karten lesen kann. Du bist mit deiner besten Freundin zum Road-Trip auf Mallorca unterwegs und das Datenvolumen ist plötzlich aufgebraucht. Verdammt! Was tun? Wie kommt man ans Ziel, wenn die Karte nicht funktioniert? Die Karte ist hier die Metapher für deine Gedanken und dein Unterbewusstsein, welche dich zum Ziel führen können oder dich daran hindern, wenn die ersten Hürden (mangelndes Internet) auftauchen.

Du hast bestimmte **Glaubenssätze**, **Werte** und **Überzeugungen**. Aufgrund deren triffst du bestimmte Entscheidungen und setzt gewissen Handlungen in Bewegung. Diese Handlungen sorgen für Resultate und diese Resultate bestätigen deine ursprünglichen Glaubenssätze.

Wie schon besprochen kannst du Mäusegedanken haben, die für Mäuseresultate sorgen, oder du rea-

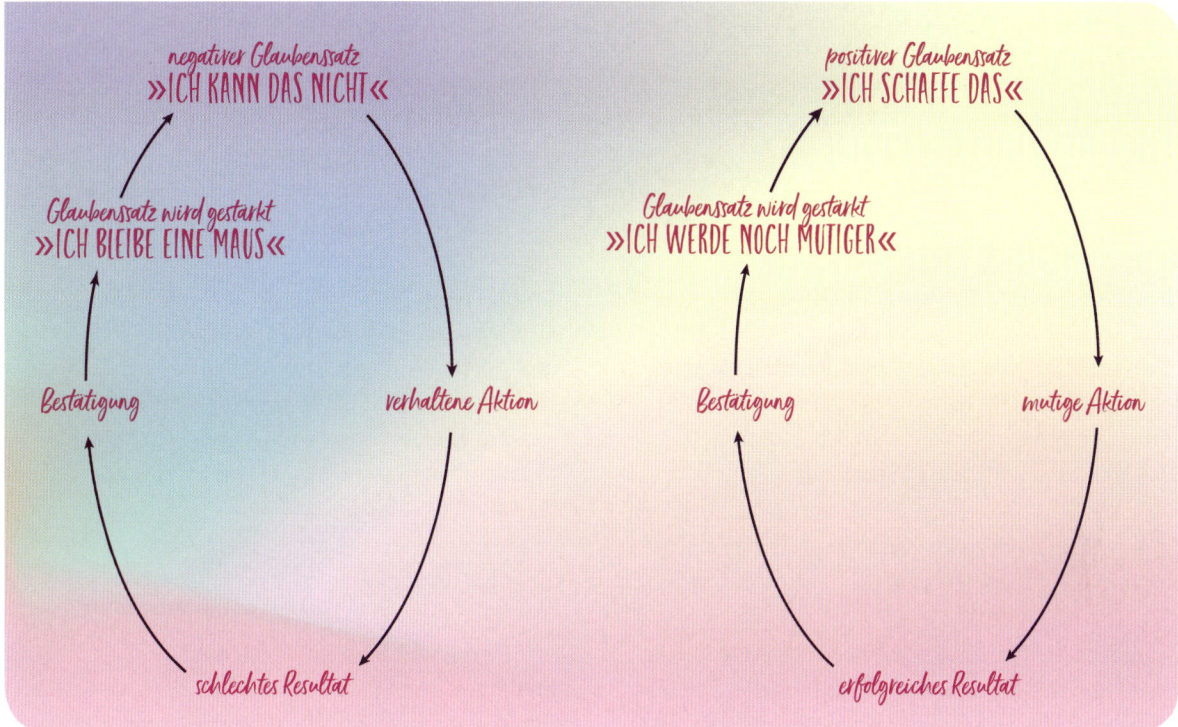

lisierst, dass du eigentlich eine Löwin bist, die jetzt aufwacht und anfängt, wie ein Löwin zu handeln!

Es gibt verschiedene Gründe dafür, dass du dein Ziel noch nicht erreicht hast:

- Du hast es einfach vergessen.
- Das Ergebnis des Ziels passt nicht zu deiner Identität und zu deinen Werten.
- Du glaubst nicht daran, dass du es schaffen kannst.
- Du hast Angst vor dem Erfolg, Angst vor dem Glücklichsein.
- Du hast in deiner Vergangenheit mal »versagt« oder eine schlechte Erfahrung gemacht.

Dadurch kommt es zur Selbstsabotage. Dein Unterbewusstsein merkt, dass du dir unsicher bist, und weil dein Gehirn Schmerz und Unwohlsein (Verlassen der Komfortzone) vermeiden will, lässt es lieber alles beim Alten und führt dich wieder dorthin zurück, wo du ursprünglich warst. Da ist es

schließlich entspannt und einfach. Veränderung ist schwer. Wer will sich heutzutage denn noch anstrengen?

Die gute Neuigkeit: Dies ist ein erlerntes Verhalten. Du wurdest nicht mit diesen Glaubenssätzen geboren, du hast sie erlernt und aus diesem Grund können sie auch wieder verlernt werden. Klingt doch gut, oder?

Lori Harder erzählt in ihrem Podcast »Earn your happy« auch ihre persönliche Story. Jahrelang lief sie mit dem Glauben durch die Welt, sie könne nicht abnehmen. Die schlechte Genetik sei einfach das Pech der Familie. Gleichzeitig aßen sie und ihre Familie dreimal am Tag, snackten zwischendurch die ganze Zeit und vor dem Schlafengehen gab es oft noch Eis. Einmal durfte sie eine Woche bei einer Freundin verbringen und als sie nach einem Snack fragte, fragte ihre Freundin: »Hä, was? Sowas haben wir nicht im Kühlschrank.« Eine Woche später, mit »nur« drei gesunden Mahlzeiten am Tag, wog Lori 1 kg weniger. »Wow, vielleicht liegt es nicht an meiner Genetik. Es liegt wohl an dem Essen, welches wir zuhause haben, und daran, wie oft ich eigentlich esse.«

Der Glaubenssatz »Ich kann wegen meiner Gene nicht abnehmen« wurde zu »Ich übernehme volle Verantwortung dafür, was ich zu mir nehme.«

Auch ich hatte falsche Überzeugungen. Ich dachte, ich könnte es nie schaffen, zur Ruhe zu kommen und regelmäßig zu meditieren. Ich dachte, ich könnte niemals mehr als 15 km laufen oder länger als 90 km Rad fahren. Ich dachte, ich könnte nie eine erfüllende Beziehung haben, weil ich es nicht wert sei, geliebt zu werden.

All diese Glaubenssätze werden zu Grenzen in deinem Kopf. Grenzen, die dich davon abhalten, deine selbstbewusste Power auszuleben. Hier geht es vor allem darum, mutig zu sein. Du kannst nicht glauben, wie unsicher ich war, als auf meinem Trainingsplan stand »3 Stunden Radfahren«, während ich mich auf den Halbironman oder Ironman 70.3 vorbereitete. »Ich bin ja noch nie drei Stunden gefahren, wie soll das gehen?« Aber wenn ich es nicht ausprobiere, werde ich es nie wissen, ob ich es schaffen kann. Und letztendlich war es gar nicht so schwer, ich war danach zwar sehr müde, aber manchmal brauchen wir auch ein bisschen Hilfe von außen und ein unterstützendes Umfeld, welches uns über unsere Grenzen hinaus pusht. Hinterfrage deine Glaubenssätze und sammle »Beweise« dafür, dass du es schaffen kannst.

Was verbindest du zurzeit mit deinem Ziel?

Wir kommen später noch zur konkreten Zielsetzung, doch hier schon ein kleiner Vorgriff. Viele Menschen setzen sich gar keine Ziele, und wenn doch, dann sind sie sehr schwammig oder falsch definiert. Schlussendlich – egal, was du erreichen willst – strebst du im Normalfall nach einem bestimmten Gefühl. Du willst eine Veränderung. Was verbindest du mit diesem Ziel?

Ich will abnehmen, schaffe es aber nicht. Einer der großen Klassiker. Ich wollte unbedingt abnehmen, aber habe es nicht geschafft. Anfangs geriet ich ja sogar in eine Art Essstörung und litt an Binge-Eating. Ein paar Jahre später, als ich mich selbst gern als »geheilt« bezeichnet hätte, hatte ich leider immer noch Probleme damit, die letzten Kilos wegzubekommen. Der Unterschied zu vorher: Jetzt mochte ich meinen Körper, ich tat es nicht (mehr) aus Selbsthass, sondern weil ich mich einfach total wohl und fit fühlen wollte!

Ziel: Ich will abnehmen.

Am Anfang: Es lief gut.

Zwei Wochen später: Ich aß wieder normal, zu viele Süßigkeiten oder Schokolade.

Selbstsabotage: Ich strebte zwar nach dem Gefühl, endlich schlanker und fit zu sein, aber gleichzeitig hatte ich Angst. Angst, dass ich wieder in der Essstörung landen würde. Aus diesem Grund sabotierte ich mich immer wieder selbst.

Ich stellte mir die Fragen:
- Was bedeutet »schlank und fit sein« für dich? – Dass ich weniger essen muss.
- Was bedeutet »weniger essen« für dich? – Dass ich hungern muss.
- Was bedeutet »hungern« für dich? – Dass ich dadurch vielleicht wieder eine Essstörung entwickle.
- Was verbindest du mit Binge-Eating? – Dass ich dadurch wieder zunehme und Schuldgefühle entwickle.

Das bedeutet: Mit »schlank und fit werden« habe ich unbewusst eigentlich Schuldgefühle und Ge-

Power-up-Training

Fordere deinen inneren Saboteur heraus

- Mach dir deine **derzeitigen Glaubenssätze** bewusst. Erst, wenn dir etwas bewusst ist, kann es verändert werden. Lass dich nicht von deinem Unterbewusstsein kontrollieren!
- Nun kommt der schwierigste Part: Sei ehrlich zu dir selbst und übernimm **Verantwortung**! Ab heute kannst du niemandem mehr die Schuld an was geben. **Bye Ausreden!**
- Was verbindest du mit deinem Ziel? Was bedeutet es konkret für dich? Welches Gefühl löst es in dir aus?
- Lass deine alten Glaubenssätze los. Sie liegen in der Vergangenheit. Sie definieren dich nicht. Öffne dich für Neues in der Zukunft.

- Schaffe ein neues Bild in deinem Kopf! Sei so spezifisch und klar wie möglich. Weil ich anfangs schlechte Erfahrungen mit Diäten und Abnehmen machte, verband ich damit Angst und Heißhunger und somit eigentlich Zunehmen und ein ungutes Gefühl. **Ich musste mir ein neues Bild schaffen.** Gesund und fit zu sein bedeutet für mich, auch im Kopf gesund und fit zu sein. Durch den Sport werde ich produktiver, kreativer und arbeite somit schneller und besser. Wenn ich schneller und besser arbeite, habe ich mehr Freizeit, mehr Zeit für meine Liebsten und somit weniger Stress. Es resultiert daraus eine innere Ruhe.

---

wichtszunahme verbunden. Komplexer Mindfuck, ich weiß, aber unser Unterbewusstsein will uns manchmal einfach nur schützen. Deshalb ist Veränderung so schwierig. Aber keine Sorge, springe direkt zum Power-up-Training und wir lösen das Problem gemeinsam!

Bye Ausreden

Positive, glückliche Menschen habe nicht weniger Probleme, sie haben weniger Ausreden.

Etwas in uns sabotiert unseren natürlichen Drive in Richtung innerer Stärke und Kraft. Es jammert und brüllt, um uns aufzuhalten, wenn wir uns den Grenzen der Komfortzone nähern. So ist das jedes Mal, wenn wir eigentlich authentisch, ehrlich und verletzlich in einer gruseligen Welt sein wollen, immer, wenn wir uns eigentlich doch was besonders und Neues wünschen, dass Arbeit und Herausforderung mit sich bringt. Unsere inneren Dämonen vergiften uns mit Ängsten und Sorgen.

Unser Schicksal hängt davon ab, wie gut wir unsere eigenen Dämonen kennen und wie wir gegen sie ankämpfen und besiegen können. Ohne Selbstbestimmtheit sind wir nur Sklaven unserer Ängste.

Die größten Erfolgskiller sind Ausreden

Ausreden sind nämlich der einfache Weg. Bei Ausreden kann ich die Verantwortung ganz beiseiteschieben, mich auf die Couch legen, Chips in mich hineinfressen und dabei schimpfen, wie unfair das Leben ist. Ausreden erfordern keine Anstrengung. Anstrengung ist hart und unangenehm. Dann muss ich auch noch meine Ängste überwinden, an mir persönlich arbeiten und was dafür tun! Oh Gott ... näääh.

»Ich bin es eh gewohnt, Kompromisse in meinem Leben einzugehen.« »Verdien ich halt viel weniger.« »Dann hab ich halt mit 60 einen Herzinfarkt, ist mir lieber, als dass ich meinen faulen Hintern von der Couch bewege und mal laufen gehe.« »Dann lebe ich halt in Stress und Gehetze.« »Tut eh jeder, da passe ich gut rein.«

Mit dieser Einstellung kreierst du dir ein lebloses, gestresstes, unerfahrenes Leben. Einen Zombie ohne Seele, ohne Ausstrahlung und persönliche Power, der nur von primitiven Instinkten getrieben wird.

»Ich habe keine Zeit.« Die Königsausrede aller Ausreden. »Ich habe keine Zeit« bedeutet nichts anderes als: Dies gehört nicht zu meinen Prioritäten und somit plane ich es nicht in meinen Terminkalender und somit schaffe ich auch keine Zeit dafür. Entweder, du streichst was aus deinem Kalender oder du gibst ehrlich zu, dass es dir nicht wichtig genug ist. Am besten streichst du etwas, das nur tote Zeit ist, wie z. B. durch Instagram scrollen, Netflix, Fernsehen, Jammern, Trödeln, anderen einen Gefallen tun, bei dem nichts zurückkommt, sinnlose To-dos, die dir nicht so viel bringen, usw.

»Ich weiß nicht, wie das geht.« Hierfür gibt es eine extrem coole Lösung. Bist du bereit? Ich bin etwas nervös, weil ich nicht weiß, ob du schon einmal davon gehört hast. Okay. Atmen. Ready? Google! Wir leben in einer Zeit, in der es unfassbar einfach ist, an Lösungen und Informationen zu kommen. Selbst zu Themen, die uns gar nicht interessieren, finden wir Infos. Also los, recherchiere. Wenn du keine konkrete Info hast, dann wirst du auf dem Weg Leute finden, die mehr Ahnung haben. Schreib ihnen ein Mail. Frag um Hilfe. Lies mehr. Google mehr.

»Ich habe schlechte Voraussetzungen.« Ich bin ein Dorfkind aus Osttirol, das null Ahnung von Mode hat, am liebsten auf den Berg steigt und absolut keinen Plan hat, wie es mit Technik umgehen muss. Was glaubst du, wie meine Voraussetzungen waren, als ich meinen Blog startete? 2013 wusste niemand, was ein Blog ist. Ich wurde deshalb ausgelacht. Ich passte nicht in das klassische Modebloggerschema und wohnte nicht in einer Großstadt, in der die meisten Events stattfinden,

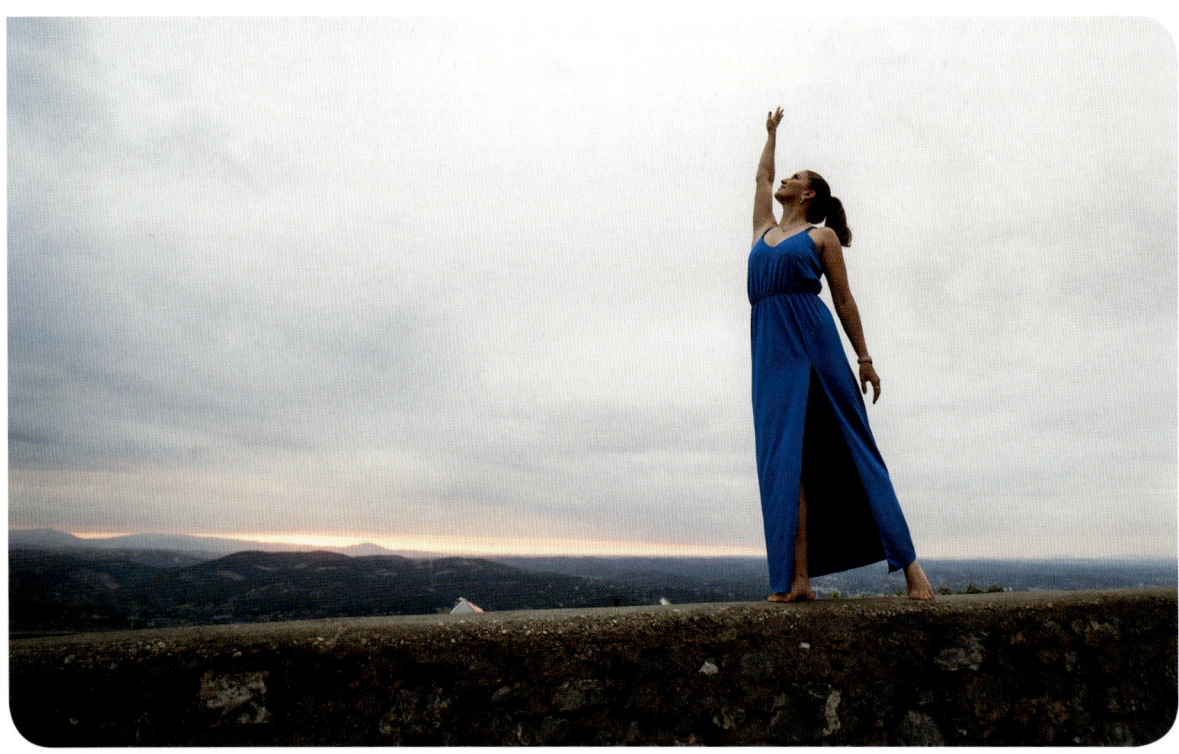

um optimale Kontakte knüpfen zu können. Trotzdem darf ich meinen Blog den fünftgrößten in Österreich nennen. Glück? Zufall? Oder harte Arbeit und Aufrappeln nach Niederlagen? Nutze das, was du hast. Es gibt Menschen im Rollstuhl, die einen Ironman auf Hawaii machen. Es gibt Menschen, die keine Arme haben, und den Mount Everest besteigen. Es gibt Menschen, die lebten in Armut und sind nun Millionäre. Hast du Angst und nutzt deshalb die Ausrede?

»Ich bin zu jung.« Spule die Zeit um zehn Jahre voraus. Stell dir vor, du bist nicht mehr 25, sondern 35. Wirst du es dann bereuen, dass du nicht früher angefangen hast? Denkst du mit 35 dann: »Super, jetzt bin ich eh zu alt«? Es gibt nie die »richtige« Zeit. Die Zeit ist vielleicht nicht ganz ideal, aber sie ist immer richtig. Versuche, das Gute daran zu sehen: »Ich nutze meine Jugend, meine Energie und meinen Tatendrang zu meinem Vorteil!«

»Ich hatte ja schon eine Niederlage.« Mit Niederlagen umgehen zu können, ist ein wichtiger Schritt zu deiner persönlichen Power. Würdest du weitermachen, wenn du ein Buch schreiben möchtest und die ersten drei Verlage lehnen deine Idee ab? Würdest du weitermachen, wenn die nächsten fünf Verlage auch noch absagen? J.K. Rowling ließ sich nach 12 Absagen noch immer nicht unterkriegen. Zum Glück. Die Harry-Potter-Bücher verkauften sich bislang mehr als 450 Millionen Mal!! Hartnäckigkeit und Geduld zahlen sich immer aus.

»Ich habe schon alles ausprobiert.« Paleo-Diät. Fasten. Kohlsuppen löffeln. Shakes. Alles ausprobiert. Nichts funktioniert. O.k., dann würde ich gern deine Liste mit all den 300 Versuche sehen, die du dokumentiert hast. Hast du es wirklich durchgezogen? Ohne zu schummeln und absolut diszipliniert? Oder kann es sein, dass doch mal zu viel genascht wurde? Es gibt IMMER eine weitere Möglichkeit. Bitte jemanden um Hilfe, ändere die Strategie und zieh es durch.

»Ich habe Angst.« Angst ist etwas, das wir nicht zugeben oder das unbewusst abläuft. Forsche in dir. Handelst du aus Liebe oder aus Angst? Wir haben oft Angst, dass wir etwas verpassen. Angst davor, dass wir am nächsten Tag nicht über den neuesten Klatsch und Tratsch mitreden können. Angst davor, als Außenseiter dazustehen. Angst davor, nicht Teil von etwas zu sein. Aber ist es wirklich so toll? Hier ist dein Selbstbewusstsein wieder gefragt. Wann sagt dir dein Herz, dass du wirklich dabei sein willst? Aus Liebe zu deinen Freunden oder aus Liebe zu dir selbst? Oder willst du nur aus Angst bei der Party dabei sein, obwohl du viel lieber zu Hause wärst?

Ich habe früher auch Entscheidungen aus Angst getroffen. Ich hatte mich dafür entschieden zu leiden und nicht auf mein Herz zu hören.

- Ich habe zusätzlich zu den geregelten Trainings noch selbst trainiert, weil ich Angst vor dem Versagen und gleichzeitig Angst vor dem Zunehmen hatte.
- Ich hatte Angst vor dem, was ich im Spiegel sehen würde (obwohl ich eigentlich eine atemberaubende Person bin).
- Ich hatte Angst davor, Entscheidungen zu treffen, weil ich Fehler vermeiden wollte.
- Ich hatte Angst vor der Meinung anderer und habe deswegen nicht gesagt, was ich wirklich will oder was ich brauche.
- Ich habe weniger und weniger gegessen, weil ich Angst vor den Kalorien hatte.
- Ich habe anderen den Vortritt gelassen, weil ich Angst vor neuen Dingen hatte.
- Ich hatte Angst davor, meine Komfortzone zu verlassen, und habe deswegen oft mit dem Gefühl des Bereuens gelebt.

Den Ängsten den Vortritt zu lassen schützt uns zwar kurzfristig und gibt dir womöglich in den ersten drei Sekunden ein gutes Gefühl, aber schon nach kurzer Zeit wirst du bereuen, dass du nicht ausgesprochen hast, was du eigentlich sagen wolltest. Nach ein paar Tagen wirst du dich ärgern, dass du die Chance nicht ergriffen hast, weil du siehst, dass du das, was die andere Person wagte, auch hättest schaffen können. Nach ein paar Wochen wirst du nicht mehr glücklich sein, wenn du die Ausbildung nur deinen Eltern zuliebe machst. Nach ein paar Jahren wirst du im konstanten Ärger leben, weil du dich nicht getraut hast, einen Jobwechsel zu riskieren. Und dann, am Ende der Pension, wenn du schon dein Begräbnis vor dir siehst, wirst du bereuen, dass du nicht auf die Meinung der anderen gepfiffen hast, um deinem Traum folgen zu können.

Liebe einatmen, Angst ausatmen

>> *So viele von uns leben nicht ihre Träume.*
   Sie leben ihre Ängste. «

Les Brown

Darf ich dich schon Löwin nennen? Ich weiß, dass sie in dir steckt! Hab keine Angst, falls du dich noch etwas unsicher fühlst und dich noch nicht traust, den Satz »Ich bin selbstbewusst, ich bin eine starke Löwin!« auszusprechen. Ich will dir nur gratulieren, denn du bist noch immer hier und liest diese Zeilen. Power-High-Five, girl! Du rockst und das muss einfach gesagt werden!

Steuerst du oder steuern deine Unsicherheiten deinen Tag?

Wir alle tragen einen Instinkt in uns, der uns vor Gefahren schützen soll. Dieser Instinkt war früher überlebenswichtig! Wenn der Säbelzahntiger neben dir steht, kannst du weglaufen, den Bogen spannen oder du wirst gefressen.

Heutzutage gibt es nur noch sehr selten Gefahrensituationen, in denen es um Leben und Tod geht. Trotzdem verhalten wir uns im täglichen Leben wie Mäuse. Den Typen da, den würde ich gern ansprechen, aber ich trau mich nicht. Wir verhalten uns so, als könne er sich in ein Monster verwandeln, ihm wächst ein drittes Bein, er wird doppelt so groß, die Zähne werden scharf und wenn ich jetzt nicht um mein Leben renne, beißt er mir den Kopf ab! Aaaah! Das würde mir auch noch meine Frisur zerstören.

Mein Angsthase Fridolin Ich war früher ein Angsthase. Ich hatte irgendwie Angst vor allem! Beim Skifahren traute ich mich nicht, durch die Stangen zu düsen, im Turnunterricht in der Schule hatte ich panische Angst, über diesen »depperten« Bock zu springen, das Reck und ich waren sowieso Feinde, in Beziehungen fraß ich Probleme in mich rein und am Anfang meiner Bloggerkarriere hatte ich Angst davor, ganz authentisch zu sein und öffentlich zu schreiben. Auch später, als ich einen beruflichen Wechsel wagte – von der Bloggerin zur Mentaltrainerin und Unternehmerin – hatte ich Angst. Ich habe mich selbst sabotiert, war unsicher und ärgere mich im Nachhinein darüber, dass ich nicht mutiger war.

Dein Hirn weiß nicht, was real ist

Unser Gehirn kann nicht unterscheiden, ob wirklich eine Gefahr besteht, oder ob ich mich »nur« mit den Gedanken selbst verrückt mache. Nur die Gedanken an deine größte Angst können schon Panikattacken auslösen, obwohl gar keine »richtige« Gefahr besteht. Deshalb sind im Prinzip alle Sorgen, die nicht real sind, total für die Katz. Sie sind womöglich berechtigt, wenn du damit mal viel Schmerz verbunden hast, aber übertrieben, wenn du Jahre später noch daran zu knabbern hast und nicht daran arbeitest.

Früher brauchten wir die Angst, aber heute ist sie nur noch ein **schlechtes Management deiner Gedanken**.

Wie gehen die Ängste endlich weg?

Die Ängste und Unsicherheiten werden nie zu 100 Prozent weggehen. Mit 20 hatte ich Angst vor meinem ersten beruflichen Meeting, jetzt verhandle ich mit den hauptverantwortlichen Chefs über Verträge. Früher hatte ich Angst, meine Hand an der Uni zu heben, weil ich nicht wusste, ob meine Frage »peinlich« ist. Jetzt lasse ich meine Neugierde siegen. Früher war ich nervös, meinen ersten Blogpost zu veröffentlichen. Jetzt schreibe ich an einem Buch und darf mich Autorin nennen.

Die Herausforderungen werden größer, wenn du die ersten Herausforderungen meisterst. Unsicherheiten wird es immer geben und auch ich bin aufgeregt, wenn ich daran denke, dass du das hier lesen wirst und dir deine Meinung dazu bildest.

Es gibt Tools und Techniken, mit denen du deine Ängste überwinden kannst, aber am Ende des Tages geht es darum, dass du Schritt für Schritt mutiger wirst und somit dein Selbstvertrauen stärkst. Vor ein paar Jahren traute ich mich nicht, mit dem Mountainbike Trails zu fahren, also habe ich mit ganz kleinen Steigungen angefangen. Nachdem ich schon 1400 Blogposts veröffentlicht hatte, war es gar nicht so schwierig, nach fünf Jahren dann den Fokus auf den Podcast zu legen. Es ist ein neues

Medium und es war anstrengend, herauszufinden, wie alles funktioniert, aber der Schritt war nach der ganzen vorigen Erfahrung schon deutlich einfacher.

Power-up-Training

Objektives Betrachten & Visualisierung

1. Denke an eine Situation, vor der du Angst hast. Warum bist du noch nicht in Aktion getreten? Wovor hast du Angst? Welches Szenario entsteht in deinem Kopf? Male es dir ganz genau aus. Schreibe es auf, damit du es vor dir siehst.
2. Wie oft ist diese Situation schon eingetreten? Einmal, hundertmal oder noch nie? Ist dieses Szenario, welches in deinem Kopf so schlimm ist, in der »echten« Welt auch so schlimm? Betrachte die Situation aus der Vogelperspektive und rein objektiv. Ist gar nicht so schlimm, oder?
3. Visualisiere nun, wie du diese Situation meisterst. Mache nur den ersten Schritt. Je detaillierter und je öfter du das machst (2-mal für zwei Minuten täglich), desto besser wirst du dich fühlen.

Fokus. Du bist nicht unmotiviert, nur falsch fokussiert

»Fokus« bedeutet, dass du weißt, wohin du möchtest, und alle Ablenkungen auf deinem Weg dorthin reduzierst.

Wenn ich an meine Anfänge denke, muss ich schmunzeln. Meine Passion für Mentaltraining entstand aus dieser fürchterlichen Schwäche, aus meinen miserablen Gedanken und Selbstzweifeln. Ich fokussierte mich darauf, was andere denken könnten, ich fokussierte mich auf das, was ich nicht kann, und auf alles, was ich noch nicht habe. Wenn du nur schwarzsiehst, bekommst du schwarz. Wenn du dir ein neues, blaues Auto kaufen möchtest, wirst du vermehrt blaue Autos auf der Straße sehen. »Gab es schon immer so viele blaue Autos?« – Ja, aber du warst vorher nicht darauf fokussiert. Weil das Thema »Kauf eines blauen Autos« verstärkt in deinem Kopf präsent ist, wirst du plötzlich mehr blaue Autos sehen.

Wir gehen zu schnell Kompromisse ein

Angst zerreißt uns. Angst versklavt uns. Angst ist der Zerstörer deiner Großartigkeit. Erwachsene verhalten sich wie machtlose Kinder und vermeiden aufgrund ihrer kindischen Ängste das Leben, das sie wirklich leben wollen.

»Ich habe Angst, meinem Ziel und meinen Träumen nachzugehen, weil ich Angst habe, dass Leute über mich urteilen werden und mich ablehnen.« Das bedeutet: »Ich kann meinen Träumen nicht nachgehen, was, wenn ich versage? Ich bin vielleicht nicht gut genug.«

» *Your life is controlled by what you focus on.* «
Tony Robbins

Wenn jemand sagt: »Ich habe Angst, vor Menschen zu sprechen«, meint derjenige nicht, dass er Angst hat, jemand aus dem Publikum könnte aufstehen und ihn attackieren. Was es eigentlich bedeutet, ist: »Ich habe Angst, dass ich mich blamieren könnte.« Was wiederum so viel bedeutet wie: »Ich habe Angst, wie ich auf der Bühne ausschaue. Ich weiß nicht, ob ich meinen eigenen Erwartungen gerecht werde. Ich weiß nicht, ob ich den Erwartungen der anderen gerecht werde. Ich weiß nicht, ob ich mich verplappern werde. Was, wenn die anderen lachen?«

Power-up-Training

Verlust oder Gewinn

Es ist wissenschaftlich bewiesen, dass wir Menschen uns mehr auf den Verlust konzentrieren, statt darauf, was wir eigentlich gewinnen können. Werde zu einer der wenigen Personen, die tatsächlich ihre persönliche Power in Anspruch nehmen!

- Denke an das, was du langfristig daraus gewinnen kannst, wenn du deine Ängste überwindest. Wie fühlt es sich an, mutig zu sein? Welche Möglichkeiten ergeben sich dann?
- Denke rein objektiv. Wechsle in die Vogelperspektive. Der Vogel beobachtet dich jetzt von oben und sieht dir zu, was du machst. Du sitzt in der Besprechung und würdest deine Meinung gern preisgeben, aber du traust dich nicht. Der Vogel sieht, dass neben dir Kollegen, also normale Menschen ohne Pistolen, Messer und Maschinengewehr, sitzen. Besteht also wirklich Gefahr? Ist diese Angst überhaupt berechtigt? Was ist das Beste, das passieren kann, wenn du jetzt handelst?
- Passe deine neue Identität an. Sei eine »Macherin« und keine »Zögernde«. Schreib dir das auf ein Post-it und kleb's auf den Badezimmerspiegel. Wenn du unsicher wirst, zähle von fünf bis null. 5–4–3–2–1–0 und handle, wenn du bei null bist.
- Lache. Wenn du einen Fehler machst, lache. Verkrieche dich nicht, sondern übernimm Verantwortung dafür, wenn andere davon betroffen sind, und handle mit deiner persönlichen Power. Wenn dein Chef ständig deine Ideen ignoriert, ist der Job vermutlich nicht der richtige. Mutig zu sein ist eine gute Sache. Behaupte deine persönliche Power, auch wenn es auf dem Weg dorthin Hürden und respektlose Menschen gibt. Die wird es immer geben (God's business), deshalb kannst du dazu nur deine Einstellung ändern (my business).

»Ich« habe Angst.« »Ich« führt den Satz an, das zeigt, dass es eigentlich vor allem darum geht, dass das Ego nicht verletzt werden will.

Das Problem an dem Ganzen ist, dass diese lächerlichen Ängste zwar total normal sind, aber leider dafür sorgen, dass du nicht das tust, was du eigentlich tun könntest. Der Fokus liegt auf all dem, was du kurzzeitig verlieren kannst. Alles wird verkrampft und negativ gesehen. Du fokussierst dich auf dich selbst.

Tja, und dann blamierst du dich halt. Dann bleibt der Vortrag wenigstens in Erinnerung. Oder aber du sprichst deine Sorgen einfach direkt an. Ich habe meinen ersten Vortrag vor 100 Menschen so begonnen: »Ich bin etwas nervös und ich weiß nicht, ob ich mich blamieren werde. Falls mein Schuh ins Publikum fliegt, wäre es super, wenn du mir den nachher einfach bringen könntest. Und falls ich von der Bühne falle, rufe einfach die Rettung.«

Somit haben gleich alle was zu lachen und die Stimmung ist gleich viel lockerer. Doch das Wichtigste: Was passieren wird, kann ich nicht beeinflussen. Ich kann nur beeinflussen, wie ich mich vorbereite, und dafür bin ich selbst verantwortlich. Anschließend kann ich mich darauf fokussieren, dass ich Menschen möglichst gut helfen will und mein Bestes geben möchte, um mein Wissen weiterzugeben. Wenn du bemüht bist, dein Bestes zu geben und anderen zu helfen, dann geht der Fokus von der eigenen Blamage weg.

Oft haben wir Angst vor drei Dingen:

- **Prozessangst.** Ich habe Angst, dass der Prozess schwierig wird. Ich habe Angst, dass ich es nicht schaffen kann. Ich habe Angst davor, wie viel Arbeit das Ganze bedeutet. Ich mach's lieber gar nicht.
- **Resultatangst.** Ich habe Angst vor dem Endergebnis. Was, wenn ich versage? Was, wenn die Leute nicht mit der Arbeit zufrieden sind? Ich mach's lieber gar nicht.
- **Verlustangst.** Ich habe Angst, was zu verlieren. Ich klammere, weil ich nicht verlassen werden will. Ich will nichts riskieren. Ich mach's lieber gar nicht. In der Komfortzone ist es gemütlicher.

Je mehr Aufmerksamkeit du diesen Gedanken schenkst, desto präsenter werden sie auch sein. Das bedeutet, dass du von nun an deine Gedanken ersetzen und deinen Fokus ändern solltest. Wann du immer noch wie eine Maus denkst, wirst du wie eine Maus behandelt werden. Ändere deinen Fokus, um deine persönliche Power zu stärken.

Höre auf dein Herz

>> *Don't be afraid of death. Be afraid of an unlived life. You don't have to live forever, you just have to life brave and happy.* «

Natalie Babbitt

In dem Buch »5 Dinge, die Sterbende am meisten bereuen« erzählt die australische Krankenschwester Bronnie Ware, welche Gedanken Menschen haben, die auf dem Sterbebett liegen und nur noch eine kurze Zeit hier auf der Welt sind. Sie fragte sie, ob sie etwas in ihrem Leben bereuen oder ob sie was anders machen würden, wenn sie jetzt nochmal die Chance dazu hätten. Die gewöhnlichste Antwort war, dass viele nicht den Mut dazu aufbrachten, ihren Träumen nachzugehen, sondern ihren Ängsten den Vortritt ließen. Sie haben einfach das gemacht, was von ihnen erwartet wurde, und sind brav den Linien der Gesellschaft gefolgt.

Es ist sehr wichtig, sich nochmal daran zu erinnern, dass deine Entscheidungen von verschiedenen Faktoren beeinflusst werden. Deinen Erfahrungen, Ängsten, Eltern, Lehrern, Professoren, Nachbarn oder der Gesellschaft. Auch ich ließ mich viel beeinflussen. Ich schrieb mich für BWL und Sport ein. Allerdings merkte ich sehr schnell, dass BWL mir überhaupt keine Freude bereitet und dass ich das Studium machen würde, weil »nur« Sportwissenschaft ja recht »schlecht« aussieht. »Damit kommt man ja nicht weit«, sagten alle.

Ich bin froh, dass ich auf mein Herz gehört habe. Nein, ich habe nicht den gleichen Status, wenn ich sage: »Ich habe BWL studiert und bin jetzt eine gut bezahlte Managerin.« Ich tu mich schon schwer damit, mich selbst zu managen. Ich baue lieber einen der größten deutschsprachigen Blogs auf, gründe ein Unternehmen und studiere ein bisschen Sport nebenbei. Meine Eltern sahen das anfangs auch et-

Power-up-Training

Das Ende im Kopf
Du siehst die folgende Situation aus der Vogelperspektive. Du bist Gast auf deinem eigenen Begräbnis. Du siehst deinen Sarg. Das Leben ist vorbei. Beantworte folgende vier Fragen:

1. Wen willst du auf deinem Begräbnis sehen? Wer sind deine wichtigsten Menschen in deinem Leben?
2. Was möchtest du, dass sie über dich sagen? »Sie hat nur gearbeitet« oder »Sie war immer so aufmerksam und liebevoll«?
3. Womit möchtest du in Erinnerung bleiben?
4. Was möchtest du erschaffen und zurücklassen?

was kritisch. Sie sind immer unterstützend, aber ich glaube auch, dass sie sich manchmal an den Kopf fassen, wenn ich wieder mit einer neuen Idee komme. »Ich teste jetzt mal Pinterest. Ich hol mir einen Business-Coach. Ich buche für fünf Tage ein Hotel in meiner eigenen Stadt, um mich selbst einzusperren, damit ich mich voll und ganz auf das Schreiben des Buches konzentrieren kann.« Aber jede fixe Idee hat ja doch ganz gut geklappt.

Ich mache lieber ganz viele Fehler und falle auf die Nase, anstatt das brave Mädchen zu spielen, das von außen gesehen zwar perfekt in das Schema passt, aber innerlich todunglücklich ist, weil sie eigentlich Köchin statt Juristin werden wollte. »Damit habe ich ja nicht den gleichen Status. Wie sieht denn das aus. Es würde mich zwar glücklich machen, aber ... egal ...«

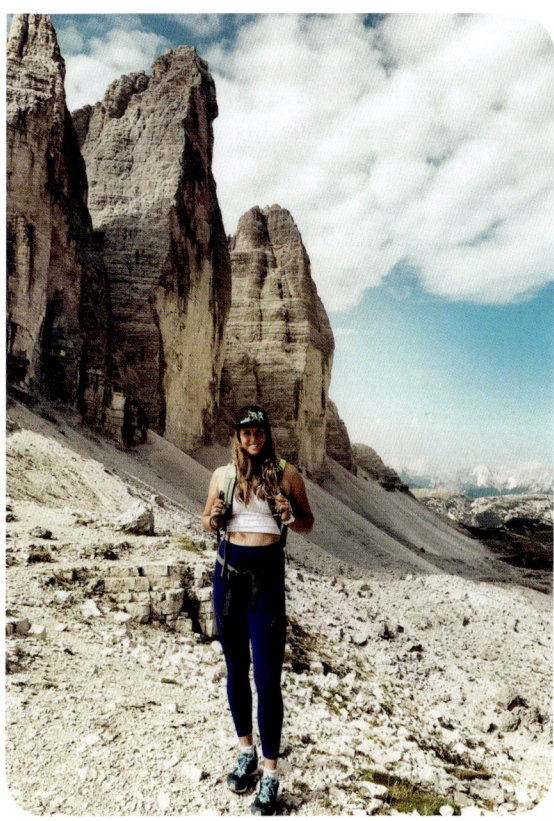

》 *Working hard for something you don't care about is called stress. Working hard for something you love is called passion.* 《
Simon Sinek

Vergiss nie, dass DU die Verantwortung trägst. Wenn du eine Leidenschaft hast, verrückte Ideen in dir sprudeln oder wenn du nach Kuba auswandern willst, tu es. Die Karrierefrau wird als Bäuerin nicht glücklich. Die Bäuerin wird als Juristin nicht glücklich. Die Kreative fühlt sich mit Zahlen nicht wohl. Die Programmiererin kann nicht gut mit Farben. Kein Job ist besser als der andere. Vergiss Status, vergiss die Gesellschaft – was willst du? Kein Geld der Welt macht dich zu 100 Prozent glücklich, wenn du nicht das tust, was dir Freude bereitet.

Die 5 Dinge, die Sterbende am meisten bereuen (von Bronnie Ware):
- Ich wünschte, ich hätte den Mut dazu aufgebracht, das zu tun, was ich eigentlich machen wollte, und mein eigenes Leben zu führen.
- Ich wünschte, ich hätte nicht so viel gearbeitet.
- Ich wünschte, ich hätte den Mut gehabt, meine Gefühle mehr zu zeigen.
- Ich wünschte, ich hätte besseren Kontakt mit meinen Freunden gehalten.
- Ich wünschte, ich hätte Dinge nicht so ernst genommen und mir mehr selbst mehr erlaubt, glücklicher zu sein.

Was macht dich glücklich?
Wann hast du dir das letzte Mal die Zeit genommen, diese Frage zu beantworten? Du hast dieses eine Leben. Entscheide dich bewusst dafür, ob du lieber das tust, was von dir verlangt wird, oder ob du die Initiative ergreifst, um an dir selbst zu arbeiten, auszubrechen und dir dein Leben so zu kreieren, wie du es wirklich leben möchtest.

Prioritäten und Ziele. Plane deinen persönlichen Erfolg

Je mehr du ausprobierst, je mehr Fehler du machst, desto mehr Klarheit wirst du finden. Mit dieser Klarheit schaffst du dir Augenblicke und kannst selbstbewusst deinen Weg gehen.

Schwammige Vorsätze führen zu schwammigen Ergebnissen

Früher habe ich oft Vorsätze gefasst, aber so wirklich daran gehalten habe ich mich eigentlich nie. Manchmal habe ich das erreicht, was ich wollte, manchmal nicht. Mit der Zeit fand ich nach viel Recherche, Persönlichkeitsentwicklung und Ausprobieren ein paar coole Tools, die für mich super funktionierten und die mir zeigten, wie ich dann auch tatsächlich meine Ziele erreichte.

Mein Ziel ist es nämlich, das zu erreichen, was ich erreichen will, ohne dabei unterzugehen. Zielerreichung ist cool, aber es kommt für mich vor allem darauf an, wie ich das Ziel erreiche und wie ich mich dabei fühle.

Power-up-Training

Erfolg-Statement
Schreibe dir deine ganz persönliche Definition von Erfolg auf. Wichtig: Hier geht es nicht darum, was für die Gesellschaft oder für deine Eltern, Lehrer oder Freunde Erfolg ist. Definiere Erfolg für dich ganz persönlich. Schreibe, reflektiere und nutze diese Fragen für dich als Hilfestellung. Denke daran: Je mehr Klarheit du hast, desto eher und einfacher kommst du deinem persönlichen Erfolg auch näher.

- Wie willst du dich fühlen?
- Wer soll an deiner Seite sein?
- Welche Beziehungen willst du pflegen?
- Was willst du auf dieser Welt beitragen?
- Was würdest du tun, wenn du ganz unabhängig von der Meinung anderer wärst?
- Welche Ängste willst du überwinden?
- Was willst DU erreichen?

>> *Wer du morgen bist, beginnt damit, was du heute tust.* <<

Tim Fargo

Der wichtigste Punkt: Definiere Erfolg

Erfolg bedeutet für jeden von uns etwas anderes. Das, was von außen vielleicht schön und erstrebenswert aussieht, muss nicht für jeden Erfolg bedeuten. Erfolg kann bedeuten, dass du zwei Studiengänge absolvierst, deiner Traumkarriere nachgehst oder auch super gern den Bauernhof deiner Großeltern übernimmst. Erfolg muss nicht mit Ruhm und Geld gleichgesetzt werden. Für mich bedeutet Erfolg, dass ich das erreiche, was ich mir vornehme. Erfolg bedeutet für mich, dass ich mir große Ziele setze, in meiner persönlichen Power handle und mehreren tausend Menschen helfen darf, auch ihre persönliche Power zu erreichen und ein atemberaubendes Leben zu kreieren. Erfolg bedeutet für mich allerdings auch, dass ich auf dem Weg dorthin nicht übertrieben gestresst sein will und ich meine wichtigsten Beziehungen nicht vernachlässige. Erfolg bringt mir nichts, wenn ich diesen nicht mit meinen Liebsten teilen kann oder wenn es mir nicht gut geht. Wenn es mir nicht gut geht, bin ich nicht in meiner persönlichen Power und kann somit anderen nicht so gut helfen.

Ich strebe nicht nach dem »gestressten Erfolg«, den ich schon erleben durfte, sondern ich strebe nach dem »intelligenten Erfolg.«

Prioritäten. Das, was wirklich wichtig ist

>> *Good things happen, when you set your priorities straight.* <<

Das was du machst, zeigt deine Prioritäten, nicht das, was du sagst. Oft sagen wir zwar: »Ja, Gesundheit ist mir schon wichtig«, gehen aber nicht zum

Power-up-Training

Prioritäten fixieren
Schreibe dir alle Lebensbereiche auf, die dir (für deinen persönlichen Lebensstil) einfallen. Wir werden deine Schlüsselpriorität und deine Hauptpriorität festlegen (Erklärung folgt gleich).
Hier kommen meine als Inspiration:
- Körperliches Wohlbefinden, Fitness
- Mentales, emotionales Wohlbefinden
- Familie, Beziehungen
- Partnerschaft
- Beruf, Arbeit
- Finanzen
- Ausbildung
- Persönliche Weiterentwicklung
- Freude, Spaß, Hobby
- Berufung
- Umfeld

Höre nun auf dein Bauchgefühl und schreibe neben jedem Lebensbereich eine Zahl und bewerte diesen Lebensbereich. Denk nicht zu viel nach, sondern entscheide relativ schnell aus dem Bauch heraus. 1 = es geht dir schrecklich, 10 = überdrüber perfekt.

Training. Manchmal sagen wir: »Die Familie geht immer vor«, aber sind dann doch eher mit der Arbeit beschäftigt. Oder vielleicht hast du schon mal gesagt: »Ich habe einfach keine Zeit«, was aber nichts anderes bedeutet als: »Es ist nicht so wichtig.«

Es kann auch sein, dass du dir mal ein Ziel gesetzt hast, dieses auch erreicht hast, aber merkst, dass es sich gar nicht so gut und richtig anfühlt. Du warst ehrgeizig, du hast es durchgezogen, aber auf dem Weg dorthin hast du eigentlich etwas, was dir wirklich wichtig ist, vernachlässigt. Es kann sein, dass du deine Beziehung vernachlässigt hast und es jetzt kriselt. Es kann sein, dass du unter Dauerstress standst und dadurch deine körperlichen Grundbedürfnisse vernachlässigt hast, oder aber deine Intuition sagt dir einfach, dass es falsch war. Genau aus diesem Grund werden wir über Prioritäten sprechen und diese für dich definieren. Denk daran, es geht um den intelligenten Erfolg, nicht um den gestressten oder schnellen Erfolg. Du weißt erst, was richtig oder falsch ist, wenn du überhaupt weißt, was dir eigentlich wichtig ist.

>> *Action expresses priorities* <<

Gandhi

Die Lebensbereiche (»Power-up-Training, Prioritäten fixieren«, Seite 85), die die höchste Zahl bekommen haben, sind meistens die, die sehr natürlich und einfach zu dir kommen. Da sieht es gut aus. Oftmals sind es die, die schon automatisch gut laufen und wo du (fast) nichts mehr machen musst. Die niedrigen Zahlen hingegen sind oft die Bereiche, die womöglich etwas vernachlässigt wurden. Es sind die Bereiche, die fast schon etwas unangenehm sind und wo man genau weiß, dass man daran arbeiten sollte, es aber immer wieder aufschiebt. Bedenke aber: Hierbei handelt es sich vor allem aber oft um die Bereiche, in denen man wirklich etwas bewirken kann, etwas, was dein Leben zum Positiven verändern kann!

Verurteile dich jetzt bitte nicht selbst, falls es in einem der Bereiche schlechter ausschaut. Das ist völlig okay. Wir sind hier, um daran zu arbeiten, denn niemand ist perfekt.

Jetzt kannst du auch nochmal die einzelnen Bereiche zerpflücken. Wenn wir, wie in diesem Beispiel, den Lebensbereich »mentales Wohlbefinden« wählen, dann können wir diesen in vier Teile teilen und anschließend wieder bewerten:
- Selbstvertrauen: 7
- Stresslevel: 3

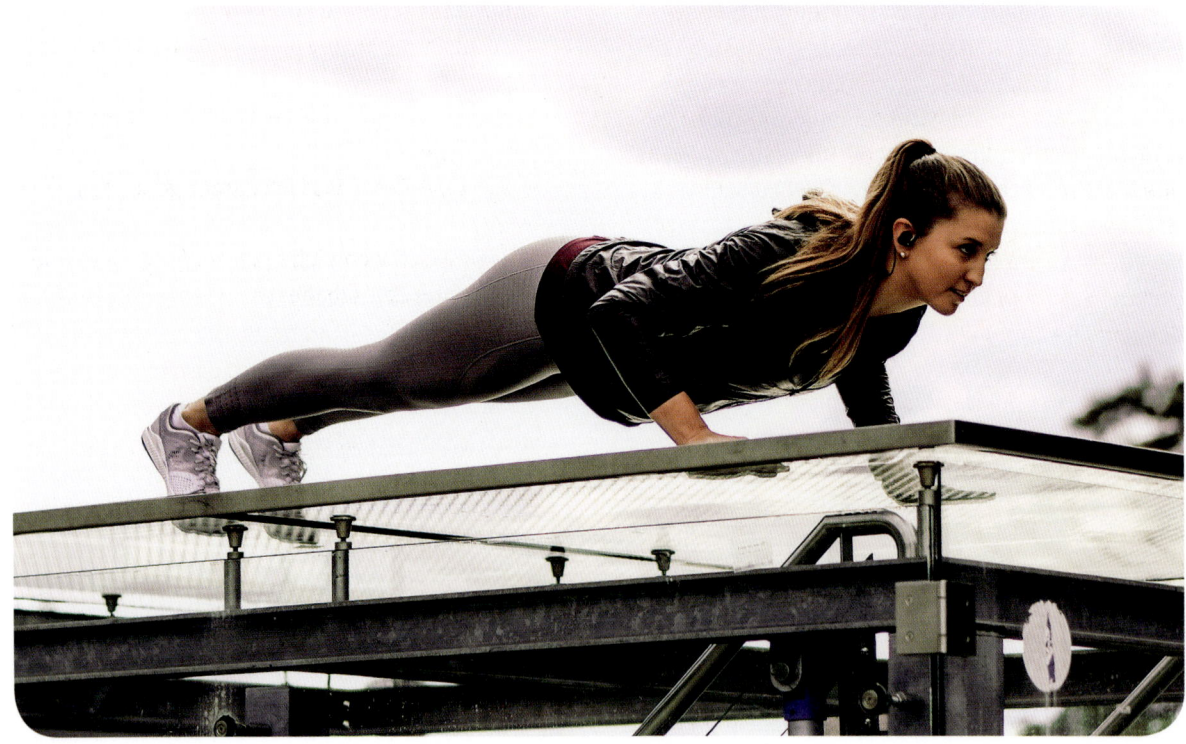

- Selbstliebe: 5
- Verantwortung: 6

Ergebnis: Am Stresslevel muss gerade eindeutig gearbeitet werden und das sollte somit direkt auf die Prioritätenliste wandern. Was kann ich tun, um den Stress zu senken? (Darauf kommen wir noch in einem der nächsten Beiträge zum Thema Zielsetzung, Seite 84).

Wir sind alle sehr individuell und leben alle unser eigenes Leben. Du kannst nicht mein Kapitel 5 mit deinem Kapitel 2 vergleichen. Aber weißt du was? Du kannst nicht mal mein Kapitel 2 mit deinem Kapitel 2 vergleichen. Das bedeutet, wenn du deine Lebensbereiche zerpflückst, denke nach und wähle Unterbereiche, die für dich passen. Sei ehrlich, auch, wenn es unangenehm ist.

Weiter geht's.

Meine Schlüsselpriorität ist also gerade das mentale Wohlbefinden, konkret: das Senken meines Stresslevels.

Schlüsselpriorität: Etwas, an dem jetzt gerade gearbeitet werden muss. Beispiel: Als ich das Buch geschrieben habe, war das gerade sehr wichtig und ich nahm weniger Blogaufträge an, auch wenn sie mir viel Geld gebracht hätten. Oder: Prüfungsphase. Jetzt muss anständig gelernt werden und deshalb gibt's weniger Party.

Hauptpriorität: Etwas, das immer wichtig ist. Etwas, was ich nie vernachlässigen will, weil es mir sehr wichtig ist. Bei mir wäre das, dass ich im Berufsalltag mich selbst und meine Beziehungen nicht vernachlässigen möchte. Wenn es mir nicht gut geht, dann bin ich eine schlechtere Freundin, eine schlechtere Geschäftspartnerin und eine schlechtere Trainerin. Deshalb ist es wichtig, dass ich regelmäßig zum Training gehe, auf meine Gesundheit achte, genug schlafe, um fit zu

sein. Zudem zählt mein Partner zu meinen Hauptprioritäten. Deshalb treffe ich Entscheidungen dahingehend, dass sie zu dieser Priorität passen. Meine berufliche Karriere ist mir zwar auch wichtig und mein Partner unterstützt mich, aber bevor ich berufliche Entscheidungen treffe, schaue ich, wie sie sich auf mein persönliches Wohlbefinden und auf meine Beziehung auswirken könnten.

Abschlussfragen: Nimm dir noch die Zeit und beantworte diese Fragen, die dir helfen können, noch mehr Klarheit zu gewinnen. Zudem kannst du dir dann die wichtigsten Sätze aufschreiben und auf den Spiegel kleben, damit dir jeden Tag bewusst ist, was gerade wichtig ist. Erschaffe dir dein Klarheits-Prioritäten-Statement, welches du immer hervorholen kannst, wenn du dir unsicher bist, welche Entscheidungen du treffen solltest.

- Warum ist XY meine Schlüsselpriorität?
- Was muss ich ändern, um Zeit für meine Schlüsselpriorität schaffen zu können?
- Was muss ich ändern, um Zeit für meine Hauptpriorität schaffen zu können?
- Warum ist mir meine Schlüsselpriorität so wichtig?
- Was könnte passieren, wenn ich konsequent daran arbeite?
- Was ist das Beste, was ich daraus gewinnen kann?
- Was passiert, wenn ich mich NICHT ändere und dafür keine Zeit schaffe?

Dein persönliches Prioritäten-Statement:

_____

_____

_____

_____

_____

Ziele sorgen dafür, dass Träume wahr werden

» *Ich bin nicht hier, um wie der Durchschnitt zu sein.* «

Michael Jordan

Warum sollte ich mir überhaupt Ziele setzen? Ich finde Ziele super! Ich bin ein sehr ehrgeiziger Mensch und wenn ich weiß, wo ich hinwill, dann bin ich produktiver. Ich sage zu unwichtigen Dingen Nein, ich habe mehr Klarheit und somit mehr Selbstvertrauen. Zielorientiert zu leben bedeutet vor allem, Eigenverantwortung zu übernehmen, das Leben bewusst und aktiv in die Hand zu nehmen, Ausreden zu verbannen und nicht anderen ständig die Schuld für die eigene Faulheit, die eigene Unzufriedenheit oder die eigene Unsicherheit zu geben. Selbstbewusst zu leben bedeutet auch, eigenverantwortlich zu leben.

Proaktiv vs. reaktiv

Reaktiv zu leben bedeutet für mich, dass ich einfach das tue, was von mir verlangt wird. Es bedeutet, dass ich auf meine Umwelt ständig reagiere. Reaktiv zu leben bedeutet, den äußeren Umständen die Schuld zu geben. Reaktiv zu leben bedeutet, das zu tun, was halt einfach Gewohnheit ist, ohne mich allzu sehr anzustrengen.

Lebe besser proaktiv!. Ich habe das Buch »The 7 habits of highly effective people« von Steven Covey gelesen. Die erste Gewohnheit handelt gleich davon – proaktiv leben. Proaktiv zu sein bedeutet, dass ich bewusst und aktiv auf etwas zugehe. Die Initiative ergreifen. Das bedeutet, dass ich nicht nur auf einen Umstand irgendwie reagiere, sondern darauf zugehe, das Problem direkt löse und bewusst für einen neuen Umstand sorge. Das bedeutet, dass ich aktiv und bewusst auf Menschen zugehe, dass ich mir selbst Möglichkeiten schaffe,

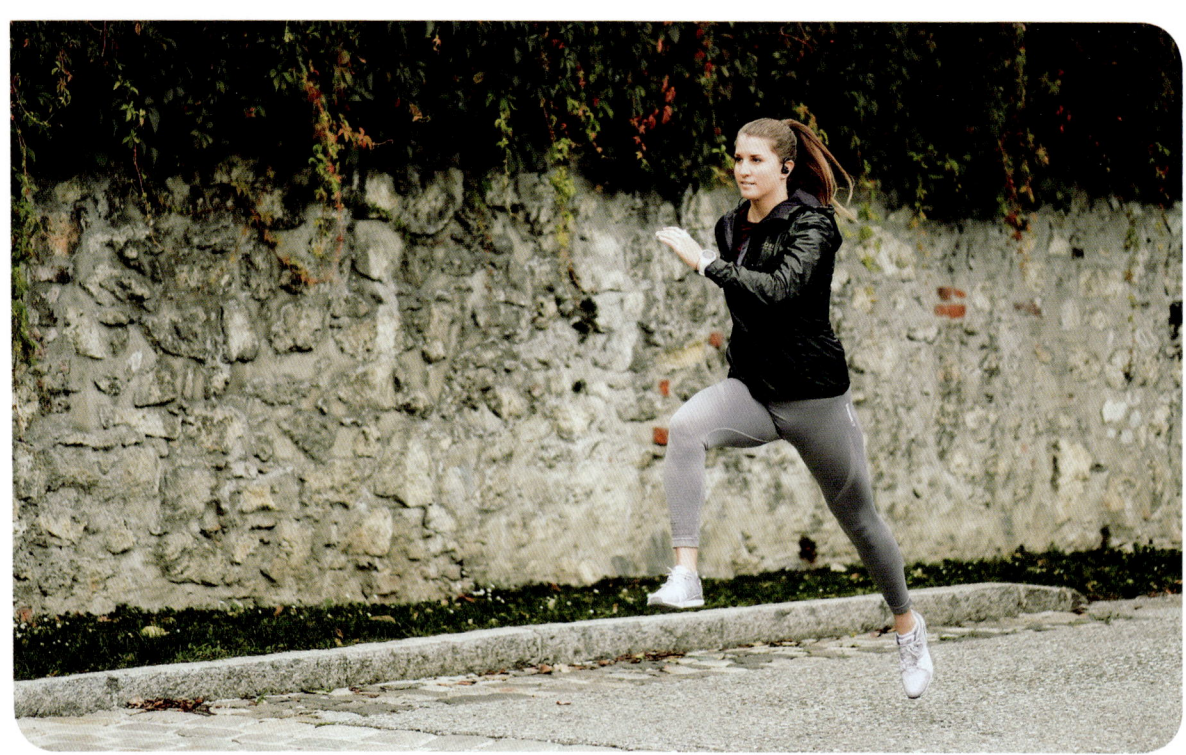

dass ich mich mehr anstrenge, weil ich wirklich aktiv etwas schaffen möchte.

Proaktiv zu leben bedeutet für mich, dass ICH selbst die Initiative ergreife, anstatt auf Chancen, Glück und Erfolg zu warten.

Das Hier und Jetzt. Prozessorientiert vs. ergebnisorientiert.

Eine kleine Sache noch: Ziele liegen (logischerweise) in der Zukunft. Oftmals sind sie weit entfernt und wenn man ein Ziel erreicht, kann dies ein größerer oder kleinerer Meilenstein in deinem Leben sein. Das Wichtigste ist aber, dass du den Weg dorthin genießt. Wie gesagt, das Ziel liegt in der Zukunft, doch den Weg gehe ich jeden Tag, Schritt für Schritt in der Gegenwart. Wenn mich das Ziel also nicht begeistert, dann werde ich den Weg womöglich schrecklich finden und bald stehenbleiben oder sogar umkehren. Natürlich ist niemals jeder Tag rosarot und wunderschön, aber zumindest 80 Prozent sollten motivierend und aufregend sein.

Für mich beginnt es mit einer Vision – mit dem großen, verrückten Denken! All diese Aussagen (Seite 89) klingen zunächst nicht realistisch. Das sind keine Ziele der klassischen SMART-Formel. Das sind Ziele, bei denen sich der Rest der Leute denkt: »Die spinnt doch!«

Das kann schon sein. Womöglich »spinnen« diese Personen, aber sie sind die Menschen, die die Welt verändern. Es ist so einfach, diese Personen schlechtzumachen und sie auszulachen. Ja, womöglich werden sie versagen. Nicht alles wird funktionieren. Aber sie machen es trotzdem. Sie

Eine Vision. Werde zur Visionärin.

- »Wir brauchen ein Kopftuch-Emoji, ich möchte meinen Glauben repräsentieren können.« – Rayouf Alhumedhi, 15. Seitdem gibt es ein Hijab-Emoji.
- »Ich kämpfe gewaltfrei gegen Unterdrückung und soziale Ungerechtigkeit an.« – Martin Luther King. Wurde für sein Engagement für soziale Gerechtigkeit 1964 mit dem Friedensnobelpreis geehrt.
- »Ab 2025 werden wir den Mars besiedeln.« – Elon Musk. Mitgründer von Paypal. Pionier der Entwicklung von Elektroautos.
- »Ich habe gerade ein neues Investmentunternehmen gegründet, welches junge Frauen unterstützen soll, Unternehmen zu gründen.« – Isabella Löwengrip, 27. Hat ihr erstes Unternehmen mit 14 gegründet und seitdem 12 weitere auf den Markt gebracht.

haben eine Vision. Eine Mission, die die Welt positiv beeinflussen soll. Diese Menschen können uns als Inspiration dienen. »Okay, wenn er auf dem Mars ansiedeln will, dann kann ich auch daran glauben, dass ich etwas sportlicher werden kann.«

Diese Menschen überwinden die Grenzen. Deshalb lass dich inspirieren und überwinde deine eigenen Grenzen! Bevor wir zur konkreten Zielsetzung kommen, möchte ich wissen, was dich begeistert, wovon du schon einmal geträumt hast, dich aber aufgrund dieser »absurden« Vorstellung wieder hast einschränken lassen.

Power-up-Training – 100 Ziele

Lebst du dein Leben für andere Menschen oder lebst du es für dich? Abenteuer, Entdeckungen und Erlebnisse warten auf dich. Bist du bereit, zu träumen und dir das Leben zu erschaffen, das sich fantastisch anfühlt? Dann hol Stift und Papier, jetzt geht's los!

Trainingsaufgabe 1: 100 Träume

Schreibe dir 100 Dinge auf, die du in deinem Leben noch machen möchtest. Denk nicht realistisch, denk nicht daran, ob dies schon morgen, oder in ein oder zwei Jahren möglich sein soll. Schreib alles auf, was dir spontan einfällt. Möchtest du mal einen Ironman machen? Wo möchtest du wohnen, wenn du überallhin ziehen könntest? Was ist dein Traumjob? Was muss noch unbedingt auf deine Bucket-List – deine persönliche Lebensliste?

_____

_____

_____

_____

Trainingsaufgabe 2: »Hell Yeah!«-Sternziele

Jetzt hast du eine lange Liste mit 100 Dinge, die du gern mal erreichen und machen möchtest. Nun werden wir deine Sternziele rausfiltern. Es gibt nämlich Ziele, die kosten nur Zeit und Energie, bringen dich aber nicht weiter. Dann gibt es Ziele, für die du Leidenschaft empfindest und die große Bedeutung haben. Es gibt Ziele, die können einen positiven Einfluss auf dein Leben und/oder einen positiven Einfluss auf dieser Welt, und andere Menschen haben. Und es gibt einfache »Nice-to-have«-Ziele. Es ist cool, ein tolles Auto oder eine extra große Wohnung zu haben, und du verdienst auch das Beste. Gleichzeitig können diese Ziele viel Energie kosten, ohne deine Leidenschaft und Freude zu kitzeln.

Schau dir also deine Liste an und male einen Stern neben das Ziel, wenn:

- du dafür Leidenschaft empfindest.
- du merkst, dass dieses Ziel einen positiven Einfluss auf die Welt und auf andere hat.
- du dir sofort denkst: »Hell Yes!!« anstatt »Ja, okay«.
- es einen positiven Einfluss auf dein Leben, auf deine Weiterentwicklung hat.

Trainingsaufgabe 3: Die nächsten 12 Monate

Nun kommt eine Aufgabe, die dich von einem Großteil all der anderen Menschen unterscheiden wird.

Handlung	Gruppe 1	Gruppe 2	Gruppe 3	Gruppe 4	Gruppe 5
Ziel analysieren	x	x	x	x	x
Ziel aufschreiben		x	x	x	x
Einen Plan erstellen			x	x	x
Hilfe von einer unter-stützenden Person				x	x
Wöchentliche Analyse des Vorankommens					x
Wahrscheinlichkeit der Zielerreichung	43 %	61 %	51 %	64 %	76 %

Wir konkretisieren nochmal, um die besten Voraussetzungen für deine persönliche Power und deinen Erfolg zu schaffen. Super!

Limitiere deine Sternziele nun auf zehn und filtere die heraus, die du in den nächsten 12 Monaten erreichen kannst. Wenn du deine 10 Ziele hast, mach sie spezifischer und konkreter. Je mehr Klarheit du hast, desto einfacher wird auch der Weg dorthin. »Gesund und fit werden« ist ein tolles Ziel, aber sehr schwammig. Was bedeutet »gesund« für dich? Was bedeutet »fit« für dich?

- Such dir 10 Ziele, die in den nächsten 12 Monaten erreichbar sind.
- Formuliere die Ziele ganz konkret, spezifisch und positiv.
- Schreibe zu jedem Ziel dein persönliches »Warum« hinzu. Warum möchtest du es erreichen? Warum hat es Bedeutung für dich? Warum ist es dir wichtig?

Trainingsaufgabe 4: Push-Ziel

Jetzt hast du 10 Ziele, die du im nächsten Jahr erreichen kannst. Jetzt werden wir noch konkreter. Schau dir all deine 10 Ziele an und überlege: »Was brauche ich, um diese Ziele erreichen zu können?« Ist es **Di**sziplin, **G**eld, **Z**eit oder ganz was anderes? Schreibe

jeweils ein **D**, **G**, **Z** oder **S** für »**S**onstiges« neben deine Ziele.

Setze dir nun ein 11. Ziel. Dieses Ziel sorgt dafür, dass die anderen Ziele ins »Rollen« kommen. Dies hier wird nicht unbedingt ein »Hell Yeah!«-Ziel. Dies hier wird vermutlich ein Ziel, das etwas unsexy ist, denn es hat meistens damit zu tun, dass du etwas Konkretes machen musst.

- Was musst du tun, um deine Ziele ins Rollen zu bringen? Ich war sehr chaotisch, aber um meine Ziele erreichen zu können, musste ich ordentlich werden. Push-Goal: Ordentlich werden, Struktur jede Woche beibehalten.
- Wie kannst du mehr Disziplin aufbauen, Geld verdienen oder sparen? Wie kannst du mehr Zeit schaffen? Was musst du reduzieren?

Trainingsaufgabe 5: Rekonstruktion deines Push-Ziels

2007 hat die Psychologie-Professorin Gail Matthews ein Forschungsprojekt gestartet, um herauszufinden, wie Menschen mit Zielen arbeiten und wer von ihnen diese dann auch erreicht. Matthews hat fünf Gruppen unterschieden, die verschiedene Methoden der Zielerreichung haben, und erkannt, wie gut diese Methoden jeweils funktionieren.

Es gibt eine weitere Studie der American Society for Training and Development, welche die Resultate von Gail Matthews unterstützen. Deren Studie besagt sogar, dass die Wahrscheinlichkeit, das Ziel zu erreichen, bei 95 % liegt, wenn ich mir Unterstützung (z. B. von einem Trainer) hole, durch die ich dann regelmäßige Abstimmungen und Messungen habe (Verpflichtung). Diese Erkenntnis zeigt deutlich, wie wichtig es ist, dass du Menschen in deinem Umfeld hast, die deine Vision und Ziele unterstützen. Erzähl von deinen Zielen, anstatt dich leise wie eine Maus zu verhalten.

Sich ein Ziel zu setzen ist die einfache Sache. Die Herausforderung liegt nun darin, herauszufinden, WIE man das Ziel wirklich erreichen kann. Stell dir dazu offene Fragen. Ich weiß, dies braucht etwas Zeit, doch wenn du ernsthaft etwas verändern und bewirken möchtest, dann geht das nur, wenn du auch wirklich die Zeit dafür in deinen Kalender einplanst. Nur das, was im Kalender steht, wird meistens auch wirklich und ernsthaft erledigt! Gleichzeitig mach dir auch bewusst, dass du Dinge, die gerade unnötig sind, streichen kannst.

Rekonstruiere dein Push-Ziel:
- Passt dieses Ziel zu meinen Prioritäten? Vernachlässige ich auch nichts, was mir wichtig ist?
- Was mache ich bis jetzt gut? Was kann beibehalten werden?
- Wer möchte ich sein? Beschreibe dein Zukunfts-Ich mit drei starken Wörtern.
- Wie kann ich mich ständig an mein Ziel erinnern?
- Wie möchte ich mich schlussendlich fühlen?
- Was ist der erste Schritt, den ich machen kann?
- Was muss ich ab jetzt wöchentlich, monatlich machen?
- Was hat mich bis jetzt daran gehindert?
- Welche Gewohnheiten oder Skills brauche ich dafür?
- Wen kann ich um Hilfe bitten?
- Was ist die Schwierigkeit dabei und wie kann ich sie umgehen?

- Was begeistert mich für das Ziel?
- Welche Voraussetzungen habe ich schon? Was kann ich nutzen?
- Worauf wirst du von nun an verzichten? Welche Opfer wirst du aufbringen (weniger Netflix, YouTube, weniger Party, weniger jammern...)? Brainstorme und überlege. Denke immer daran: Es gibt IMMER jemanden, der dieses Ziel erreicht oder einen ähnlichen Weg bereits zurückgelegt hat. Der erste Schritt ist für mich oft eine einfache Google-Recherche oder eine Kontaktaufnahme zu dieser Person. Alles ist möglich, beginne klein und arbeite täglich darauf hin!

Trainingsaufgabe 6: Brainstorm-Liste

Du kennst dein Push-Ziel. Du weißt, nach welchem Gefühl zu strebst. Du kennst deine Prioritäten. Du hast die Fragen beantwortet! Wuhu! Ich bin so stolz auf dich, denn ich weiß selbst, dass dies hier Zeit kostet und Arbeit erfordert. Aber du bist eine der wenigen, die das hier tatsächlich macht, um noch mehr aus ihrem Leben herauszuholen. Gratuliere!

Wir sind gleich am Ende angelangt. Gestalte nun eine Brainstorm-Liste. Schreibe dir alles auf, was du machen musst, um dein Push-Ziel erreichen zu können. Wen kannst du kontaktieren? Wem wirst du ein Mail schreiben? Wo wirst du anrufen? Wo wirst du dich anmelden? Was kannst du noch recherchieren? Schreibe alles auf, was dir einfällt:

Brainstorm-Liste:

_____

_____

_____

_____

_____

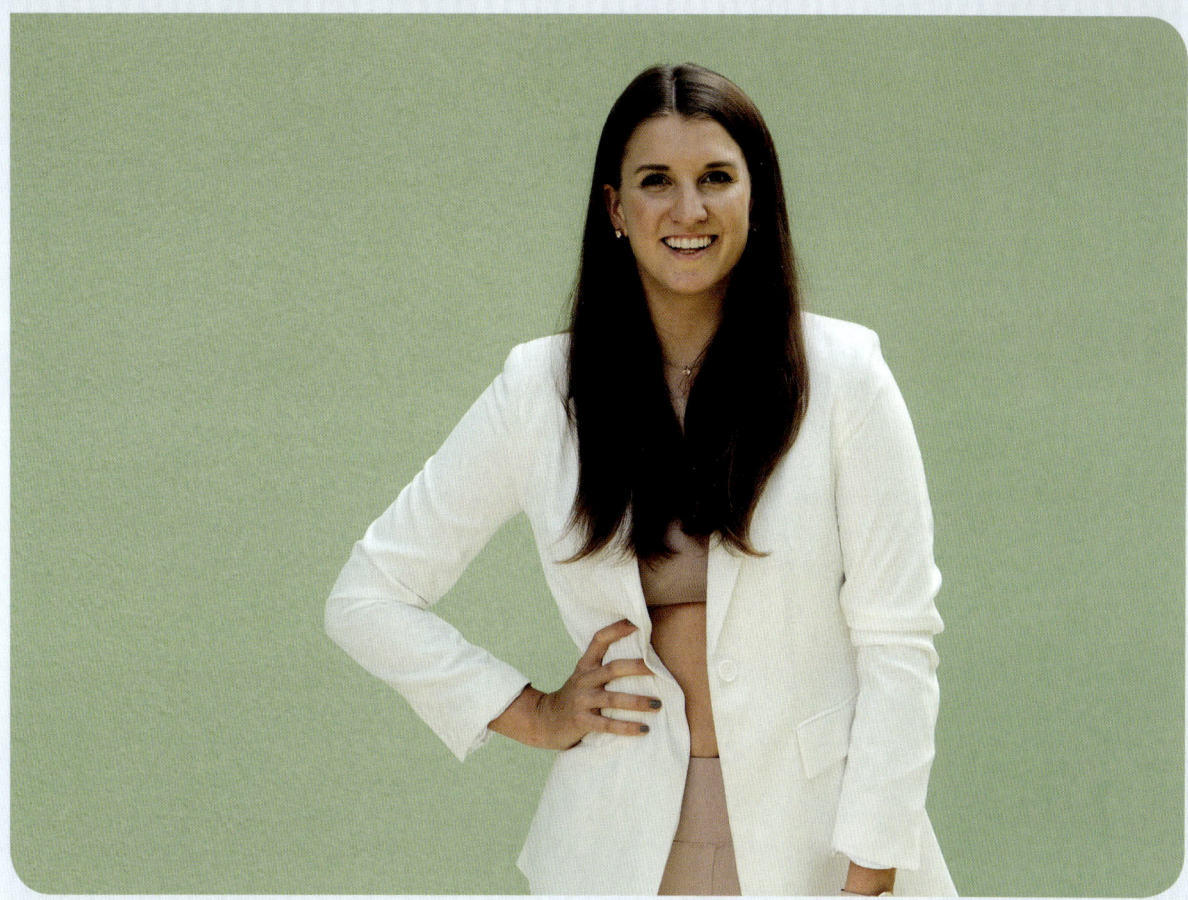

Trainingsaufgabe 7: Trage deine Brainstorm-Liste in deinen Kalender

Nur das, was im Kalender steht, wird auch gemacht. Du hast eine Vision, du hast Träume und du hast Ziele. Das ist super! Doch ich komme nur weiter, wenn ich auch was umsetze. Das bedeutet, jetzt liegt es an dir: Schreibe dir deine To-dos der Brainstorm-Liste in den Kalender. Schreibe dir aber nur ein To-do pro Tag rein. Zerlege sie in so kleine Teile wie möglich. Es ist besser, täglich eine Kleinigkeit zu erledigen, als sich zu denken »Nein, das ist zu viel für heute, ich mach gar nichts.«

- Setz dir Deadlines . Zerlege die To-dos in kleine Puzzleteile, damit diese nicht länger als 10 Minuten dauern.

- Falls du größere Aufgaben hast (z. B. Blogartikel schreiben), dann plane auch sog. »Block-Zeit« ein, am besten gleich am Morgen, und mach dies zur Priorität. Lass dem nichts in die Quere kommen und plane 2–3 Stunden nur für diese Aufgabe ein.
- Such dir einen unterstützenden Buddy oder einen Trainer. Dein Push-Ziel ist es, erst mal am Mindset zu arbeiten? Super, hol dir einen Mentaltrainer, damit du deine Blockaden lösen kannst, um deinen Träumen nachgehen zu können!
- Was hast du in der Vergangenheit bereits gemacht? Wie hast du bis jetzt deine Ziele erreicht (z. B. Prüfung bestehen). Mach dir das bewusst.

Gewohnheiten. Erfolg durch positive Gewohnheiten

Dein Leben kannst du dadurch verändern, indem du unscheinbare Kleinigkeiten, die du täglich machst, veränderst. Arbeite jede Woche an einer neuen, kleinen Sache, statt alles auf einmal verändern zu wollen. Dies bewirkt langfristig gesehen Wunder.

Deine Gewohnheiten entscheiden, wie dein Leben in 20 Jahren aussieht. Warum gibt es einen eigenen Teil in diesem Buch nur für das Thema Gewohnheiten? Es klingt ja zunächst irgendwie langweilig, aber weißt du was? Genau dieses Thema ist eines der spannendsten und faszinierendsten. Warum? Weil ich mich fast schon ärgere, wenn ich neue Werbungen für dumme Diäten im Internet sehe, und merke, wie viele nur dem schnellen, kurzfristigen Erfolg nachstreben oder möglichst schnell motiviert werden wollen. So viele scheitern an ihrer Diät. So viele ziehen ihre anfängliche Motivation nicht durch. So viele geben zu schnell auf. So viele landen im Jo-Jo-Effekt.

> *Depending on what they are, our habits will either make or break us. We become, what we repeatedly do.*
>
> Sean Covey

Anschließend kommt das schlechte Gewissen und gleichzeitig ein schlechtes »Ich-bin-ein-Versager«-Gefühl. All diese anfängliche Motivation, dein Ziel, deine Vision und dein neues Selbstvertrauen bringen dir nichts, wenn du nicht auch deine Gewohn-heiten umstellst. Es macht einen großen Unterschied, ob ich von Diät zu Diät springe, jedes Mal verzweifle oder einfach »nur« meine Gewohnheiten für den langfristigen Erfolg ändere.

Entscheidungen kosten Energie

Hast du gewusst, dass wir fast nur via Autopilot durchs Leben laufen? Viele Entscheidungen, die du triffst, passieren automatisiert und unbewusst, weil es uns einfach schon zur Gewohnheit wurde, so zu handeln. Viele deiner Gedanken, Handlungen, Reaktionen und Emotionen sind einfach nur Gewohnheit. Das Thema ist deshalb so wichtig, weil dir deine Gewohnheiten das Leben einfacher, aber auch schlechter machen können. Deine Gewohnheiten sind dazu da, dass du über die Handlung nicht nachdenken musst. Jede bewusste Entscheidung kostet Energie. Das bedeutet, wenn du viele automatisierte gute Gewohnheiten hast, hast du mehr Energie und Willenskraft.

Es gibt einen Grund dafür, dass beispielsweise der erfolgreiche Mark Zuckerberg fast jeden Tag das

Gleiche trägt. Jeans, T-Shirt und Sneakers. Das entspricht eigentlich nicht dem Klischee des Businessman, aber dieser große Denker hat einen Grund dafür. Jede Entscheidung, auch, wenn es dabei nur um mein Outfit geht, kostet Energie. Je mehr du automatisierst, desto mehr Energie bleibt für die wichtigen Dinge, die wichtigen Entscheidungen, übrig.

The Compound Effect

»Du kannst dein Leben erst verändern, wenn du Kleinigkeiten veränderst, die du täglich tust.«

Hast du schon einmal vom »Compound Effect« gehört? Kurz gesagt versteht man darunter, dass sich die kleinen, oft so unscheinbaren Dinge immer mehr aufsummieren und nach einer gewissen Zeit eine positive oder negative Auswirkung auf dein Leben haben werden.

Ein Beispiel, Lena und Laura: Beide haben in etwa das gleiche Ausgangslevel. Leicht mollig, unsportlich. Beide sind 26 Jahre alt und haben einen Bürojob. Unverheiratet.

Person A: Lena entscheidet sich, von heute an, 3-mal in der Woche mit dem Rad zur Arbeit zur fahren und 2-mal in der Woche 30 Minuten laufen zu gehen. Sie lässt ihre Kalorienzufuhr gleich und schaut, dass sie zumindest die meiste Zeit gesunde Lebensmittel zu sich nimmt.

Person B: Laura entscheidet sich, von heute an zweimal die Woche mit den Kollegen ein oder zwei Gläser Wein zu trinken und die Essgewohnheiten werden etwas schlechter. Dies sind 200 kcal extra pro Tag. Sport gibt's noch immer nicht.

Kleine, aber feine Unterschiede. In nur 3 Jahren sieht Lena ganz fabelhaft aus, hat ein schönes Hautbild und eine positive Ausstrahlung. Laura hingegen hat 6–7 Kilo zugenommen (nur durch die

extra 200 kcal) und ist körperlich nicht ganz so gesund und fit.

Wie du siehst, musst du, um Veränderungen zu schaffen, gar nicht so viel machen – es sind eher die kleinen Schritte, die sich auf Dauer aufsummieren und zu einem positiven oder negativen Ergebnis führen. Es sind viele kleine Entscheidungen, die für das langfristige Resultat sorgen. Deine Gewohnheiten entscheiden, wie du in fünf, zehn oder auch 50 Jahren aussiehst und lebst.

Deshalb sind Gewohnheiten so wichtig

Jeder kann mal mega diszipliniert sein und eine Diät durchboxen und dafür Willenskraft aufbringen. Doch schlank, gesund und glücklich – das sind auf Dauer nur die, die das Ganze auch in den Lebensstil integrieren. Auch wenn ich mich anfangs mit dem Thema Persönlichkeitsentwicklung beschäftigt habe, so bin ich irgendwann auf das Thema Gewohnheiten gestoßen. Es ist wirklich spannend! Was machen erfolgreiche Menschen anders? Wir glauben oft, dass sie Superkräfte haben, außergewöhnliche Talente sind, Glück haben oder einfach die besten Voraussetzungen hatten.

Klar, wenn man Talent für etwas hat, dann ist das eine gute Voraussetzung, doch Talent bringt mir nichts, wenn ich nichts daraus mache. Auf Dauer sind es die Gewohnheiten, die für außerordentliche Ergebnisse sorgen.

Es geht darum, wie ich denke, doch es geht vor allem auch darum, was ich mache. Denken allein zaubert mir nicht einen gesunden Körper. Da muss ich schon raus und mich bewegen. Die Person, die über die Jahre 3-mal in der Woche moderaten Sport macht, gewinnt gegenüber der Person, die nur über einen kurzen Zeitraum 6-mal trainiert. Es geht um die Kontinuität.

Aufbau einer Gewohnheit

Gewohnheiten sind dazu da, deinem Hirn Energie zu sparen. Jede Entscheidung kostet Energie (auch diese kleinen, unscheinbaren Entscheidungen wie »Soll ich jetzt auf die WhatsApp-Nachricht reagieren oder später?«) und damit du verstehst, was du den meisten Tag überhaupt so unbewusst tust, ist es sinnvoll zu verstehen, was eigentlich passiert. Wir machen einen kleinen, theoretischen Teil, damit du anschließend auch die Praxistipps besser umsetzen kannst.

Ein sehr empfehlenswertes Buch zu dem ganzen Thema ist »The Power of Habit« von Charles Duhigg. Duhigg hat nämlich entdeckt, dass die Quelle aller Gewohnheiten, wie zum Beispiel den morgendlichen Kaffee zu trinken, eine einfache 3-Schritte-Schlaufe ist.

Eine Gewohnheit besteht aus:
- einem Trigger: Das ist der Reiz, der die Gewohnheit auslöst.
- der Handlung: der Gewohnheit selbst, die du nach dem Reiz automatisch fortsetzt.
- der Belohnung: dem eigentlichen Grund, aus dem die Gewohnheit überhaupt ausgeführt wird. Wir haben nicht das Verlangen nach dem Trigger, sondern nach der Belohnung. Du hast nicht das Verlangen nach Langeweile (Trigger), sondern Verlangen nach dem Essen, das du aus Gewohnheit zu dir nimmst und was dir anschließend ein gutes Gefühl gibt (Belohnung).

Mögliche Trigger: Ein Ort, eine bestimmte Uhrzeit, ein Gefühl, ein Gedanke, ein Glaubenssatz, andere Menschen

Gute Gewohnheiten:
- Den Wecker stellen, um früh aufzustehen
- Die Treppen statt den Lift zu nehmen
- Wasser anstelle von Soft Drinks zu trinken
- Lösungsorientiertes Denken, bei Problemen

Schlechte Gewohnheiten:
- Lästern
- Dinge aufschieben
- Negative Gedanken
- Naschen

Belohnung:
- Du hast am Morgen mehr Zeit, weil du den Wecker früh gestellt hast.
- Ein gutes Körpergefühl durch regelmäßiges Training
- Mehr Energie durch gesunde Ernährung

Du putzt deine Zähne, weil du dies seit Jahren zur etwa gleichen Uhrzeit machst. Nachher hast du ein frisches Gefühl und eigentlich putzt du deine Zähne nicht, weil du Angst vorm Zahnarzt hast, sondern weil du ein Verlangen nach diesem frischen Gefühl hast. Firmen wissen das. Der Geschmack hat eigentlich keinen Zweck, aber wir Menschen brauchen eine Art Beweis, dass die

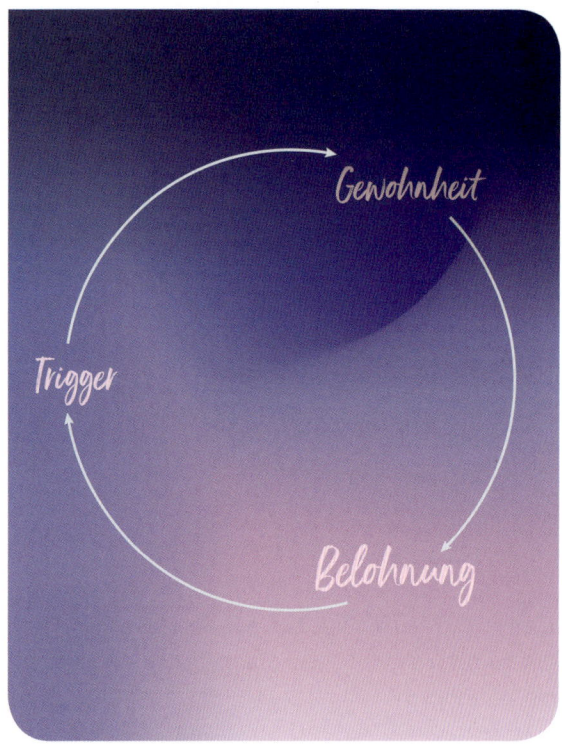

Beispiele

Trigger	Gewohnheit	Verlangen	Belohnung
Langeweile	Essen	Beschäftigung, Ablenkung	Glückshormone durch Essen, Zucker. Keine Langeweile mehr.
Aufstehen	Zähne putzen	frisches Gefühl	»Es funktioniert«
Unordnung	Putzen	Ordnung, frischer Duft, Febreze	»Das habe ich gut gemacht«
Geruch des Bäckers	Leckerei kaufen	Essen, Zucker	Glückshormone. Geistiger Hunger gestillt.
Unangenehmes To-do	Aufschieben	Ablenkung	»Muss damit jetzt gerade nichts machen.«

Zahnpasta funktioniert. Deshalb hat sie einen prickelnden, frischen Effekt, der dafür sorgt, dass du ein frisches Gefühl im Mund hast.

Febreze war ursprünglich für Raucher gedacht, damit sie den Gestank der Zigaretten wieder aus ihren Klamotten bekommen. Die Zielgruppe der Raucher nahm den Zigarettengeruch in den Klamotten aber überhaupt nicht wahr, weil sie sich an diesen Geruch so gewöhnt hatten. Entsprechend hatten die Raucher gar keinen Bedarf an diesem Produkt. Deshalb wurde die Marketingstrategie geändert und nun sind alle, die zu Hause einen frischen Duft möchten, die Zielgruppe. Unordnung (Trigger), Putzen (Handlung) – Ordnung gibt uns dann ein gutes Gefühl und nun können wir uns mit dem frischen Duft von Febreze »belohnen«.

Dein Trigger kann beispielsweise die Langeweile am Nachmittag sein. Die (unbewusste) Gewohnheit ist dann das Snacken, der Gang an den Kühlschrank oder zum Süßigkeiten-Automaten, und die Belohnung sind der Geschmack der Leckerei und das Ausschütten von Dopamin und Glückshormonen.

Sobald dein Gehirn anfängt, ein Verlangen nach der Belohnung zu entwickeln, wird die Gewohnheit automatisiert.

Das Problem ist, dass alle Gewohnheiten der gleichen Schleife folgen und dein Gehirn nicht zwischen guten und schlechten Gewohnheiten unterscheiden kann. Glückshormone fühlen sich einfach gut an, egal, ob sie von der Tafel Schokolade oder von kurzen HIIT-Workouts kommen. Das ist auch der Grund, warum es schwierig ist, schlechte Gewohnheit loszuwerden. Aber dazu kommen wir noch.

Neue Gewohnheiten schaffen

>> *Motivation is what gets you started. Habit keeps you going.* <<

Jim Rohn

Es ist einfacher, neue Gewohnheiten zu schaffen, als alte Gewohnheiten loszuwerden. Es ist vor allem einfacher, wenn du die neue Gewohnheit mit einer bereits bestehenden Gewohnheit koppelst und diese als Trigger nutzt.

- Wähle eine Tätigkeit, die du dir angewöhnen möchtest.
- Mache dir bewusst, warum du diese Tätigkeit regelmäßig ausführen möchtest.
- Fang klein an. Nimm dir lieber 10 Minuten täglich vor, anstatt zu viel auf einmal zu wollen.
- Kopple diese Tätigkeit mit einer bereits bestehenden Gewohnheit.
- Finde eine Belohnung, für die es sich auszahlt, diese neue Gewohnheit auszuführen.
- Achte auf dein Umfeld und richte es auf Erfolg aus.
- Belohne dich regelmäßig. Du kannst täglich ein Kreuzchen in die Tabelle machen und einmal in der Woche gibt's am Anfang der Zeit eine extra Belohnung. Teste dieses System einen Monat lang.

Beispiel:

- Du möchtest morgens Yoga machen.
- Du bist gestresst und möchtest deinen Stress durch Stretching (Yoga) und bewusste Atmung (Meditation) senken.
- Du startest mit 5–10 Minuten täglich. Dafür ist immer Zeit.
- Belohnung: ein leckeres Frühstück und eine Tasse Kaffee.
- Lege die Matte bereits am Vorabend dorthin, wo du Yoga machen möchtest. Achte auf Ordnung, damit du morgens nicht auf Idee kommst, erst einmal aufzuräumen. Kaufe gesunde Lebensmittel für das Frühstück ein. Wenn du nicht alleine wohnst, teile dein Vorhaben mit deinen Mitbewohnern oder deinem Partner.
- Druck dir eine kleine Tabelle aus, die du neben die Yogamatte legst und in der du direkt die Übungen abhaken kannst.
- Viel Erfolg! :)

Früher aufstehen

Eines Tages habe ich mir vorgenommen: Ich möchte von nun an um 5:30 Uhr aufstehen.

Obwohl ich gern früh aufstehe, war das anfangs eine große Herausforderung. Es ist wichtig zu wissen, warum man etwas macht. Zum einen habe ich recherchiert: »Was machen erfolgreiche Menschen anders?« Der Großteil von ihnen ist Frühaufsteher. Zum anderen weiß ich, dass ich am besten arbeite, wenn ich allein bin und mich gut konzentrieren kann. Am Morgen ist es sehr ruhig, viele schlafen noch und somit gibt es wenig Ablenkung. Wenn weniger ablenkt, erledige ich meine Aufgaben schneller und besser und bin somit konzentrierter und produktiver.

Außerdem wollte ich mein Stresslevel senken. Ich mache einfach total gern viele Sachen, doch das schaffe ich nicht, wenn ich meine wertvolle Zeit verschlafe. Zeit ist unglaublich wertvoll und ich möchte jede Sekunde, die ich habe, aktiv leben, ohne dabei meine Gesundheit (Schlaf) zu vernachlässigen. Außerdem habe ich große Ziele und diese erreichen sich auch nicht von selbst, dazu muss

Massage	Schönes Dinner	Neues Top	Kinobesuch	

ich einfach früh aufstehen. Zudem ist es hilfreich, langfristig zu denken. Was sind die langfristigen (positiven) Effekte bzw. die negativen Konsequenzen, wenn ich es nicht tue?

Gut, ich weiß, warum ich das machen will, jetzt kommt die Frage der Umsetzung?

Die äußeren Umstände tragen dazu bei. Ich brauchte Unterstützung. Als mein Wecker das erste Mal um 5:30 Uhr klingelte, habe ich ihn abgestellt, bin gleich wieder ins Bett gehüpft und aus »noch 5 Minuten« wurden 90 Minuten, sodass ich erst zu meiner alten normalen Zeit um 7:00 Uhr aufgestanden bin.

Whups.

Mir fehlte die Belohnung der Gewohnheitsschleife. Wie schaffe ich es, direkt aufzustehen und nicht wieder einschlafen zu wollen? Ich musste mich direkt belohnen, sonst halte ich das niemals durch. Also habe ich mir Netflix besorgt und jeden Tag in der Früh eine Folge der Serie »Suits« geschaut. Viele Serien finde ich langweilig, aber diese mag ich richtig gern! Ich bin wach, zwar nicht produktiv, aber wach. Der erste Schritt ist gemacht.

Nächster Schritt: Ich stehe nicht früher auf, um Serien zu schauen. Um wach zu bleiben und etwas Produktives zu schaffen, brauchte ich Kaffee. Der Wecker klingelt, ich trinke ein koffeinhaltiges Getränk und bin wach. Keine Serien mehr, dafür ein paar YouTube-Videos und Lesen. Wecker (Auslöser), Aufstehen (Aktion), Kaffee (Hilfe/Umstände), YouTube/Lesen (Belohnung).

Die nächsten Wochen, habe ich mich mit meiner Morgenroutine etwas gespielt, denn eine wichtige Frage gab es auch noch zu beantworten: Wie schaffe ich es, das Ganze so zu gestalten, dass ich es auch genießen kann?

Die Wahrheit: Durch den hohen Kaffeekonsum habe ich mich schrecklich gefühlt! Die erste Hürde aber war gemeistert; nach 4 Wochen fiel mir das Aufstehen schon recht leicht und von da an änderte ich meine Routine folgendermaßen: Wecker, Aufstehen (Auslöser), Zitronenwasser und Tee trinken (Aktion), von 6:00 bis 8:00 Uhr an meinem E-Book arbeiten (Belohnung, denn ich bekomme etwas erledigt). Und anschließend beginnt dann sozusagen der »normale« Alltag. Ich war aber noch immer nicht ganz zufrieden. Irgendetwas fehlte, aber ich wusste nicht genau was. Was ihr aber schon jetzt seht: Sobald ihr eine Aktion gefestigt habt, könnt ihr diese als neuen Auslöser nützen.

Nun sieht meine Morgenroutine folgendermaßen aus (an Werktagen):
- 5:30 Wecker
- Zitronenwasser trinken und an drei Dinge denken, für die ich derzeit dankbar bin
- Meditieren & Yoga machen
- Frühstück
- 1. Arbeitsschritt: daran zu arbeiten, welches für mich die »schlimmste« und schrecklisten Aufgabe des Tages ist. Sei es eine bestimmte Mail, eine Arbeit schreiben oder Sonstiges. Das, was mir absolut keinen Spaß macht, wird sofort erledigt, damit nachher nur noch Zeit für die coolen und freudigen Dinge ist!

Für den kompletten Prozess habe ich über drei Monate gebraucht, aber ich bin mehr als zufrieden und alles setzte sich aus kleinen Schritten zusammen. Mittlerweile fühle ich mich dadurch total toll! Manchmal gibt's natürlich Rückschläge, aber diese gibt's ja schließlich in jedem Lebensbereich.

Die wichtigsten **Key-Learnings**: Finde eine Belohnung, für die es sich lohnt, die Gewohnheit auszuführen. Assoziiere die Handlung mit Freude.

Gewohnheitstracker: Wenn wir schlechte Gewohnheiten loswerden wollen, dann muss uns zunächst überhaupt bewusst werden, wo die Schwachstelle ist. Verwende sieben Tage lang diesen Tracker, um dir bewusst zu machen, was gerade verbessert werden kann.

Meine Abendroutine

Jahrelang habe ich mich mit der Morgenroutine beschäftigt, bis ich tatsächlich einen noch besseren Ansatz fand: Die Abendroutine! Wenn ich frisch, früh und glücklich aufstehen will, dann beginnt der Prozess eigentlich schon am Abend.

Warum ist eine Abendroutine auch wichtig?
- Weil sie dich ideal auf deine Morgenroutine vorbereitet!
- Weil sie Einfluss auf deine Schlafqualität hat und dadurch Einfluss auf dein Energielevel nimmt.
- Weil sie helfen kann, dein Stresslevel zu senken.

Noch ein sehr wichtiger Punkt vorneweg, wenn wir so viel über das Thema Stress reden: Stress ist an sich nichts Schlimmes und fast jeder hat mal mehr oder weniger stressige Phasen im Leben. Wenn auf die Anstrengung die Erholung folgt, dann besteht auch keine Burn-out-Gefahr. Idealerweise beugst du dieser auch schon vor, indem du genug schläfst (zumindest die meiste Zeit) und deine Schlafqualität verbesserst.

Im Herbst arbeitete ich mit einer Mentaltrainerin zusammen. Sie gab mir folgende Aufgabe: Eine Stunde vor dem Schlafengehen kommen das Handy und der Bildschirm weg, sprich, einfach alle Bildschirme, die künstliches Licht erzeugen und in die man wie ein Zombie starren kann.

Ohje, eine ganze Stunde? Was soll ich denn in dieser Zeit machen, dachte ich mir.

Wie du aber vielleicht schon in einer meiner Podcast-Episoden gehört hast, wird man schlechte Gewohnheiten am einfachsten los, indem man sie durch eine neue Gewohnheit ersetzt. Also habe ich mir neue Sachen angewöhnt und die haben meine Lebensqualität enorm erhöht! Ich schlafe besser, wache glücklicher auf und fühle mich erholter und bereit für den Tag! Wow – stell dir einfach mal vor, wie sich ein erholsamer Schlaf POSITIV auf deine Lebensqualität und auf dein Energielevel auswirken kann! Stell dir vor, wie es sein könnte, wenn du lernst, den Morgen UND den Abend für dich zu nutzen! Wuhu!

Sieben Ideen für deine Abendroutine:
1. Elektronische Geräte eine Stunde vor dem Schlafen gehen vermeiden
2. Den nächsten Tag planen
3. Gedanken sortieren und aufschreiben, »entleere« deinen Kopf
4. Freue dich auf etwas, das am nächsten Tag ansteht
5. Getränk bereitstellen
6. Alles für den nächsten Tag vorbereiten (Kleidung, Sporttasche, …)
7. An etwas Positives denken und dadurch positiv aufwachen

Schlechte Gewohnheiten – Wer kennt sie nicht?

Manchmal erscheint es einfach unmöglich.
- »Ich kann der Schokolade nicht widerstehen.«
- »Ich war schon wieder nicht beim Sport.«
- »Ich lag wieder viel zu lang im Bett.«
- »Ich kann einfach nicht aufhören, ständig …«

Es erscheint unmöglich, diese verflixten, schlechten Angewohnheiten loszuwerden. Ich war selbst auch in dieser Falle, denn schleppen wir nicht alle etwas Unangenehmes mit uns herum? Grundsätzlich gehe ich sehr gerne früh zu Bett und stehe gern wieder früh auf. Dann kommt dieser unregelmäßige Rhythmus dazu, der Flug geht schon um 5:50 Uhr, die Tage sind lang, dem Schlaf mangelt es

Gewohnheitstracker

Wofür bin ich heute dankbar?   Datum:

....

....

....

ERNÄHRUNG

Mahlzeit 1:
....

Mahlzeit 2:
....

Mahlzeit 3:
....

Snacks:
....

TRINKEN

Wassereinnahme in Liter:
....

ENERGIELEVEL

Auf einer Skala von 1 bis 10:
....

FITNESS

Training:
....

Dauer des Trainings:
....

Anzahl der Schritte:
....

Zeit sitzend (Büro, Couch):
....

SCHLAF

Eingeschlafen um:
....

Aufgestanden um:
....

Anzahl der geschlafenen Stunden:
....

MENTALES WOHLBEFINDEN

Das hat mich heute gestresst:
....

Das war heute toll:
....

Zeit für mich selbst:
....

Zeit am Handy oder in Social Media:
....

SELBSTVERTRAUEN

Das habe ich heute gut gemacht:
....

an Qualität, zum inneren Stress kommt auch dieser eigene, innere Druck, dass die Arbeit auch im Zug oder im Flieger erledigt wird. Ruhe? Fehlanzeige. Dabei könnte es doch so einfach sein. Wenn ich nach anstrengenden Tagen nach Hause komme, könnte ich direkt ein Nickerchen machen. Zur Ruhe kommen. Aber nicht immer war ich so schlau.

Wenn ich erschöpft bin, werde ich launisch und treffe vielleicht nicht die klügsten Entscheidungen. Wenn wir müde sind, wäre es das Intelligenteste, einfach schlafen zu gehen, oder? Doch wenn wir müde sind und trotzdem weitermachen, verlangt unser Körper vor allem nach einer Sache: Süßigkeiten, Schokolade, ungesundem Zeugs, sprich Kohlenhydraten und Fett → Er verlangt nach Energie!

Schlechte Gewohnheiten entstehen aus einem bestimmten Grund. Es gab mal einen Trigger, z. B. Liebeskummer, Langeweile, regelmäßiges Aufschieben, und du hast das Problem auf eine schlechte Art und Weise gelöst. Meine schlimmsten Phasen waren definitiv meine Heißhungerattacken. Sie sind auf natürliche Art und Weise entstanden. Ich habe zu wenig gegessen (ich, der Idiot, der falsch abnehmen wollte), habe aber mehr trainiert. Nun meldete sich der primitive Teil des Gehirns, der für den Überlebensinstinkt verantwortlich ist. Er möchte überleben und weil ich ihm die Nahrung entzogen hatte, entsteht der Impuls und das Kommando: »Ich muss überleben. Ich hole mir das Essen durch eine Fressattacke.« Und schon war ich mittendrin und nahm in wenigen Minuten mehrere hundert bis tausende Kalorien auf einmal zu mir. Kurz fühlte ich mich dadurch gut. Der Hunger ist gestillt und Glückshormone werden ausgeschüttet und somit entstand das »Belohnungssignal« der Gewohnheitsschleife.

Mit der Zeit hatte ich mehrere Trigger. Wenn ich mich nicht gut fühlte, wenn ich gestresst war, wenn ich sehr an mir zweifelte, wenn ich erschöpft war – all dies sorgte dafür, dass ich eine »Essattacke« hatte. Dieses unkontrollierte Essen war eine Flucht. Ich musste nicht mit dem eigentlichen Problem umgehen (keine Selbstverantwortung), sondern stopfte einfach Essen in mich rein. Das Problem: Nur sehr kurze Zeit, in den ersten Sekunden und Minuten, fühlte ich mich gut (Belohnung), aber schon ein paar Minuten später fühlte ich mich einfach nur schrecklich. Ich schämte mich, hasste mich, und ein Gefühl von Hilflosigkeit, Kontrollverlust und Versagensängste kam auf. Diese Gefühle konnten wiederum eine erneute Heißhungerattacke auslösen. Ein Teufelskreis.

Erst, als ich mehr und mehr meinen eigenen inneren Frieden fand, an meinem Selbstvertrauen arbeitete und mich mit dem Thema Gewohnheiten beschäftigte, wurde es besser. Ich realisierte, dass ich nicht mein Verhalten bin. Dies hier war ein Urinstinkt, der sich meldet, und dadurch entstand eine Gewohnheit. Du bist nicht deine Gewohnheit. Eine Gewohnheit ist ein erlerntes Verhalten und erlerntes Verhalten kann wieder verlernt werden.

7 Schritte, um schlechte Gewohnheiten loszuwerden

Ein Bewusstsein entwickeln – Was ist überhaupt deine schlechte Gewohnheit? Gute und schlechte Gewohnheiten bestimmen unser Leben, denn die meiste Zeit laufen wir auf Autopilot durchs Leben. Je nachdem, ob diese Gewohnheiten nun gut oder schlecht sind, bringen sie uns weiter nach vorne oder sie halten uns zurück. Meistens fehlt uns einfach nur das Bewusstsein dafür zu merken, dass dies eine Gewohnheit ist. Im ersten Schritt müssen wir zunächst ehrlich zu uns selbst sein. – »Okay, ich habe ein Problem mit ...«

Das Gute ist, dass wir niemals allein sind. Es gibt immer jemanden, der/die ein ähnliches Problem hatte, und wir können uns somit gegenseitig unterstützen. Dabei kann dir auch der Gewohnheitstracker (Seite 99) helfen.

Identifiziere deine Trigger. Wenn du weißt, dass du zu viel isst, oft an dir zweifelst, Dinge ständig aufschiebst oder Nägel kaust, versuche herauszufinden, warum du das tust. Es beginnt mit dem Bewusstsein, du weißt, dass du etwas tust. Nun gilt es herauszufinden, wann und was diese Gewohnheit auslöst. Führe ein Protokoll und schreib jedes Mal, wenn du merkst, dass du wieder Nägel kaust, die Erkenntnis in dein Handy oder auf deinen Notizzettel. Dadurch kannst du Muster und unterschiedliche Trigger erkennen.

Identifiziere deine Belohnung. Unsere schlechte Angewohnheit ist uns jetzt bewusst. Wir haben uns eingestanden, dass uns etwas zurückhält, und verstehen, wie die schlechten Gewohnheiten funktionieren. Nun denken wir daran, was wir stattdessen gerne hätten.

- Ich wollte eigentlich nur zur Ruhe kommen, aber weil ich ein geringes Selbstwertgefühl hatte, erlaubte ich mir keine Pausen. (Der Ursprung hat also oft psychologische Gründe, doch wenn es öfters passiert, kann es zur schlechten Gewohnheit werden).
- Ich möchte mein Unwohlsein auf eine andere Art ausgleichen, nicht durch Rauchen.
- Ich möchte mehr schlafen und Sonnenlicht tanken, anstatt zu viel Kaffee zu trinken.

Hierbei ist es wichtig, dass wir uns wirklich (bildlich) im Kopf vorstellen, was wir in Zukunft sehen und fühlen wollen. Wir streben immer nach einem bestimmten Gefühl, welches uns belohnt. Man hängt leicht an der alten Gewohnheit fest, wenn man nur an das Problem denkt. Was möchtest du stattdessen?

Die alte Gewohnheit durch eine neue Gewohnheit ersetzen. Es ist sehr schwer, ja fast unmöglich, alte, schlechte Gewohnheiten loszuwerden – es sei denn, wir ersetzen sie durch neue. In diesem Fall lassen wir den Trigger und die Belohnung gleich, nur die Aktion, die schlechte Handlung, wird ersetzt.

Beispiel Naschen:
- Trigger: Ich bin müde, komme nach anstrengenden Tagen nach Hause, sollte noch etwas erledigen, brauche Energie.
- Handlung: Ich denke an (ungesundes) Essen/Naschereien, die ein schönes Gefühl auslösen und Energie liefern.
- Belohnung: Ich fühle mich besser, bin weniger müde. Glückshormone.

Nun lassen wir den Trigger und die Belohnung gleich. Statt zu Naschereien zu greifen, lege ich mich ins Bett, schaue eine Serie auf Netflix oder lege mich hin und wache entspannt und ruhig auf. Statt des morgendlichen Kaffees können wir gesunden Tee mit Zitrone trinken. Lass dir etwas Neues einfallen, was dir wirklich auch langfristig guttut.

Miss deinen Fortschritt. Es ist schwer, ja. Motiviert können wir dadurch bleiben, indem wir uns auch unseren Fortschritt bewusst machen. »Yej, die letzten Male hat das super geklappt!« – Es ist vor allem wichtig, sich die Erfolge in Erinnerung zu halten, falls man mal einen kleinen Ausrutscher hat (was absolut menschlich ist). Deshalb schreibe gern am Abend für ein paar Minuten Tagebuch und reflektiere über den Tag und über deine Fortschritte. Wenn du dir das Ganze bewusst machst, verinnerlichst du es auch schneller.

Hol dir Hilfe. Es gibt Life-Coaches, Personal-Trainer, Foren, Bücher, Freunde usw. Manchmal hilft es auch schon, sein Ziel mal konkret auszusprechen und es mit anderen zu teilen. Ein Trainer oder ein Freund kann uns dabei helfen, dass wir unser Vorhaben auch wirklich durchziehen und nicht nur groß darüber reden. Es entsteht eine Art von Verpflichtung, die uns hilft, Disziplin aufzubauen und weiterzukommen.

Bleib konsequent. Es wird Rückschläge geben, es ist nicht immer einfach, es ist schwer. Es dauert bis zu drei Monate, bis wir alte Gewohnheiten losgeworden sind, und deshalb sind vor allem auch Geduld und Konsequenz gefragt. Durchhalten, nach kleinen Patzern wieder aufstehen, daraus lernen und weitermachen und konsequent bleiben.

Ich hoffe, die Theorie wird für dich einfacher und du verstehst, wie Gewohnheiten funktionieren. Mit dieser Hintergrundinformation wird es dir leichter fallen, deine Gewohnheiten zu ändern. Wie schon im Kapitel zum Mentaltraining erwähnt, so ist natürlich deine Denkweise wichtig, aber langfristig sind vor allem auch deine täglichen To-dos entscheidend.

Jetzt geht's in die Praxis.
- Mach dir deine schlechten Gewohnheiten bewusst. Du kannst dir unter www.klarafuchs.com/buch gern die entsprechenden und hilfreichen Dokumente herunterladen. Oder mache einen Ordner in deinem Handy und erstelle eine Notiz.
- Versuche zu verstehen, woher diese Gewohnheit, diese Emotion eigentlich kommt.
- Finde heraus, wie oft diese schlechte Gewohnheit vorkommt. (z. B. nur beim Einkaufen, jeden Tag in der Instagram-App ...)
- Vermeide die Situation, entferne das Hindernis oder ersetze die Gewohnheit.

GEWOHNHEIT	Mögliche TRIGGER	Vorbeugung	Gewohnheit ersetzen
Naschen, Snacken am Nachmittag	Langeweile. Schlechte Laune. Müdigkeit. Stress. Keine gesunde Alternative zur Hand. Verlangen, aber kein physischer Hunger.	Bereite Snacks vor. Habe einen Obstkorb im Büro. Trinke genug Wasser.	Ersetzen: Iss etwas anderes oder finde etwas, das dir auch guttut, z. B. Spazierengehen, Musikhören
Chips vor dem Fernseher	Langeweile. Möchte einfach was zu tun haben. Der Freund isst sie und ich bekomme auch Lust drauf.	Trinke genug Wasser. Bereite gesunde Snacks schon vorher vor.	Oft geht es gar nicht um die Chips selbst, sondern wir möchten nur etwas zu tun haben. Ersetze die Chips durch Blaubeeren, Gemüsesticks oder kaufe ungesunde Snacks gar nicht erst ein.
Zu wenig trinken	Vergessen. Keine praktische Wasserflasche. Zu Soft-Drinks greifen.	Nach dem Aufstehen direkt trinken. Wasserflasche mitnehmen. Mehrere Alarme im Handy einstellen, die dich daran erinnern, regelmäßig zu trinken.	Wasser statt Soft-Drinks. Zitrone, Obst hinzufügen, damit das Wasser mehr Geschmack hat.

GEWOHNHEIT	Mögliche TRIGGER	Vorbeugung	Gewohnheit ersetzen
Überessen. Heißhunger. Binge-Eating.	Gefühle, die unkontrollierte Impulse auslösen. Durch eine Zeitschrift blättern oder durch Instagram scrollen. Sich mit anderen vergleichen. Nicht auf den physischen Hunger und Sättigung hören. Stress.	Genug trinken. Genug essen. Stress vermeiden. Um Hilfe bitten, um psychologische Konflikte lösen zu können. Yoga & Meditation, um mit Stress und negativen Emotionen besser umgehen zu können.	Spazieren gehen. Eine Freundin anrufen oder treffen. Ein Buch lesen. Tagebuch schreiben – Gefühle aufschreiben. Tee trinken.
Nicht trainieren, weil du müde bist	Voller Terminkalender. Mentale Erschöpfung aufgrund von Stress. Lustlosigkeit. Verbindet Sport mit negativen Gefühlen.	Mehr Alltagsbewegung. Termine besser planen. Zur Arbeit laufen, dort duschen. Das Wochenende nutzen.	Bist du müde oder ist es eine Ausrede? Sport ist gut gegen Stress! Versuche, viel Alltagsbewegung einzubauen. Kurze statt lange Workouts
Zu wenig Schlaf	Stress, Falscher Glaubenssatz »Ich brauche nicht viel Schlaf«. Zu viel Social Media am Abend. Zu viel Arbeit.	Regelmäßiger Sport. Weniger arbeiten, mit dem Chef Lösungen finden. Stress senken.	Abendroutine. Am Abend lesen, meditieren oder Podcast hören, um runterzukommen.
Zu viel Alkohol	Gruppenzwang, Kompensation von Problemen oder um »wegzukommen«. Umgang mit Freunden, die viel trinken. Nicht Nein sagen können.	Das Problem ist nicht, mal ein Gläschen zu trinken, sondern der Überkonsum. Setz dir ein Limit und trinke nachher nur noch Wasser. Umgib dich mit Menschen, bei denen du dich nicht unter Druck gesetzt fühlst mittrinken zu müssen.	Finde Freunde mit denen du auch andere Sachen machen kannst. Schlage andere Aktivitäten vor. Stehe zu deinem Nein. Finde andere Dinge, die dir auch bzw. mehr Spaß machen.
Nicht zuhören	Ratschläge geben wollen. Eigene Erfahrung teilen wollen. Nicht wissen, was die andere Person braucht. Nicht wissen, wie man richtig zuhört.	Übung: Sage mindestens 2 Minuten nichts und lass die andere Person einfach sprechen. Verständnis und Ruhe aufbringen.	Frag die Person, was sie möchte. Nicht immer will die Person einen Ratschlag, manchmal wollen wir nur gehört und verstanden werden.
Nicht »Nein« sagen	Schlechtes Selbstwertgefühl. Schlechte Planung. Helfen wollen. Gebraucht werden wollen.	Eigene Ziele und Prioritäten definieren. Planung. Wissen, wie wertvoll die eigene Zeit ist.	Wenn das Bauchgefühl Nein sagt, dies auch aussprechen (Seite 49).
Mit anderen vergleichen	Schlechtes Selbstwertgefühl. Durch Instagram scrollen. Keine eigenen Ambitionen.	Weniger Zeit auf Social Media. Bewusst machen, was man selbst kann. Eigene Ziele und Prioritäten. Bewusst machen, dass jeder andere Stärken hat.	Neue Hobbies finden. Sport statt Social Media. Zeit mit guten Freunden verbringen, die dich zu schätzen wissen. Übungen aus dem ersten Teil des Buches machen.

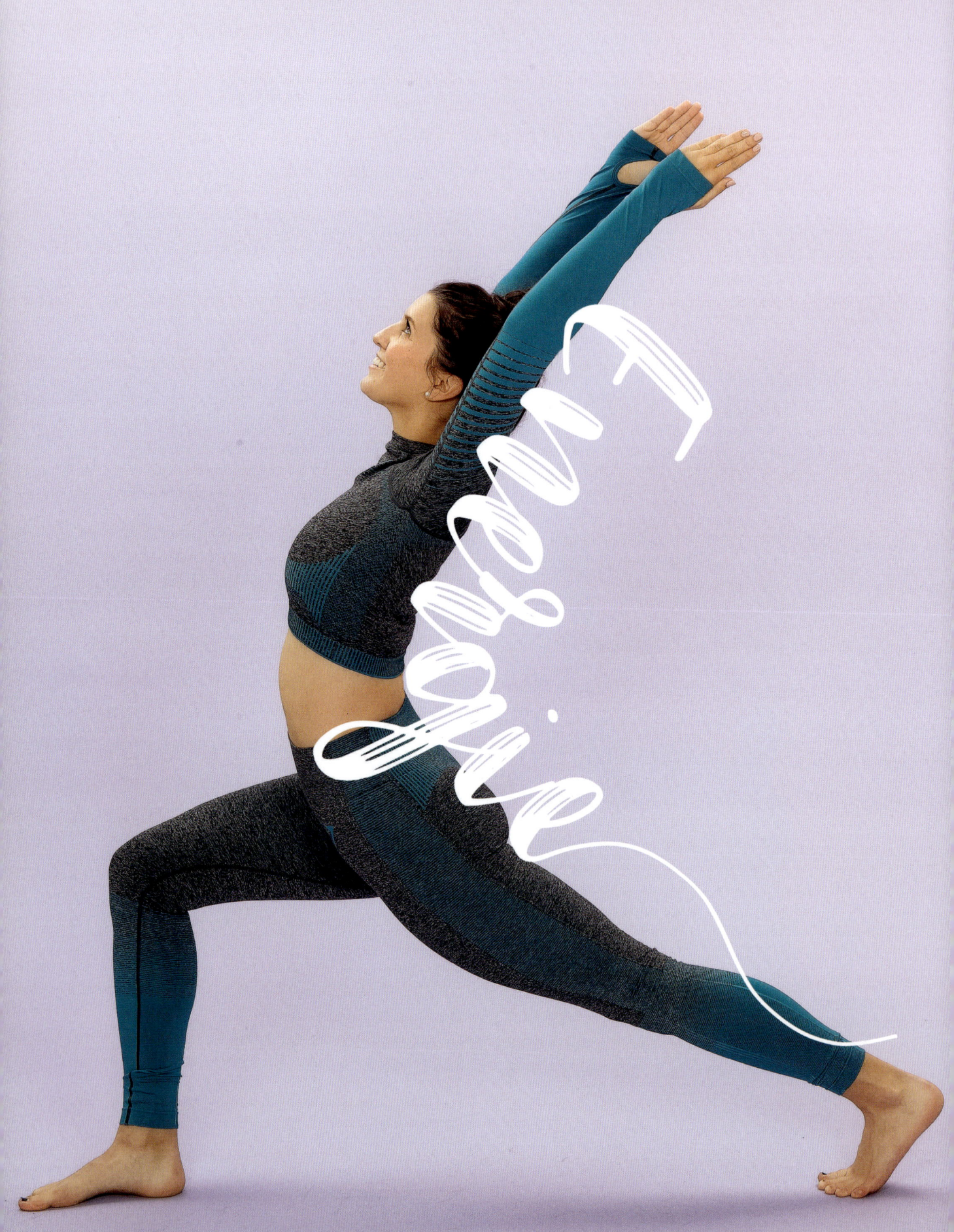

Dein Workout belebt Körper und Seele

Sport ist ein Lebenselixier. Gesundheit ist Reichtum. Fitness ist so viel mehr als Sixpack, Diät und Qual. Finde eine neue Einstellung zum Thema Training und du bewirkst einen positiven, energiegeladenen Effekt auf dein Leben.

Meine Trainingsphilosophie – eine Lebenseinstellung

Sport und Bewegung haben mein Leben geprägt und mir sehr viel mitgegeben. Sport ist ein Teil meiner Lebenseinstellung und trägt zu meinem Wohlbefinden und meiner Lebensqualität bei.

Sport war schon immer ein Teil meines Lebens. Aus diesem Grund wollte ich auch unbedingt dieses Buch mit all diesen Teilen verbinden. Sport ist eine **Einstellung zum Leben**. Aber das gilt auch für die persönliche Weiterentwicklung, das gesunde Verhältnis zu sich selbst und dem Wunsch, den eigenen Zielen nachzugehen. Ich bin davon überzeugt, dass sich all die Dinge gegenseitig beeinflussen. Sport kann dir helfen, dein Selbstvertrauen aufzubauen. Selbstvertrauen und Selbstliebe beeinflussen, wie du Sport treibst. Sport gibt dir ein kraftvolles Lebensgefühl und beeinflusst deine Zielerreichung. Das gewonnene Selbstvertrauen sorgt ebenfalls für Energie, welche du für Sport nutzt, welcher dich mit noch mehr Energie versorgt. All dies ist ein Lernprozess.

Im Alter von fünf Jahren stand ich schon auf Skiern und tanzte Ballett. Kälte, harte Skischuhe und schweres Equipment begeisterten mich allerdings etwas weniger als das Tanzen. Ich verkleidete mich lieber als Schneeflocke mit weißen Tutu und Glitzer in den Haaren, als bei minus 10 Grad durch die Tore zu düsen. Allerdings lehrten mich beide Sportarten etwas.

Das Skifahren fühlte sich eher wie ein »Muss« an und bei den Kinderrennen war ich eher zurückhaltend und landete regelmäßig auf einem der hinteren Plätze. Das Tanzen hingegen fühlte sich gar

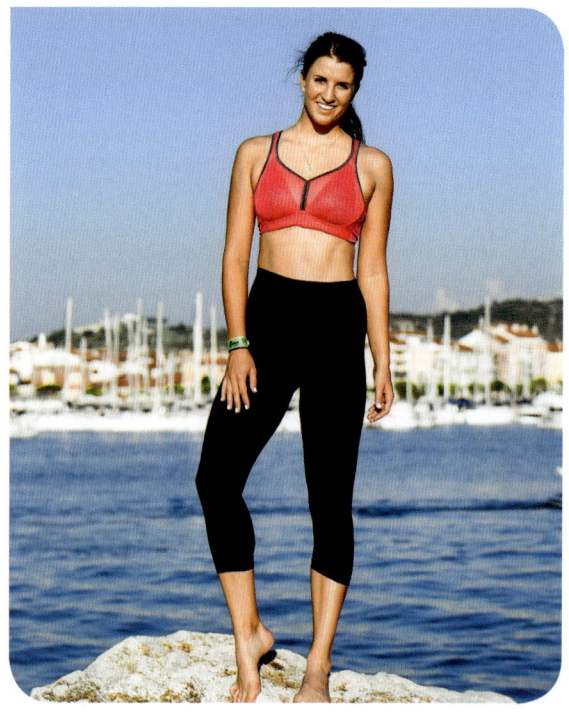

nicht wie »Training« im herkömmlichen Sinne an. Mit 14 Jahren waren wir eine Gruppe von 16 Mädels, die bei Meisterschaften im Musical und Show Dance auftraten, teilweise haben wir am Wochenende 16 Stunden trainiert, aber trotzdem war die Begeisterung da! Anstrengend wurde es erst, als wir zum gefühlt hundertsten Mal ganz synchron dieselbe Armbewegung ausführen mussten.

Später hörte ich mit Tanzen und Skifahren auf (nebenbei bin ich übrigens auch geritten und verbrachte total gern Zeit im Stall) und fand Interesse am Schwimmen. Recht spontan meldete ich mich für einen Schwimmkurs an. Alle, die auch gerade das Kraulen lernen, wissen, was das für eine unglaubliche Anstrengung ist!

Das Wasser war in der Nase, ich verschluckte ständig Wasser und jede Länge fühlte sich wie ein Marathon an. Trotzdem packte mich der Ehrgeiz. Neben mir schwammen immer die »Profis« und ich war einfach total fasziniert, wie sie eine ganze Stunde lang kraulen konnten, Rollwenden machten und sogar andere Lagen schwammen.

Durch das Schwimmen kam ich zum Triathlon und langsam, aber sicher erlernte ich das Kraulschwimmen. Ich erinnere mich noch ganz genau, wie ich zum ersten Mal einen ganzen Kilometer geschwommen bin. Wow, ich war so stolz und glücklich! In der Zwischenzeit hatte ich auch andere Sportarten wie Golf, Tennis und Leichtathletik ausprobiert. Ich merkte schnell, dass ich nicht gut mit Bällen und Schläger umgehen kann und lieber bei Bewegungen, für die ich nur mich und meinen Körper brauche, bleibe.

Finde die passende Sportart

Hier sind wir schon beim ersten und wichtigsten Punkt meiner Trainingsphilosophie. **Finde eine Sportart, die dir Spaß macht.** Wir Frauen trainieren

oft aus der Motivation heraus, dass wir schlanker, schöner und dünner werden wollen. Klar, ich finde das okay, wenn du dich wohl fühlen möchtest, und es spricht nichts gegen das Abnehmen. Doch gerade weil der Sport dann oft mit Zwang verbunden wird, bleiben 90 Prozent nicht dran. Ist ja logisch, warum soll ich was machen, das total langweilig ist, vor allem dann, wenn ich das Ziel eh erreicht habe?

Es gibt so viele Sportarten, Vereine, Fitnessstudios und YouTube-Tutorials, deshalb bin ich mir sicher, dass du auch was anderes außer Bauch-Beine-Po-Training finden kannst.

Lew Hollander ist einer der ältesten Triathleten und hat im Alter von 85 Jahren noch den Ironman auf Hawaii gemacht. Es ist also auch nie zu spät, eine neue Sportart auszuprobieren. Recherchiere, was es in deiner Umgebung gibt, und schreib dir eine Liste mit all den Sportmöglichkeiten – teste einige Male im Monat eine Sportart und schaue, wie sie dir gefällt! In einem Interview für meinen Podcast »Foxi Mind« hat mir Tyrone Pillay, Bronzemedaillen-Gewinner bei den Paralympics in Rio 2016, erzählt, dass er das Kugelstoßen anfänglich über YouTube gelernt hat. Verrückt. Alles ist möglich!

Wir springen in meinem Leben etwas nach vorne, denn mit 16 sind meine zwei besten Freundinnen und ich von unserer kleinen Heimatstadt in die (damals fühlte es sich so an) »Großstadtmetropole« Graz gezogen. Wir Dorfkinder fühlten uns zunächst sehr unwohl und waren auch ziemliche Außenseiter in der Schule, aber was uns Kraft gab, war der Sport! Es folgten vier Jahre Leistungssport im Triathlon, die mich unglaublich viel lehrten! Ich lernte, mit Niederlagen umzugehen (davon hatte ich ziemlich viele), ich kam zum ersten Mal mit Mentaltraining in Berührung, ich lernte, was »hartes Training« überhaupt bedeutet, und meine größten Selbstzweifel entstanden in dieser Zeit. Ich bekam Probleme mit meinem Selbstbild, das Abnehmen (obwohl ich eh recht »normal schlank« war, aber je dünner du bist, desto schneller kannst du laufen) wurde wichtiger und das Training war (logischerweise) mehr auf Leistung als auf Spaß ausgerichtet.

Wenn ich mich mit dem 30-jährigen Durchschnittstriathleten vergleiche, kann man sagen, ich habe sehr früh mit der Sportart begonnen. Allerdings konkurrierte ich zu dieser Zeit mit anderen 16- bis 17-Jährigen, die, während ich tanzte und Ski-Rennen fuhr, schon ihre ersten Längen in den Schwimmbahnen zogen. Da ich mich nur verglich und dadurch selbst fertigmachte, zweifelte ich sehr an mir.

Hab Spaß und lass dich begeistern

Hier kommen wir schon zum nächsten Punkt: Vergleiche dich nicht als Anfänger mit anderen, die schon seit Jahren trainieren. Oft vergleichen wir unser Kapitel 2 mit Kapitel 6 der anderen Person. Jahre später wurde mir das erst klar und genau diese Vielseitigkeit wurde zur größten Stärke. Es gibt kaum eine andere Fitnessbloggerin, die tadellos schwimmen kann, eine saubere Ski-Technik beherrscht, einen Golfschläger richtig halten kann und schon Triathlons bewältigt hat.

Da ich merkte, dass ich nicht mein restliches Leben lang so viel trainieren möchte und meine Zukunft nicht im Wettkampfsport sehe, habe ich damit wieder aufgehört. Bis heute habe ich viele Sportarten ausprobiert, von regelmäßigem Kraftsport, Boxen und CrossFit bin ich nun doch wieder beim Triathlon, allerdings bei der Halbdistanz, gelandet. Während ich diese Worte tippe, bereite ich mich gerade auf meinen ersten Halbironman vor.

Für mich bedeutet Training und Sport also hauptsächlich **Spaß und Ausgleich**. Sport trägt dazu bei,

dass du dich gut fühlst. Beruflich stehe ich vor großen Herausforderungen, manchmal ist sehr viel zu tun und mein Kopf wird sehr gefordert. Da gibt es am Nachmittag oft nichts Besseres, als sich aufs Rad zu schwingen, raus aus der Stadt zu düsen und die Natur und neue Strecken zu genießen. In deiner Kindheit warst du sehr neugierig und dieser Entdeckergeist steckt noch in dir – wecke ihn!

» *The master has failed more times, than the beginner has even tried. Don't give up so fast!* «
Stephen McCranie

Genau dieser wird auch gestärkt, wenn du neue Sportarten, neue Bewegungen lernst oder neue Strecken läufst. Zudem zählt zu meiner Trainingsphilosophie auch, dass ich mich auf meine Performance konzentriere. Kleine Mini-Ziele, wie z. B. die ersten zwei Liegestütze schaffen, 200 m Kraulschwimmen oder den ersten Frauenlauf laufen, lenken den Fokus von dieser krampfhaften Fixierung aufs Aussehen zu etwas, was dich mehr begeistern kann. Gerade der Fortschritt macht glücklich. Sport ist für mich ein **Zeichen der Selbstliebe**. Selbstliebe bedeutet für mich nicht, dass ich faul auf der Couch sitze und mich gehenlasse. Selbstliebe bedeutet, etwas Gutes für mich selbst zu tun.

- Finde eine Sportart, die Spaß macht.
- Genieß die Anfängerzeit und vergleiche dich nicht mit anderen, die seit Jahren trainieren.
- Sieh Sport als etwas, was dir Freude und Ausgleich schenkt.
- Fokussiere dich auf deinen Fortschritt, nicht nur aufs Aussehen.
- Sport ist ein Zeichen von Selbstliebe. Wer keinen Sport treibt, liebt womöglich seinen Körper nicht.

Als Anfänger loslegen

Du musst immer erst einmal Anfänger sein, um überhaupt wer sein zu können.

Wenn Sport für dich ein neues Kapitel in deinem Leben ist oder wenn du nach einer längeren Trainingspause wieder einsteigen möchtest, dann bist du hier genau richtig. Ich weiß, es kann manchmal ziemlich überwältigend sein, wenn man durch Social Media scrollt und gefühlt alle suuuuper durchtrainiert sind.

»Läuft gerade jeder einen Halbmarathon, nur ich nicht?« »Wie haben die denn bitte Zeit für zwei Trainingseinheiten pro Tag? Muss ich auch so viel trainieren, um besser und schlanker zu werden?« »Bin ich nur was wert, wenn ich schlank bin und ein Sixpack habe?«

Das ist manchmal ziemlich überfordernd und obwohl ich weiß, dass die Leute, die das alles posten (wo ich mich selbst dazu zähle), oft Leistungssportler oder oft auch eine Ausnahme sind, so überwältigt mich das manchmal selbst. Genau dann ist es wichtig, mal (wieder) bewusst darüber nachzudenken, wem man eigentlich folgt und wem man vielleicht besser nicht mehr folgen sollte.

Sport- und Fitness-Accounts können sehr motivierend und cool sein, aber wenn du dadurch anfängst, an dir selbst zu zweifeln, dann verbringe weniger Zeit in der App oder folge diesen Personen nicht mehr. Achte darauf, ob du dich inspiriert oder verunsichert fühlst, und halte dich von denen fern, die dich nicht inspirieren.

Meine wichtigsten Tipps für dich

Ich möchte dich wirklich dafür wertschätzen, dass du dieses Kapitel liest und fitter und sportlicher werden möchtest. Womöglich bist du noch unsicher oder vielleicht weißt du noch nicht, wie das alles geht. Denk mal zurück an eine Zeit, in der du in einem anderen Lebensbereich Anfänger warst. Die ersten Englischstunden, der neue Job, in dem du anfangs nicht alles zu 100 Prozent wusstest,

oder die erste Beziehung. Auch da hast du das, was zunächst unbekannt war, gemeistert! Das bedeutet, dass du ein schlauer Fuchs bist und auch dieses Training meistern kannst. Das Einzige, was du wirklich brauchst, ist Geduld! Unvorstellbar, dass ich das jetzt so locker schreiben kann, denn ich bin sehr ungeduldig. Ich möchte dir aber zeigen, mit welcher Einstellung ich selbst lockerer wurde.

Als Anfänger hast du einen enormen Vorteil Du wirst viel schneller **Fortschritte** bemerken als jemand, der schon viel länger trainiert. Hier möchte ich betonen, dass es sein kann, dass du die Fortschritte zunächst nur bemerkst und nicht auch sofort siehst. Das bedeutet, dass wir deinen Fokus ändern müssen. Auch wenn der Hauptgrund für dich (noch) eher die Äußerlichkeiten sind, so wünsche ich mir, dass du dir mindestens auch ein Ziel setzt, das mehr in die Tiefe geht und dich in deinem Vorhaben bestärkt. Ob du direkt am Körper »Erfolge« sehen wirst, hängt nämlich auch sehr stark mit der Ernährung zusammen. Fokussiere dich deshalb darauf, wie du dich Tag für Tag und Training für Training fühlst, und schreibe dir deine Performance-Fortschritte auf. Wie viele Liegestütze hast du heute geschafft? Wie fühlen sich die Sprünge heute an? Wie viel Gewicht hast du heute bei den Kniebeugen gestemmt? Wie ist dein Energielevel und kannst du dich durch das Training beim Arbeiten besser konzentrieren?

Als ich nach meinem Burn-out wieder mit dem Laufen begann, lief ich mit einem 9er-Schnitt (= 9 Minuten pro Kilometer) und ja, das könnte man, wenn ich mich mit den Läufern auf Instagram vergleiche, wohl als sehr langsam bezeichnen. Allerdings lief ich bereits 6 Monate später mit einem 7er-Schnitt und hatte dabei den gleichen Puls. Das bedeutet, dass ich im gleichen Trainingsbereich bin, aber eben 2 Minuten schneller pro Kilometer! Das sind auf 5 Kilometer ganze 10 Minuten! Diese enormen Fortschritte macht man (leider) nur am Anfang. Wenn du 5 Kilometer bereits in 25 Minuten läufst, dann musst du viel spezieller trainieren, um dich um 1–2 Minuten zu verbessern. Schnelle Fortschritte als Anfänger sind eigentlich eine ziemlich coole Sache, oder?

Leg dein Ego auf die Seite Ich fühlte mich wie eine Schnecke, als ich mit meinem 9er-Schnitt durch die Gegend hopste. Ich hatte fast schon Angst, dass mich Fußgänger überholen würden. Allerdings lernte ich eine wichtige Sache über mich selbst: Ich laufe oft viel zu schnell, weil ich Angst vor der »Blamage« habe. Eigentlich ist es aber nur mein Ego, das nicht wahrhaben will, dass ich gerade nicht so die Racerin bin. Dein Ego kann dein eigener Feind sein, und zwar dann, wenn du nicht ins Fitnessstudio gehen willst, weil du Angst hast, Fehler zu machen oder ausgelacht zu werden. Dabei überholst du doch gerade alle, die faul auf der Couch gammeln. Du hast deinen inneren Schweinehund überwunden und du erschaffst dir deine eigene Power! Das ist der absolute Wahnsinn, lass also nicht dein Ego dich daran hindern!

Lass dir einen Plan strukturieren Warum haben wir oft Angst? Weil wir nicht wissen, was auf uns zukommt. Wir haben Angst vor der Unklarheit und weil wir nicht genau wissen, was zu tun ist. Wenn du einen konkreten Plan hast (wie z. B. den in diesem Buch (Seite 116) oder du fragst einen Personal-Trainer), dann wird es dir leichter fallen, diese Angst loszuwerden. Schaffe dir selbst Klarheit und Sicherheit, denn dadurch kannst du die Trainingseinheiten auch direkt in den Kalender eintragen. Ein weiteres Plus: Du hast keine Ausrede mehr, denn du weißt genau, was wann zu tun ist.

Mach dich mit dem Unbekannten vertraut Wovor hast du am meisten Angst? Wenn du nicht genau weißt, wie eine Maschine im Studio funktioniert oder wie die Bewegung korrekt ausgeführt werden soll, dann hol dir einen Trainer zur Hilfe oder schau dir YouTube-Tutorials an. Auch ich habe, nachdem ich ein Jahr kein regelmäßiges Krafttraining ge-

macht habe, einen Fitnesstrainer um Hilfe gebeten. Ich wusste, wie man die Übungen ausführt, aber ich wollte sichergehen, dass sich nach der langen Pause keine Fehler eingeschlichen hatten.

Such dir Gleichgesinnte Sprich einfach mal das Mädel oder den Jungen im Fitnessstudio an. Trete einem Verein bei oder suche online Gleichgesinnte in Facebook-Gruppen. Dein Umfeld hat einen enormen Einfluss auf dich, denn du bist der Durchschnitt der fünf Leute, mit denen du dich am meisten umgibst. Gemeinsam macht diese Reise mehr Spaß!

Neuer Fokus Sei mutig und teste mal ganz verschiedene Sportarten. Schreibe in deinen Kalender, wann du was Neues testen wirst, und vielleicht findest du schon bald deine neue Leidenschaft. Erlaube dir selbst, auch Fehler zu machen, denn wer nicht wagt, der nicht gewinnt. Fokussiere dich auf dich selbst und auf deinen Fortschritt, anstatt dich mit anderen zu vergleichen. Power up!

Fortschritte messen

Das, was ich nicht messe, kann ich nicht konkret verbessern. Viel zu oft liegt der Fokus auf dem, was du noch nicht kannst, oder darauf, wie du noch nicht aussiehst, obwohl sich womöglich schon etwas getan hat. Wenn ich mir selbst meine Fortschritte nicht bewusst mache, dann hindere ich mich selbst daran, mein inneres Glück zuzulassen. Hier möchte ich dir Tools und Tipps an die Hand geben, damit du selbst erkennst, was für eine coole Socke du bist und was du tagtäglich schaffst!

Erfolgsjournal Viel zu oft fixieren wir uns auf das äußere Erscheinungsbild. »Verdammt, meine Beine sind immer noch nicht schlank. Da schwabbelt noch ein bisschen.« Tja, das mag so sein, aber wie sieht es mit deinem Selbstvertrauen, mit deinem Mindset, mit deinen Gewohnheiten, mit deiner körperlichen Leistungsfähigkeit und mit der Ernährung aus? Du wirst nicht von heute auf morgen ALLES umsetzen können (ich habe Jahre gebraucht!), aber durch ein Erfolgsjournal kannst du dir jeden Tag bewusst machen, welche Herausforderungen du gemeistert hast.

To-do: Waage, Körperfett und Spiegelbild Wenn ich nichts messe, weiß ich auch nicht, ob und wie ich mit weiterentwickle. Allerdings muss man hier auch aufpassen: Die Zusammensetzung von Muskeln ist anders als die von deinem Körperfett. Es gibt Leute, die sind relativ dünn, aber total unsportlich und wiegen weniger als Athleten (welche mehr und schwerere Muskeln haben). Vor allem, wenn man viel Kraftsport betreibt, kann es sein, dass sich an der Waage nicht so viel tut, allerdings beim Körperfettanteil. Deshalb finde ich mehrere Messungen wichtig:

Dein persönliches Wohlempfinden
- Deine sportlichen Performance-Fortschritte
- Dein Körpergewicht
- Dein Körperfettanteil
- Das eigene, optische Spiegelbild
- Ein regelmäßiger Gesundheitscheck beim Kardiologen ist sowieso wichtig.

Quick-Tipps Das, was wirklich wichtig ist, ist dein persönliches Empfinden. Wenn du langsam Freude am Sport findest, 2- bis 3-mal in der Woche etwas machst, was dir hilft, dann tust du deiner Selbstliebe, deiner Gesundheit und deiner Psyche etwas extrem Gutes! Dies ist tausendmal wichtiger als dein Aussehen, denn dein Aussehen definiert nicht dein Leben. Wenn du regelmäßig zum Training gehst, wirst du auch bald merken, wie du dich verbesserst und die zwei ersten Punkte sind schon mal abgehakt. Yej!

Beim Wiegen gilt es noch Folgendes zu beachten: Tägliches Wiegen hat keinen Sinn! Unser Körper unterliegt natürlichen Schwankungen, vor allem unser weiblicher Körper. Hormone, Periode, Wassereinlagerungen, Mahlzeiten, Wasserhaushalt, Trainingsmethode, Verdauung. All diese Dinge fließen mit ein. Wiege dich 1-mal im Monat. Erst dann erkennst du, ob du wirklich abnimmst. Nach dem Training kann es sogar sein, dass du schwerer bist als vorher, weil deine Muskeln kurzfristig Wasser einlagern.

Aus dem Grund empfehle ich dir, die Waage nicht als einziges Messinstrument zu wählen. Wenn du nicht übergewichtig bist, spielt die Zahl auf der Waage sowieso keine Rolle. Ich glaube nicht, dass auf deinem Pass oder im Dating-Profil das Gewicht angegeben werden muss. Dein Körperfettanteil und regelmäßige Fotos sind da viel aussagekräftiger. Ich weiß, die erste Messung, die ersten Fotos – das ist meistens sehr unangenehm. Aber hej, irgendwann wirst du dich so verbessert haben, dass du als Inspiration für andere oder auch als deine eigene Inspiration den Fortschritt sehen willst!

Aufbau einer Trainingseinheit

Meine Trainingseinheiten folgen immer derselben Routine, und wenn dir ein Sportwissenschaftler eine Trainingseinheit zusammenstellt, wird er dir als Erstes die Frage stellen: »Was ist das Ziel dieses Workouts?«

Mit all diesem Hype, schöner, schlanker und schneller zu werden, und mit dem eigenen, inneren Widerstand, dass das Ganze ja eh sinnlos und langweilig ist, vergessen wir, dass, abgesehen von dem eigenen Ziel, auch jede Einheit ein Ziel verfolgt. Nach einem Workout bin ich nicht schlanker, ebenso wie ein Burger mich nicht sofort dick macht. Der Erfolg zeigt sich erst langfristig, aber auch kurzfristig kann ich in anderen Bereichen viel bewirken. Was will ich mit dieser Trainingseinheit schaffen? Will ich die Grundlagenausdauer trainieren? Will ich schneller werden? Will ich ans Limit gehen?

Will ich Muskeln aufbauen? Will ich meine Technik verbessern? Will ich beweglicher werden?

Fragestellung: Was ist mein Ziel?

Jedes Workout verfolgt ein Ziel, egal ob das lockeres Laufen im Wald oder Gewichtestemmen im Fitnessstudio bedeutet. Wenn du langsam laufen gehst, dann hilft dir das, deine Grundlagenausdauer zu verbessern. Natürlich kannst du auch »nur« raus zum Laufen gehen, um den Kopf freizubekommen oder um eine schöne Zeit mit Freunden zu haben. Wenn du allerdings langfristig auf etwas Bestimmtes hintrainierst, ist es sinnvoll, sich diese Frage zu stellen. Grundlagenausdauer bedeutet nämlich, tatsächlich auch ein langsames Tempo zu wählen. Viele Hobbysportler wählen ein zu schnelles Tempo und wundern sich, warum sie nicht weiterkommen oder sich auf Dauer nicht verbessern. Beim Krafttraining hingegen geht es darum, dass ich genau weiß, wie viele Wiederholungen und Sätze zu machen sind. Es macht einen Unterschied, ob du HIIT trainierst, schneller werden möchtest oder Muskeln aufbauen willst.

Vorbereitung

Genau hier scheitern viele. Dabei hat das Training noch nicht mal angefangen. »Ich bin so unmotiviert.« »Wenn ich doch nicht so einen großen inneren Schweinehund hätte.« »Ich habe so schlechte Gene, hat ja eh keinen Sinn.« – Mit dieser Einstellung wird mit großer Wahrscheinlichkeit keine Trainingseinheit absolviert und wenn doch, dann meist ohne großen Fokus und die Bewegung wird schlampig und halbherzig ausgeführt. Wieder wundern wir uns, warum wir nicht besser werden, und werden dadurch unmotiviert. Eine gute Vorbereitung ist die halbe Miete. Pack die Tasche schon am Abend, wenn du nicht noch früher als eh schon rauswillst. Nimm die Tasche mit ins Büro und nutze die Mittagspause oder fahre direkt nach der Arbeit zum Training. Stell dir eine eigene Motiva-

Trainingsaufbau
Das gilt es zu beachten
- Fragestellung → Was ist mein Ziel?
- Equipment bereitstellen → Vorbereitung
- Warm-up → Den Körper auf die Belastung vorbereiten
- Optional → Technik- und Koordinationstraining
- Hauptteil → Setzen des Trainingsreizes
- Cool-down → Einleitung der Regeneration

tion-to go-Playlist zusammen und spiele sie, wenn du merkst, dass du keinen Bock hast. Musik kann unsere Stimmung sehr beeinflussen.

Warm-up

Nun beginnt das eigentliche Training. Das Aufwärmen dient dazu, Geist und Körper auf das eigentliche Workout vorzubereiten. Es ist wichtig, weil du deinen Kreislauf damit in Schwung bringst und deine Muskeln aufwärmst. Wenn deine Muskeln warm sind, sinkt das Verletzungsrisiko.

Es gilt:
- 10 Minuten Warm-up für das Herz-Kreislaufsystem (Walken, Laufen, Cardio)
- 10 Minuten spezifisches Aufwärmen (Übungen mit dem Theraband, Wiederholungen mit wenig Gewicht)

Optional: Technik und Koordinationstraining

Früher, als wir in der Schule immer Schnelligkeitstraining hatten, liefen wir uns zuerst warm. Dann gab es Basketball (was ich hasste) und nachher machten wir Übungen aus dem Lauf-ABC. Diese Übungen verbessern den Laufstil und die Lauftechnik und helfen so dabei, schneller zu laufen. Die Übungen machten wir immer VOR dem

Hauptteil des Trainings, weil hier vor allem auch Konzentration gefragt ist. Zudem sind Körper und Geist noch frisch und prägen sich somit herausfordernde Übungen und Techniken schneller und besser ein. Würdest du diese NACH dem Workout machen, sind Körper und Geist ermüdet, dadurch schummeln sich mehr Fehler ein und dies erhöht das Verletzungsrisiko. Alles, was also mit Technik, Koordination und Schnelligkeit zu tun hat, kommt vor dem anstrengenden Hauptteil.

Workout

Nun kommen wir zum eigentlichen Training. Erschrick bitte nicht! Ich weiß, dass hier klingt alles viel komplizierter, als es eigentlich ist. Stell es dir einfach so vor: Du gehst ins Fitnessstudio und fragst dich »Was will ich heute mit der Trainingseinheit bezwecken?«

Wenn du beispielsweise die Beinmuskulatur stärken willst, trainiere folgendermaßen: Du schaltest deine Musik ein, wärmst dich für 10 Minuten am Laufband auf und machst nachher ein paar Wiederholungen mit der Langhantel ohne Gewicht, um warm zu werden. Zuerst achtest du nochmal bewusst auf deine Technik und fängst dann an zu trainieren. Du machst 4×4 Übungen für die Beine, jeweils mit 10–12 Wiederholungen und 90 Sekunden Pause zwischendurch. Wenn du 25 Wiederholungen machst, bezweckst du keinen Muskelaufbau (außer du bist totale Anfängerin). Das Gewicht muss also so gewählt werden, dass du allerhöchstens 12 Wiederholungen schaffen kannst, sonst hat das Training nicht den gewünschten Effekt.

Cool-down

Abwärmen ist genauso wichtig wie das Aufwärmen. Durch das Cool-down leitest du die Regeneration ein und dein Körper kann wichtige Stoffwechselvorgänge durchführen. Du bekommst weniger Muskelkater und hilfst dem Körper, die

Fragen & Antworten

Nehme ich durch Krafttraining zu?
Ja und nein. Wenn du Muskeln aufbaust, kann es gut sein, dass die Zahl auf der Waage steigt. Eine Zunahme kann auch daran liegen, dass du zwar noch nicht so viele Muskeln aufgebaut hast, diese sich aber gerade reparieren und somit Wasser einlagern. Diese Kilos purzeln aber auch schnell wieder. Wenn du zu viel isst, dann nimmst du auch zu, obwohl du trainierst. Durch das Krafttraining alleine nimmst du wenig zu.

Wie finde ich eine Sportart, die mir Spaß macht?
Probiere so viele wie möglich aus! Informiere dich, welche Angebote es in deiner Stadt gibt. Gehe hin und bitte um ein Probetraining, die meisten Studios und Vereine bieten so etwas an. Oder du schaust mal, ob du online ein tolles Workout-Training auf YouTube findest.

Wie finde ich einen guten Trainer?
Es stellt sich zunächst die Frage, ob du einen Online- oder Offline-Coach möchtest? Bei Letzterem kannst du dich in den Studios in deiner Nähe informieren. Durchforste Hashtags auf Instagram. Wichtig ist, dass du dich bei dieser Person gut aufgehoben fühlst. Welche Ausbildung dein Trainer oder deine Trainerin hat, ist oft gar nicht so wichtig. Viel wichtiger ist, ob es »Klick« macht und ob du dich »sicher« fühlst. Mach dir bewusst, was genau dir wichtig ist und was du konkret suchst.

Einheit besser zu »verarbeiten«. Es reicht, wenn du 10 (vorzugsweise länger) Minuten ganz locker Cardio-Training machst: Walken, langsames Laufen, Radeln oder Sonstiges.

Trainingsprinzipien

Die Sportwissenschaft ist sehr interessant, weil sie uns viel über den Körper lehrt. Vieles davon können wir aber auch in unserem alltäglichen Leben anwenden.

Warum werde ich durch mein Training eigentlich besser? Was passiert nach dem Training mit unserem Körper? Warum ist die Erholung genauso wichtig wie das Training selbst? In diesem Buchteil möchte ich dir ein bisschen Hintergrundwissen aus der Trainingswissenschaft näherbringen, damit du selbst auch verstehst, was du tust.

Superkompensation (Überkompensation)

Warum werde ich durch mein Training eigentlich besser?

Die Superkompensation stellt die Grundlage jedes Trainings dar. Wenn ich trainiere und somit einen bestimmten Trainingsreiz setze, ist mein Körper anschließend ermüdet. Es kommt vorübergehend zur Abnahme der Leistungsfähigkeit. Während dieser Ermüdungsphase sind wir etwas geschwächt, die Abwehrkräfte sind gesenkt und die Gefahr einer Infektion ist somit größer.

Wenn ich meinem Körper nun Erholung gönne bzw. richtig und aktiv regeneriere, stellt sich der Körper nicht nur auf das Ausgangsniveau zurück (Kompensation), sondern erhöht kurzfristig die Leistungsfähigkeit (Superkompensation). Während der Erholungsphase wird die körperliche, geistige und seelische Leistungsfähigkeit wiederhergestellt. Darum wirst du durch regelmäßiges Training besser und besser.

Trainingsprinzip 1: Prinzip des optimalen Belastungsreizes

Wenn ich mit dem Ziel ins Fitnessstudio gehe, Muskeln aufzubauen, dann sollte ich 10–12 Wiederholungen jeder Übung machen und das Gewicht muss so gewählt werden, dass ich nicht mehr als 12 Wiederholungen schaffe.

Wenn ich ein zu leichtes Gewicht wähle und die Hanteln für mein Leistungsniveau zu leicht sind, dann wird sich nichts oder nur sehr wenig tun (unterschwelliger Reiz).

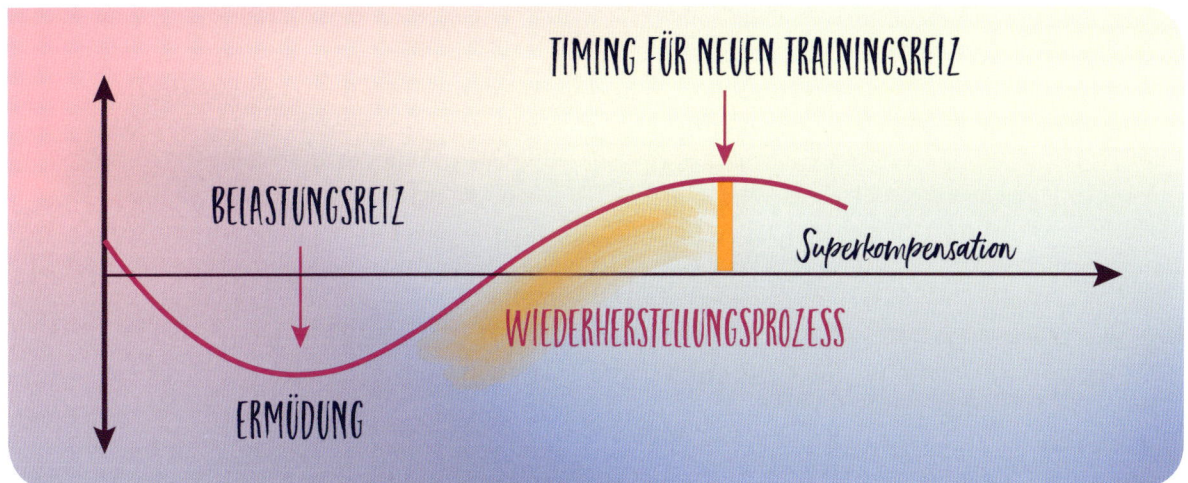

Wenn ich ein zu schweres Gewicht wähle und nur 2–3 Wiederholungen schaffe, dann trainiere ich etwas anderes (Maximalkraft) und kann mein Ziel ebenfalls nicht erreichen. Zudem ist die Belastung für den Körper sehr hoch. Wenn ich die Übung dann zu oft mache und mich ausgelaugt fühle, habe ich eindeutig etwas falsch gemacht (zu starker Reiz, der für Übertraining sorgen kann).

Wenn ich die richtige Wiederholungsanzahl und das richtige Gewicht wähle und mich anstrenge, dann habe ich den richtigen Reiz gesetzt (optimaler Reiz).

Dieses Trainingsprinzip ist natürlich sehr abhängig vom Leistungsniveau des Sportlers. Ein Anfänger setzt einfacher einen Reiz (weil er noch nicht viel Belastung gewohnt ist) als ein Profisportler. Das Training sollte deshalb immer auf den Sportler und auf dessen Ziel abgestimmt sein.

Trainingsprinzip 2: Ausgleich von Belastung und Erholung

Dieses Trainingsprinzip wird vor allem durch die Superkompensation ausgedrückt.

Das Training war anstrengend, nun bin ich müde. Mein Körper braucht jetzt die entsprechende Erholung, damit sich der Organismus anpassen und weiterentwickeln kann.

Für Anfänger reichen wenige Trainingseinheiten, da der Körper die Belastung noch nicht gewohnt ist und mehr Erholung benötigt – im Gegensatz zu Profisportlern (mit jahrelanger Erfahrung), die sogar mehrmals am Tag trainieren können, weil sie körperlich fit sind und diese Belastung aushalten bzw. deutlich mehr trainieren müssen, um überhaupt noch besser werden zu können.

Woher weiß ich, wann ich wieder trainieren kann?
Qualität geht IMMER vor Quantität. Wenn ich sehr hart trainiert habe und mich am nächsten Tag total ausgelaugt fühle, dann ergibt ein lockerer Spaziergang mehr Sinn als eine weitere harte Belastung. Die Qualität der Einheit könnte sonst darunter leiden. Da ist es besser, dem Körper 1–2 Tage Erholung zu gönnen, denn dann kann ich wieder eine qualitativ hochwertige Einheit absolvieren, statt ein halbherziges und somit eher sinnloses Training hinter mich zu bringen.

Die Kunst ist es nun, seinen Körper gut kennenzulernen und ein Gespür dafür zu entwickeln, wann sich der Körper ausreichend erholt hat und wann du wieder einen neuen Reiz setzen kannst. Dieses Gefühl kommt vor allem durch die eigene Erfahrung und mit Hilfe und in Absprache mit einem guten (!) Trainer. Nur weil Person Y viermal zum Training geht und Sportart XY trainiert, bedeutet das nicht, dass dies auch für dich optimal ist. Auch dieses Trainingsprinzip ist sehr vom Sportler und seinem Leistungsniveau abhängig.

Trainingsprinzip 3: Das Prinzip der progressiven Belastung

»Bei Trainingsbelastungen, die über eine längere Zeitdauer gleichbleiben, hat sich der Organismus so angepasst, dass dieselben Belastungsreize nicht mehr überschwellig stark wirken oder sogar unterschwellig werden.« [Jürgen Weineck]

Als ich zum ersten Mal boxen war, war ich nach der ersten Einheit platt und keuchte wie ein dicker Wal. Es war eine ganz neue Belastung, ich hatte keine Ahnung von der Technik, der richtigen Atmung und seien wir ehrlich, meine Kondition war im Ar***.

Die ersten sieben Wochen trainierte ich nur einmal pro Woche intensiv. Mit der Zeit wurde es dann einfacher. Ich wusste so langsam, wie ich meine Hände und Beine richtig einsetzte, die Kondition wurde besser und nach der Einheit fühlte ich mich fit! Mein Körper hatte sich angepasst und setzte jetzt dementsprechend keinen (bzw. nur noch einen kleinen) Reiz und ich erholte mich viel schneller. Somit konnte ich also damit beginnen, zweimal die Woche zum Boxen zu gehen.

Wenn ich mich also auf lange Sicht verbessern will, dann muss ich mein Training regelmäßig steigern und ändern. Dies erfolgt in kleinen Schritten. »Progressive Belastung« kann unterschiedlich aussehen, denn ich kann mein Training unterschiedlich steigern. Ich kann z. B. öfters zum Training gehen, länger trainieren oder die Intensität steigern. Man sollte aber niemals die Qualität außer Acht lassen, deshalb bin ich der Meinung, lieber einen stärkeren Reiz in der Einheit zu setzen, anstatt zu viele (schlampige) Einheiten zu absolvieren. Die Intensität kann durch Pausenverkürzung, längere/schnellere Intervalle oder mehr Gewicht verändert werden.

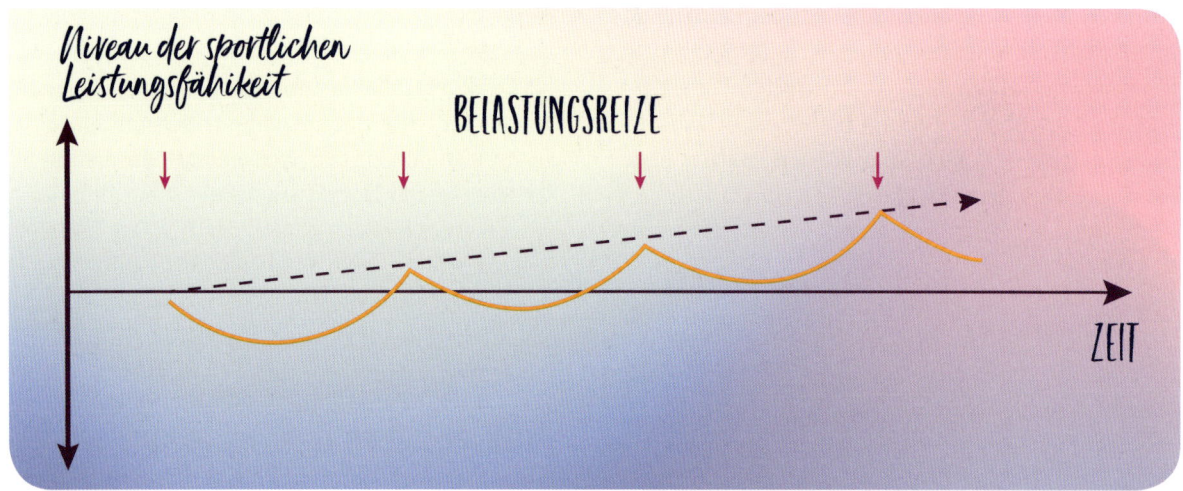

Trainingsprinzip 4: Prinzip der Kontinuität

»Ein einmaliges Training löst noch keine erkenn-baren Anpassungen aus. Zum Erreichen einer op-timalen Anpassung ist es notwendig, mehrfach die Belastung zu wiederholen, da für eine stabile An-passung der Organismus zunächst eine Reihe von akuten Umstellungen einzelner Funktionssysteme durchlaufen muss.« [Jürgen Weineck]

Ich kann heute aufwachen und mich dazu ent-schließen, einfach mal zum Basketballtraining zu gehen. Meine Koordination mit Bällen und Armen ist gleich null. Aus meiner bisherigen Erfahrung mit verschiedenen Ballsportarten bin ich mir si-cher, dass ich mir mit großer Wahrscheinlichkeit einen Finger verstauchen werde und einige Bälle in meinem Gesicht landen werden, weil ich nicht in der Lage bin, sie zu fangen. Frustriert gehe ich nach Hause und spiele nie mehr.

Resultat? Ich werde ganz sicher nicht besser, wenn ich nach Hause gehe und auf der Couch liegen bleibe.

Dieses Trainingsprinzip kann man eigentlich auf andere Lebensbereiche anwenden. Wenn ich mich verbessern will, dann muss ich etwas dafür tun. Wenn ich meine Fotografiekünste verbessern will, muss ich mich mit meiner Kamera beschäftigen. Wenn ich schneller laufen möchte, sollte ich auch regelmäßig meine Kondition trainieren. Wenn ich besser in Mathematik werden will, könnte es nicht schaden, mehr zu rechnen. Dieses Prinzip sagt aus, dass ich kontinuierlich etwas tun muss, um mich regelmäßig zu verbessern.

HIIT-Training

Ich mag Abwechslung in meinem Training und, auch wenn ich gern im Studio trainiere, so liebe ich es auch, das Training draußen zu absolvieren. Es gibt nichts Besseres als ein gutes Training an der frischen Luft. Aus diesem Grund möchte ich auch dir die Abwechslung schmackhaft machen. Die Übungen mit dem eigenen Körpergewicht kannst du überall machen, sie sind ideal für einen stressi-gen Alltag. Du kannst sie morgens, in der Mittags-pause oder am Abend vor dem Fernseher machen. Betrachte die Reise zu deinem besten Ich mit Neu-gierde und wage Neues. Wie wäre es mit einem Outdoor-HIIT-Training?

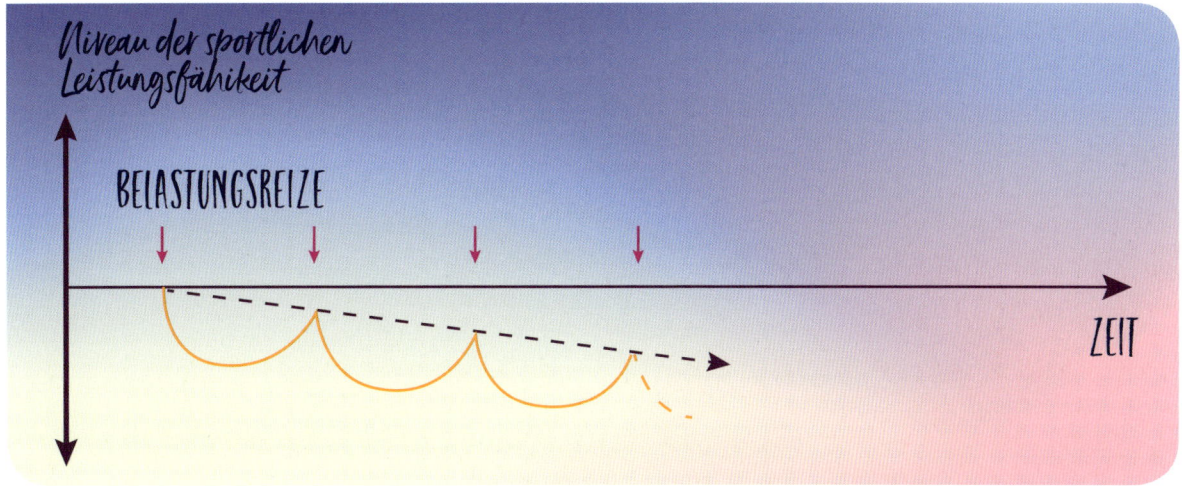

HIIT kommt aus dem englischen und steht für High Intensity Interval Training. In der Trainingslehre betrachten wir es als »stinknormales« Intervalltraining, aber HIIT klingt halt einfacher cooler, oder?

Ein Intervalltraining besteht aus zielgerichteter Belastung und einer darauffolgenden Erholung. Im Vergleich zu einem Dauerlauf mit konstanter Belastung wechseln sich hier Belastung und Erholung regelmäßig ab. Wichtig hierbei ist, dass die Pausen nach der Belastung nur lohnend sind. Das bedeutet, du wirst dich in dieser kurzen Zeit nicht vollständig erholen, sondern nur ausatmen können.

Zweck des Intervalltrainings:
- Abwechslung im Training
- Training von »Härte«
- Hypertrophie (Vergrößerung) der Herzmuskulatur
- Verbesserung der anaeroben Kapazität
- Zeitsparendes Training

Die Idee des HIIT-Trainings ist es, in kurzen Belastungsphasen deinen Körper an seine Leistungsgrenze zu bringen. Durch einen stetigen Wechsel aus Belastung und Erholung wird das Ausdauertraining deutlich kürzer, dafür intensiver. Sinn dahinter ist also auch, dass du dich »quälst« und über deine Grenzen pushst. Die Intervalle in diesem Trainingsplan (Seite 121) sind kurz gewählt, damit du wirklich alles geben kannst!

Wie funktioniert jetzt HIIT Training konkret? HIIT kannst du (fast) überall machen. Auf dem Laufband, dem Rad, auf dem Sportplatz, am Berg (bergauf) oder mit dem Sprungseil. Um auch an der frischen Luft trainieren zu können würde ich dir einen Sportplatz empfehlen. Ganz wichtig für das HIIT-Training ist das Aufwärmen! Deine Muskulatur wird einer hohen Belastung ausgesetzt und dafür musst du deinen Körper auch aufwärmen. Laufe locker für 10 Minuten, mach etwas Schwunggymnastik und gern ein paar Übungen aus dem Lauf-ABC. Du musst es allerdings nicht verkomplizieren. Du kannst das HIIT-Workout auch nach dem Krafttraining machen, dann bist du schon aufgewärmt.

Nach dem Aufwärmen geht es auch schon los! Lauf los, und zwar so schnell du kannst. Du kannst dir eine Distanz suchen oder ein Zeitintervall nehmen. Laufe in diesen 20 Sekunden, so schnell du kannst, wachse über dich hinaus und push dich selbst!

Die Pause darfst du auch wirklich als Pause nutzen. Atme tief durch, gehe langsam und mach dich im Kopf wieder für die nächste Belastung bereit. Wichtig ist es nach dem Workout auch das Cooldown. Gehe oder laufe locker ein paar Minuten.

Nach ein paar Wochen kannst du die Intensität steigern (Prinzip der progressiven Belastung). Du kannst die Intervalle verlängern, die Pausen verkürzen oder mehr Intervalle machen. Viel Spaß!

Ausdauertraining – Dauermethode

Vermutlich kennst du den modernen Begriff »Cardio-Training«. Damit ist eine Form des Ausdauertrainings, und zwar die Dauermethode im Grundlagenbereich, gemeint. Auch Intervalltraining ist eine Form des Ausdauertrainings.

Cardio wird oft als »langweilig« angesehen. Eine Stunde laufen. Zwei Stunden radeln. Wem macht das schon Spaß und wer hat eigentlich Zeit dafür? Seit ich wieder mehr Triathlon-Training mache, mache ich auch mehr Ausdauertraining und so langweilig muss es gar nicht sein! Ich finde es auch stinkelangweilig, wenn ich mich 60 Minuten auf einem Gerät im Fitnessstudio »quälen« soll. Doch es gibt manchmal nichts Besseres, als eine Runde mit dem Rad zu drehen und neue Plätze zu entdecken. Die frische Luft, die Geschwindigkeit, neue Gegenden ... wow!

Warum erwähne ich Cardio-Training, wenn es so langweilig ist? Ausdauertraining ist sehr wichtig für deine Gesundheit und für dein Herz-Kreislauf-System. Deshalb möchte ich dich davon überzeugen, dass es gar nicht so langweilig sein muss.

- Cardio-Training stärkt das Herz-Kreislauf-System.
- Der Muskelstoffwechsel wird ökonomischer.
- Dein psychisches und physisches Durchhaltevermögen wird gestärkt.
- Die Sauerstoffaufnahme wird besser.
- Die Regenerationsfähigkeit wird gesteigert.
- Ausdauertraining hilft für den Umgang mit Stress.
- Fast kostenlos → Du brauchst nur Sportschuhe und einen guten Sport-BH.

Im Trainingsplan findest du den Begriff »Power-Walk«. Das bedeutet, du machst einen zügigen Spaziergang. Hier liegt die Betonung auf »zügig«. Du solltest in diesem Tempo noch sprechen können, aber deinen Atem schon etwas bewusster wahrnehmen. Frag deine beste Freundin, ob sie mitkommen will. Lade dir einen Podcast runter oder erstelle dir eine neue Playlist. Gehe eine unbekannte Runde in deiner Gegend, um auch noch deinen Entdeckergeist zu fördern.

Alternativen für Cardio-Training:
- Langsames Laufen
- Radfahren
- Schwimmen
- Wandern
- Tanzen
- Crosstrainer
- Rudermaschine

Workout-Übungen

Das Zirkeltraining besteht aus einem Workout mit verschiedenen Übungen. Diesen Zirkel wiederholst du 4-mal. Jede Übung machst du 45 Sekunden, dann folgen 15 Sekunden Pause, insgesamt dauert das Training ca. 20 Minuten

	Woche 1	Woche 2	Woche 3
Oberkörper & Rumpf	Planks (Seite 122) Bergsteiger (Seite 122) Push-ups mit Erhöhung (Seite 122) Superman (Seite 124) Burpees (Seite 124)	Lay down push-ups (Seite 137) Side plank (Seite 132) Bench dips (Seite 128) Beinheben in Liegestützstellung (Seite 128) Jumping Jacks (Seite 134)	Plank ups (Seite 140) Superman (Seite 124) Bergsteiger (Seite 122) Jumping Jacks (Seite 134) Knee Push-ups (Liegestütz auf Knien)
Beine & Po	Ausfallschritte (Seite 126) Jumping Jacks (Seite 134) Hip lifts (Seite 132) Donkey Kicks (Seite 131) High knees (Seite 137)	Sumo squats (Seite 131) Hip lifts (Seite 132) x-jumps (Seite 138) Planks (Seite 122) Burpees (Seite 124)	Beinheben in Liegestützstellung (Seite 130) High knees (Seite 137) Donkey kicks (Seite 131) Squats (Seite 132) Ausfallschritte (Seite 126)
Ganzkörper HIIT	Einlaufen 6×20 Sekunden Sprint 2 Minuten Pause Cool-down	Einlaufen 8×10 Sekunden Sprint 1 Minute Pause Cool-down	Einlaufen 10×30 Sekunden schnell 1 Minute Pause Auslaufen
Yoga, Stretching	Morgenmeditation (Seite 166) Stellung des Kindes (Seite 151) Kobra (Seite 154) Katzenbuckel (Seite 153)	Visualisierung (Seite 166) Vorwärtsbeuge (Seite 152) Krieger 1 (Seite 155) Krieger 2 (Seite 156)	Meditation Selbstliebe (Seite 168) Katzenbuckel (Seite 153) Stellung des Kindes (Seite 151) Krieger 1 (Seite 155)
Cardio-Training	Power-Walk 30 Minuten	Power-Walk 40 Minuten	Power-Walk 35 Minuten

Planks (Unterarmstütz)

Bergsteiger

>> Der klassische Unterarmstütz ist eine der besten Übungen für einen stabilen und starken Rumpf. Du trainierst die Bauchmuskulatur und lernst damit, deine Mitte besser zu stützen und zu kontrollieren. Auch dein Oberkörper und deine Arme werden dadurch gestärkt.

- Stütze dich auf deinen Unterarmen ab. (1)

- Der Rumpf ist stabil und sollte nicht nach unten durchhängen.

- Wenn die Übung anstrengend wird, schiebt sich manchmal das Becken automatisch nach oben. Achte darauf, dass du trotzdem stabil bleibst und nicht nach oben gehst, sondern parallel zum Boden bleibst.

>> Diese Übung stärkt nicht durch deinen Rumpf, sondern auch deine Arme und Schultern. Du lernst, deinen Rumpf zu stabilisieren, und durch die aktive Bewegung wird auch dein Herz-Kreislauf-System herausgefordert.

- Beginne in der Liegestütz-Position. Die Armen stehen etwas mehr als schulterbreit auseinander. Verlagere dein Körpergewicht auf deine Hände.

- Während du deinen linken Fuß fest am Boden behältst, beugst du dein rechtes Knie und führst es zu deiner Brust. (2)

- Strecke es dann wieder nach hinten aus und setze deinen rechten Fuß wieder auf dem Boden hinter dir ab.

- Beuge nun dein linkes Bein und führe dein linkes Knie in Richtung Brust.

- Erhöhe die Geschwindigkeit, und stelle dir vor, du würdest zu deinen Händen laufen. Achte darauf, dass das jeweilige Bein in Bewegung nie den Boden berührt.

- Wiederhole die Übung für die angegebene Zeit.

- Für Anfänger ist es besser, die Übung langsam und kontrolliert auszuführen. Fortgeschrittene können die Bewegung auch schneller machen.

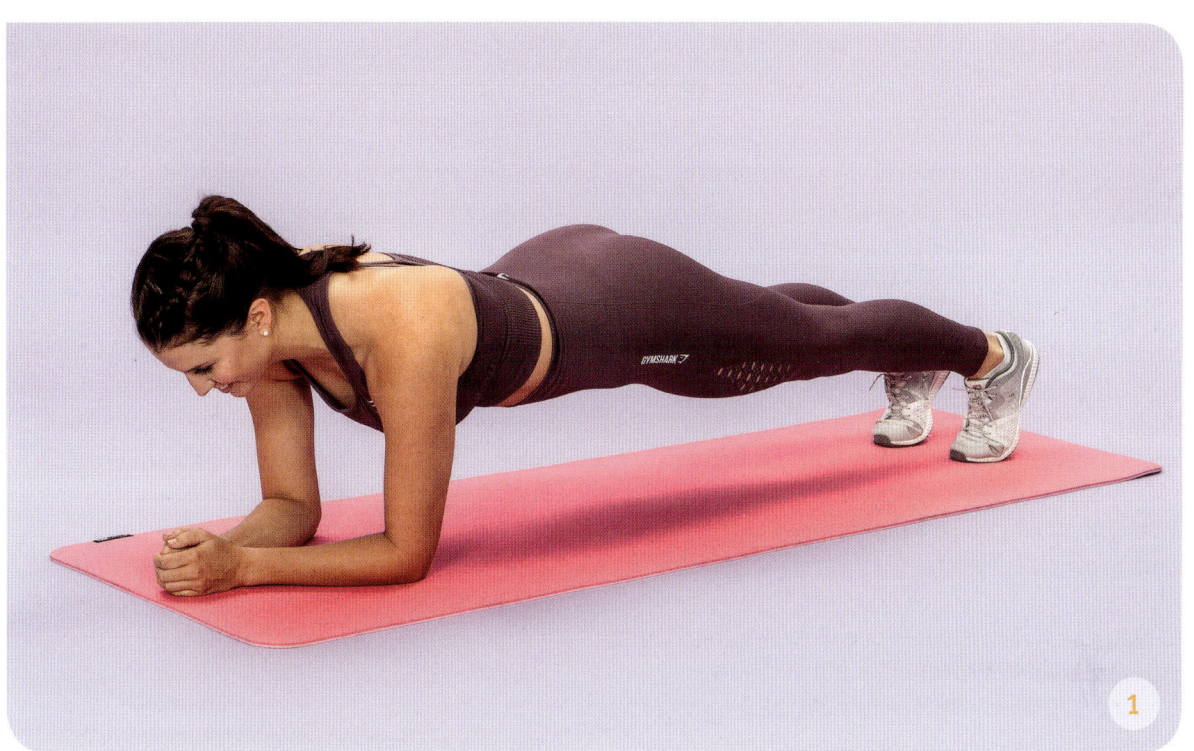

1

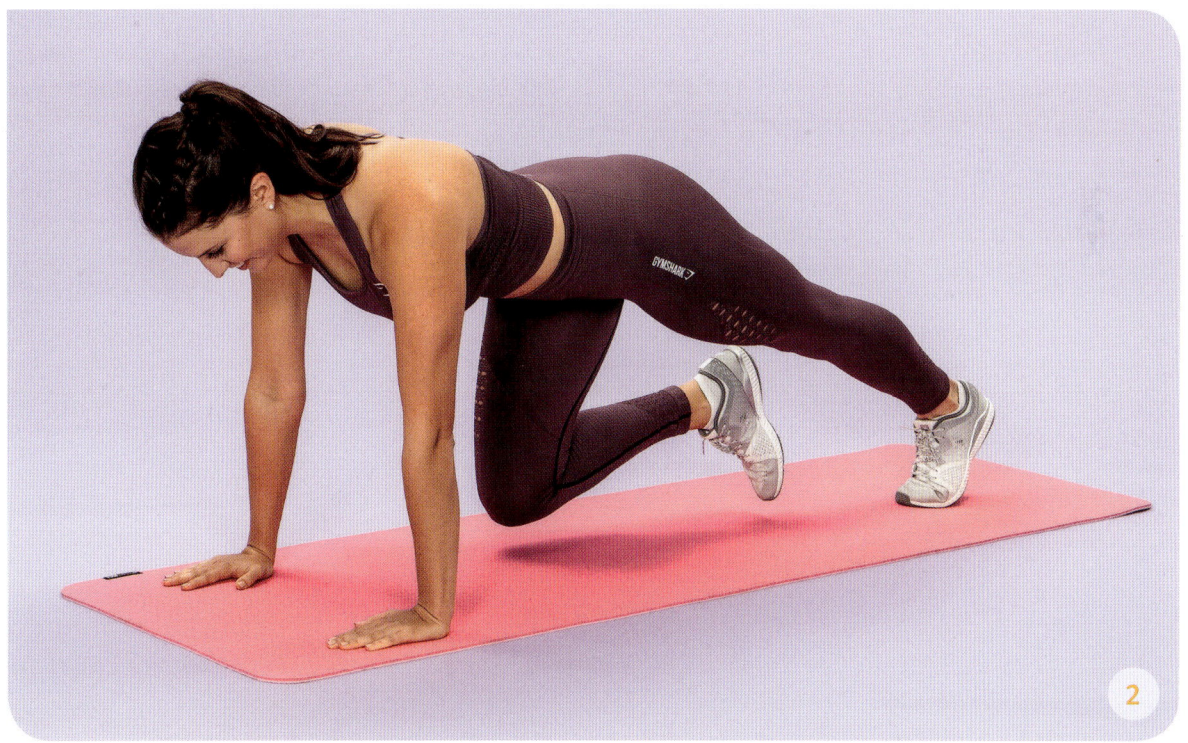

2

Push-ups (Liegestütze) mit Erhöhung

» Mit den Liegestützen trainierst du deine Arme, den vorderen Schulterbereich und die Brustmuskulatur. Auch dein Rumpf und deine Bauchmuskulatur werden hierbei gut gefordert und trainiert.

● Stelle deine Hände etwas weiter als schulterbreit auseinander auf dem Boden oder auf einer Bank (leichte Erhöhung) ab. Die Füße sind hinter dir, das Gewicht liegt auf den Fußballen. Dies wird Push-up-Position (Liegestütz-Ausgangsstellung) genannt.

● Während du deinen Rücken gerade hältst und dich durch deine Bauchmuskulatur stabilisierst, beugst du die Arme und senkst deinen Oberkörper auf den Boden, bis deine Arme einen Winkel von 90 Grad bilden. (1)

● Drücke dich durch die Brust nach oben und strecke deine Arme wieder aus, um deinen Körper wieder in die Push-up-Position zu heben.

● Wichtig hierbei ist, dass du mit dem Becken nicht durchhängst. Halte deinen Rumpf immer stabil. Diese Übung ist am Anfang einfacher, wenn du deine Hände auf einer Erhöhung abstützt oder dein Gewicht auf den Knien statt auf den Fußballen liegt.

Superman

» Superman oder lieber Superwoman? Wir Frauen lieben es, unseren Bauch zu trainieren, und vergessen dabei eine wichtige Sache: den Gegenspieler – den Rücken. Die Übung hilft dir dabei, zu lernen, wie du deinen Rücken ansteuern und stärken kannst.

● Lege dich mit dem Bauch auf den Boden. Die Hände sind nach vorn gestreckt.

● Der Nacken ist in der Verlängerung der Wirbelsäule, nicht nach oben oder nach unten gestreckt. Dein Blick geht nach unten.

● Hebe leicht den Oberkörper und die Beine an. Diese bleiben oben, während du anfängst die Arme gestreckt von vorne nach hinten zu bewegen. (2)

● Vorne berühren sich die kleinen Finger und wenn du die Arme nach hinten streckst, berühren sich die Daumen über dem Lendenbereich. Lass dabei die Ellbogen möglichst gestreckt. (3)

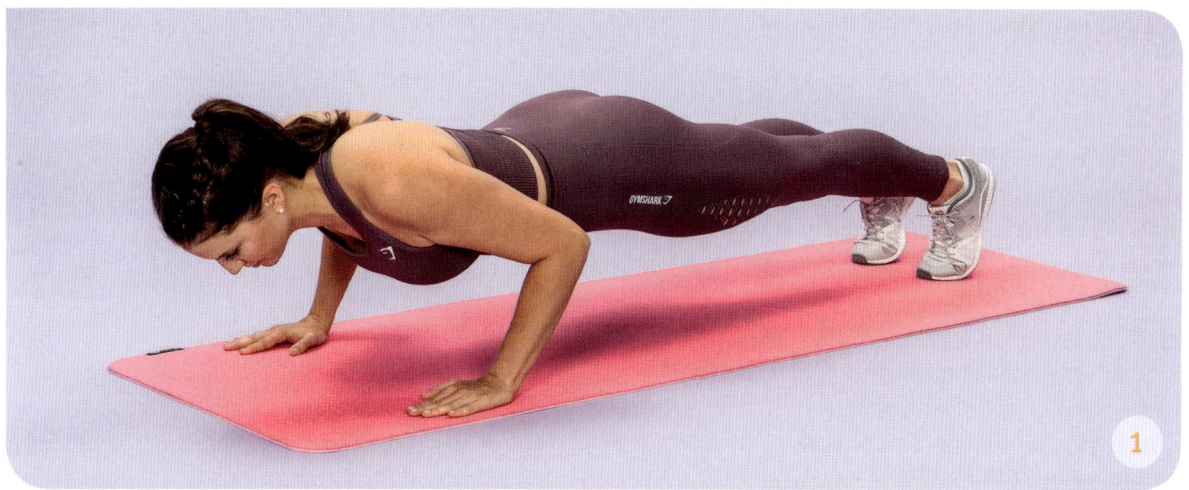

1

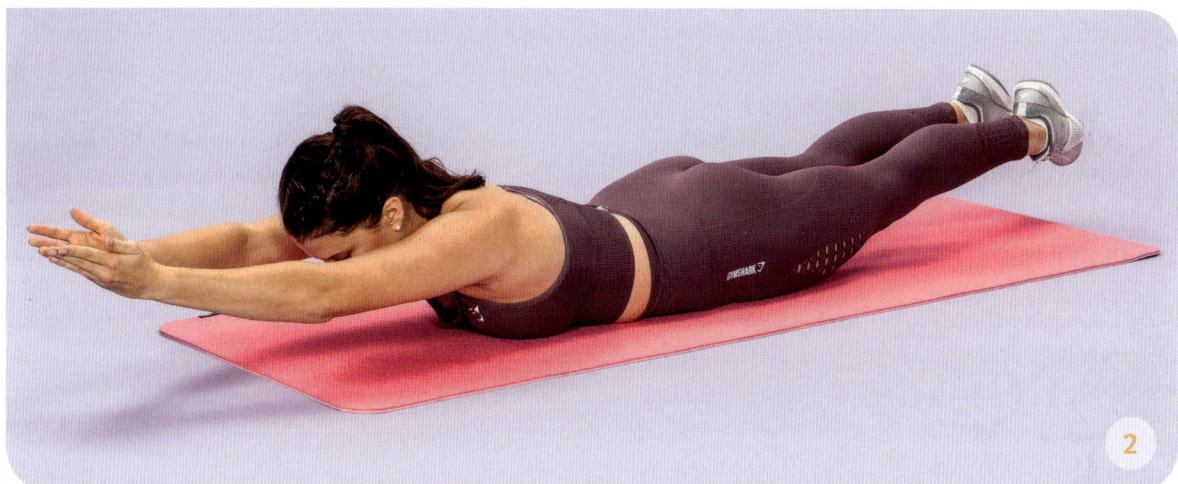

2

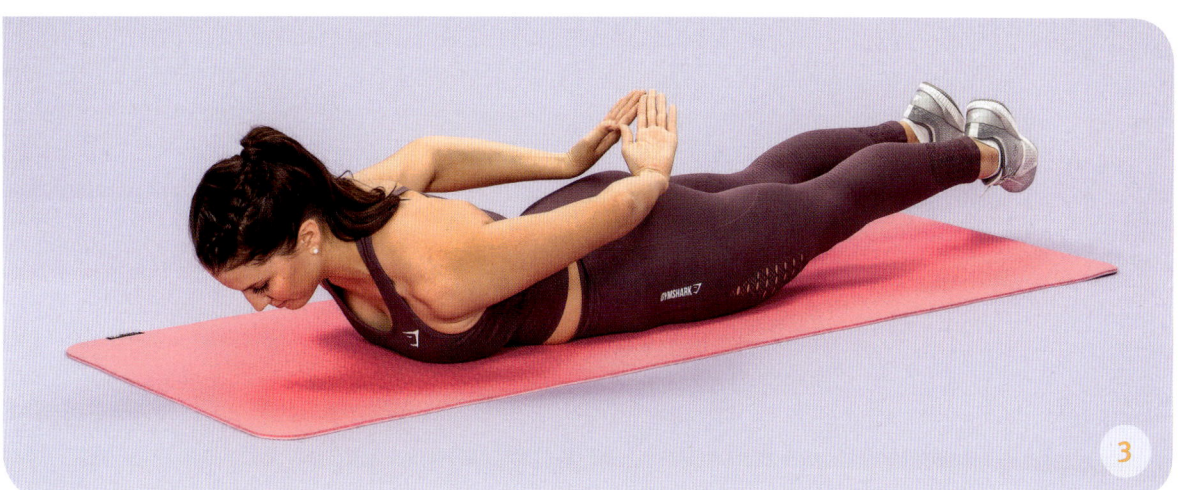

3

Burpees

>> Eine herausfordernde Übung für den ganzen Körper und das Herz-Kreislauf-System. Diese Übung kann deinen Puls nämlich ganz schön in die Höhe treiben. Hiermit trainierst du Beine und Rumpf, aber auch deine Ausdauer.

● Stelle dich in einen hüftbreiten Stand und beuge Hüften und Knie (Squat-Position).

● Lehne deinen Körper leicht nach vorne, sodass du deine Hände vor dir auf den Boden legen kannst.

● Springe mit den Füßen nach hinten in die Liegestützposition, wobei du mit deinen Fußballen den Boden berührst. Achte darauf, dass dein Rücken gerade bleibt und du dich durch deine Bauchmuskulatur stabilisierst. (1)

● Verlagere dein Körpergewicht auf deine Hände und springe mit deinen Füßen nach vorn in die Squat-Position (Kniebeugen-Position). (2)

● Springe von dieser Position aus senkrecht nach oben, mit den Händen und Armen voraus, bevor du in einer neutralen Stehposition landest. Achte bei der Landung darauf, dass du zuerst auf den Fußballen landest und erst dann deine Füße nach hinten abrollst. Achte auch darauf, dass du weich in den Knien bleibst, um Verletzungen zu vermeiden. (3)

● Wiederhole die Übung in dem angegebenen Zeitrahmen. Da diese Übung sehr anstrengend sein kann, ist es besser, sie langsam und sauber auszuführen, als schnell und schlampig.

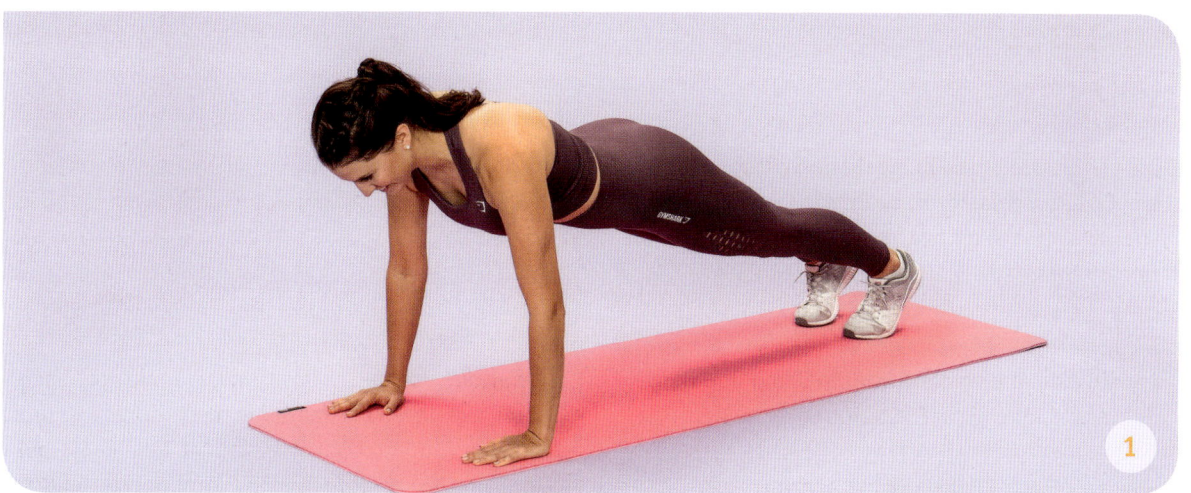

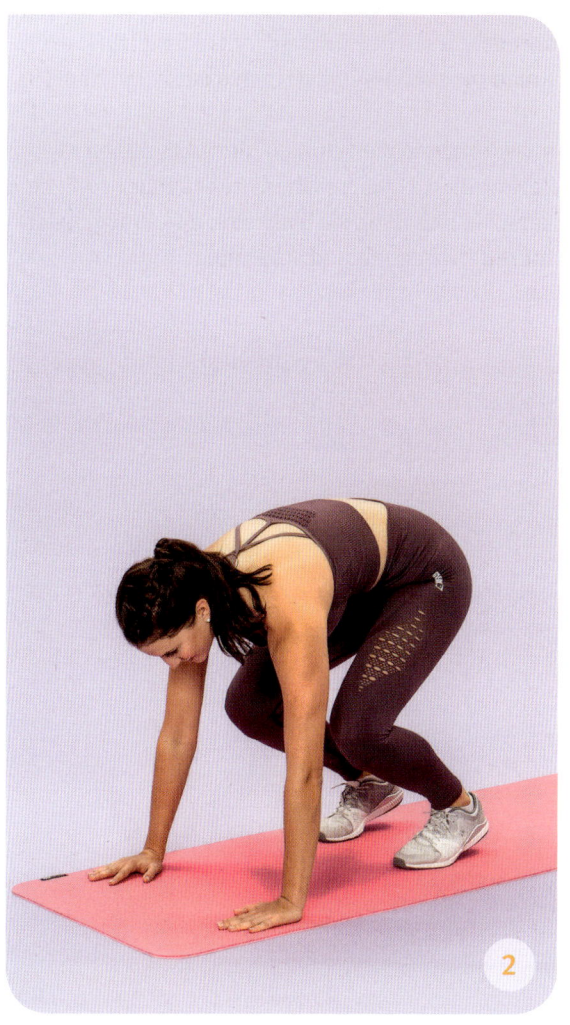

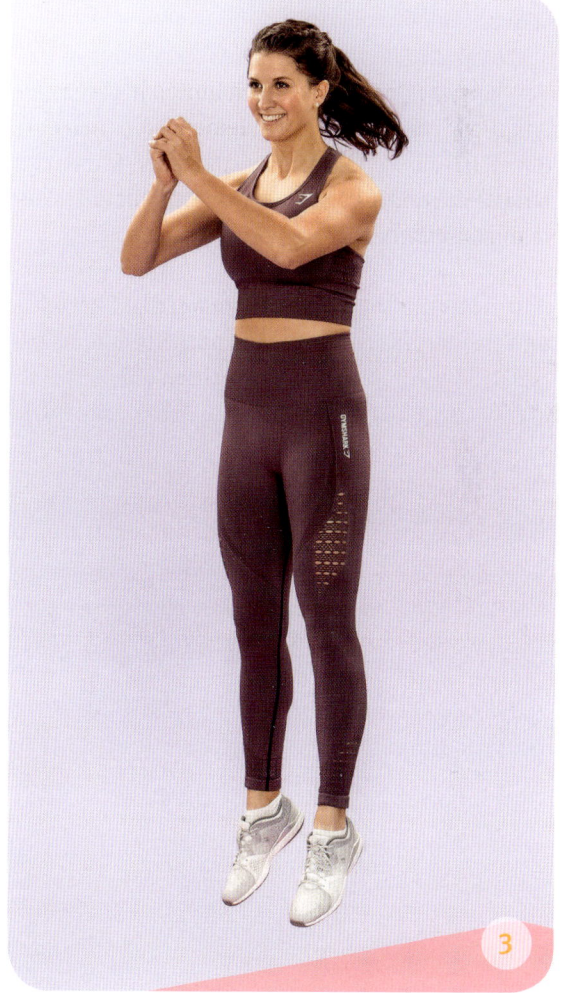

Side plank – Seitlicher Unterarmstütz

» Der Unterarmstütz ist eine sehr effektive Übung, wenn du lernen möchtest, deinen Körper zu stabilisieren und zu stärken. Die Variationen sind unendlich. Hier findest du eine davon, und zwar wechseln wir auf die Seite, um die seitliche Bauchmuskulatur spezifisch zu stärken.

● Lege dich auf deine rechte Körperseite.

● Stütze dich auf deinen rechten Unterarm ab.

● Hebe das Becken, sodass dein Oberkörper mit dem Becken eine gerade Linie bildet. Die Hüfte hängt nicht durch. (1)

● Halte diese Position einige Sekunden und senke dann ab. Wiederhole das Heben einige Male.

● Im nächsten Durchgang machst du die Übung auf der linken Körperseite.

Bench dips

» Wir Frauen wollen oft starke und schlanke Arme und diese Übung hilft dir dabei. Du trainierst deine Oberarme, spezifisch die Rückseite, deinen Trizeps. Diese Übung ist allerdings nicht so leicht, wie sie aussieht. Du kannst sie mit der Zeit noch schwieriger machen, indem du die Knie nicht abwinkelst, sondern ausstreckst.

● Setz dich auf eine Bank, allerdings setzt du nicht mit dem Hintern auf die Bank, sondern du setzt dich genau vor die Bank in die Luft. Deine Hände sind auf der Bank und stützen dich.

● Die Knie sind abgewinkelt und die Fußsohlen haben einen stabilen Stand am Boden.

● Beuge nun deine Arme und gehe mit dem Becken, parallel zur Bank, nach unten. (2)

● Drücke dich mit den Armen wieder nach oben.

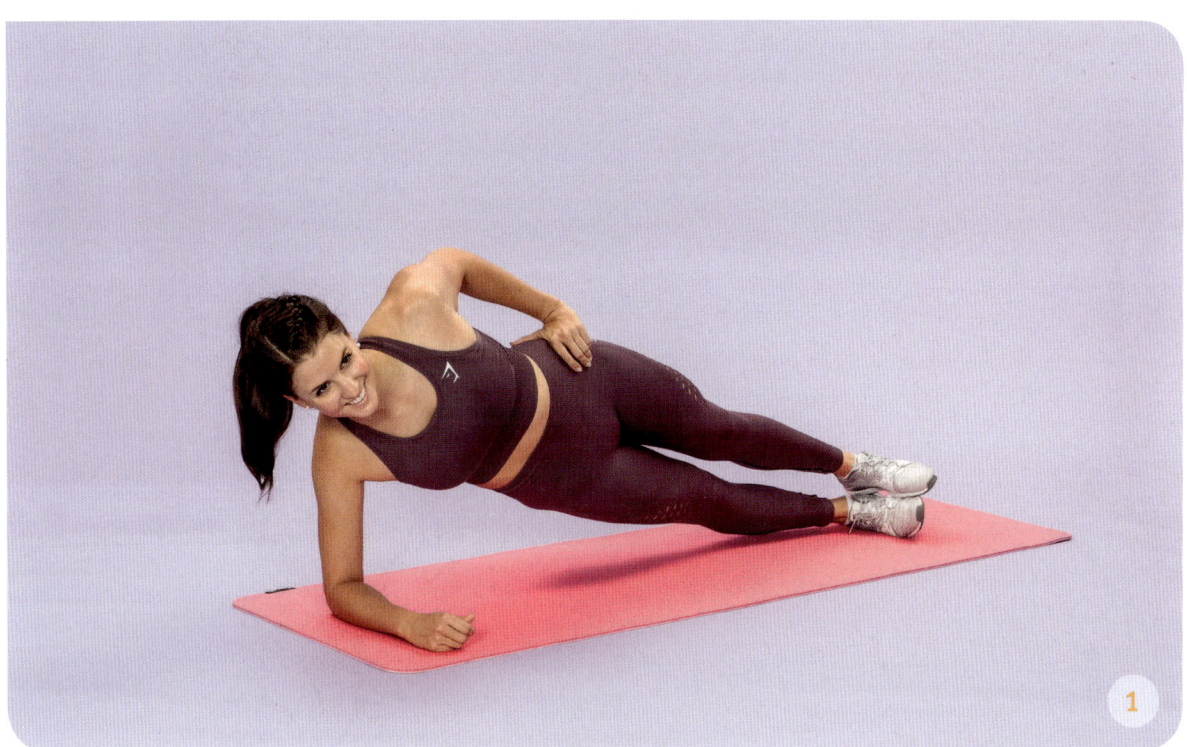

1

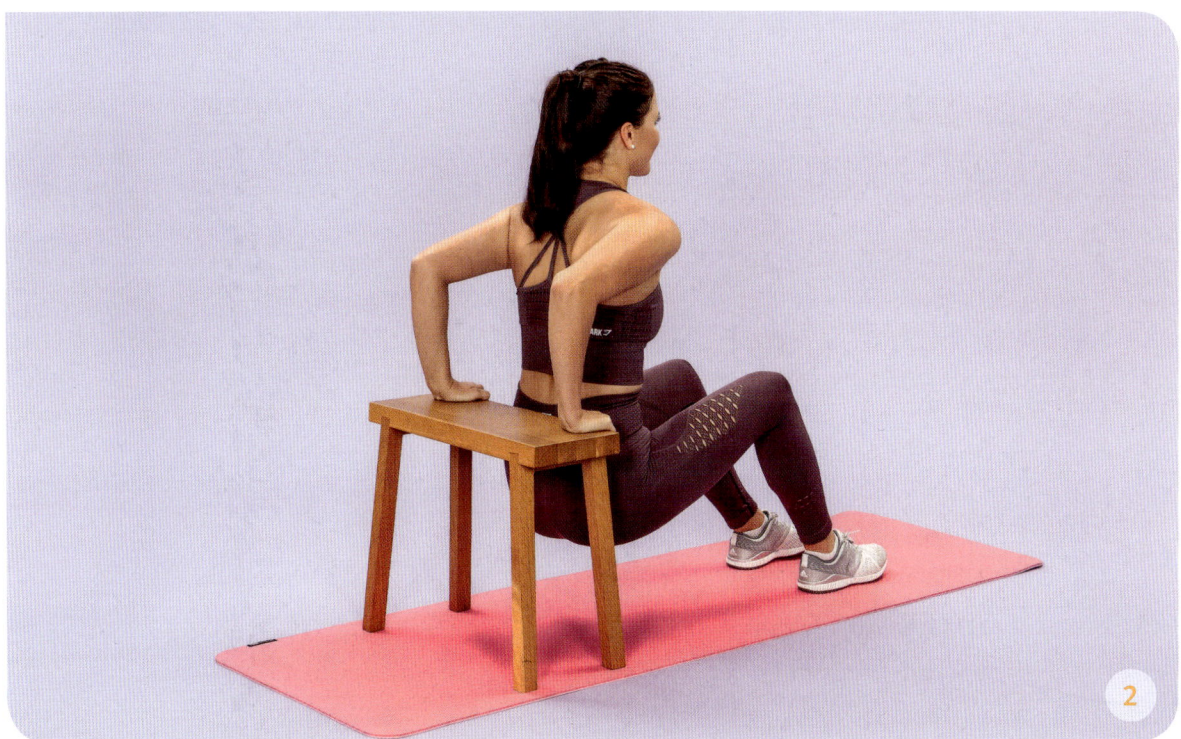

2

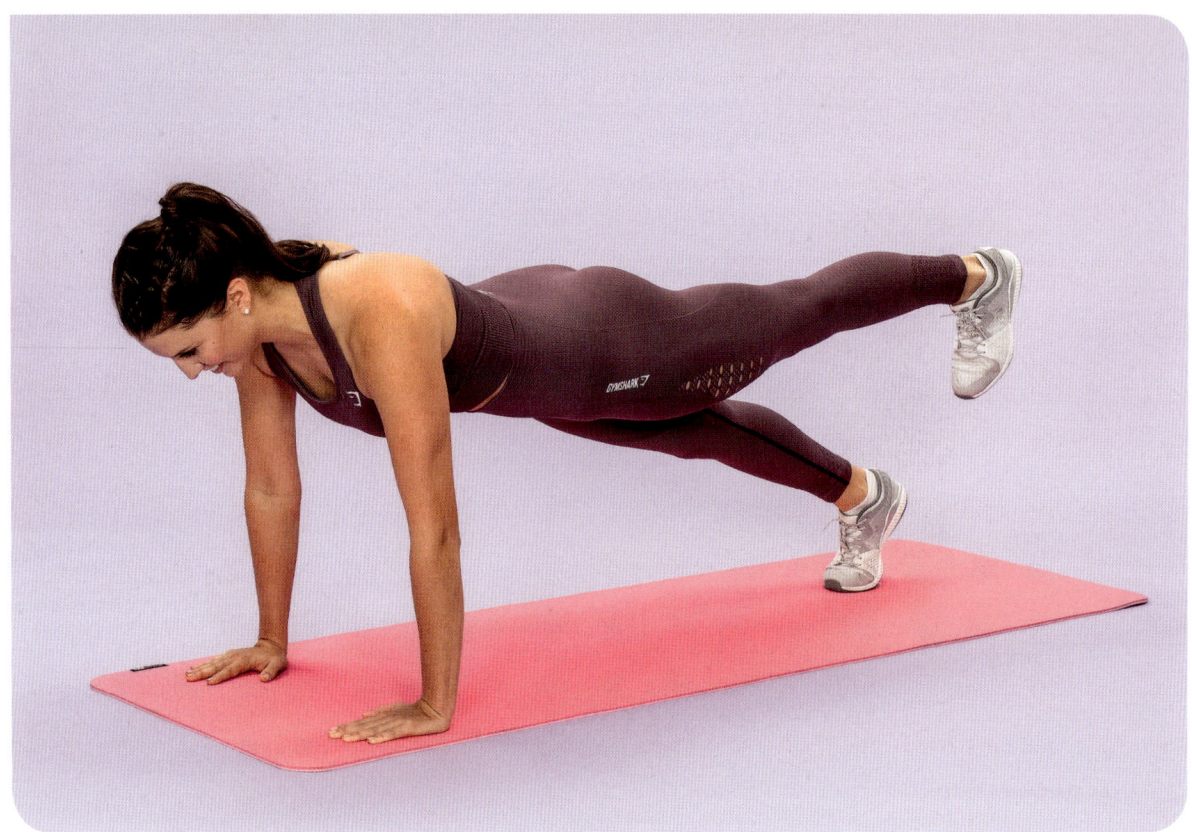

Beinheben in Liegestützstellung

>> Hier kommt eine meiner Lieblingsübungen. Du trainierst deinen Rumpf, damit es aber nicht zu langweilig wird, hebst du auch abwechselnd dein Bein. Dadurch stärkst du nicht nur deinen Rumpf und deine Bauchmuskulatur, sondern lernst noch besser zu stabilisieren und das Gleichgewicht zu halten.

● Gehe in die Liegestütz-Ausgangstellung. Die Arme sind gestreckt und der Rumpf ist stabil.

● Hebe nun das linke Bein, das Knie bleibt möglichst gestreckt.

● Du musst das Bein nicht extrem hochheben. Ausgestreckt sollte es eine etwas höhere Verlängerung zu deinem Oberkörper bilden.

● Setz das Bein ab und hebe dann das rechte Bein. Halte ein Bein nur 2 Sekunden in die Höhe und wechsle gleichmäßig im angegebenen Zeitrahmen. Führe die Übung langsam und kontrolliert aus.

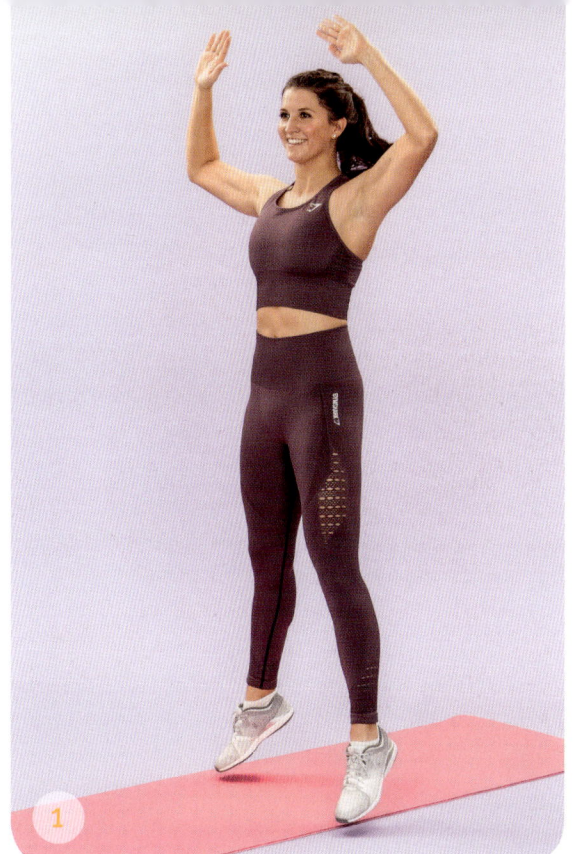

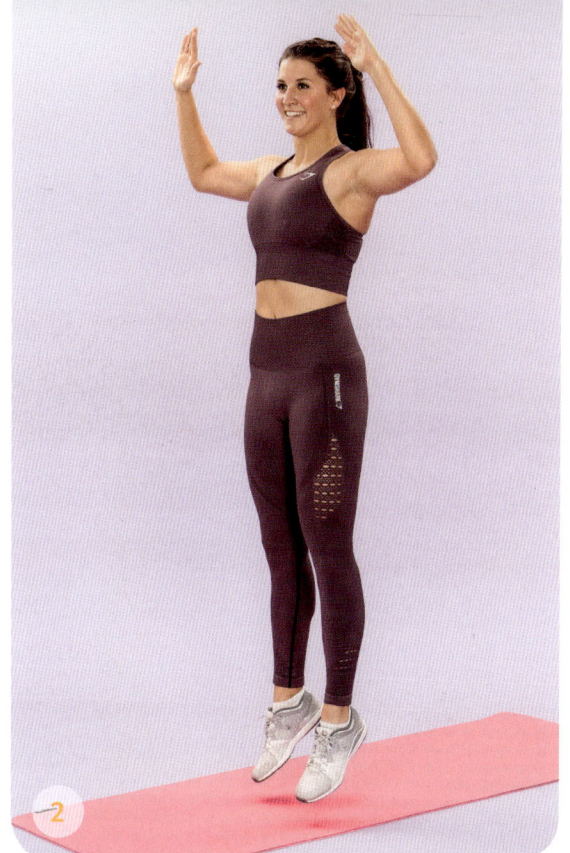

Jumping Jacks (Hampelmann)

>> Kennst du den Hampelmann auch aus deiner Kindheit? Jetzt nutzen wir diese Übung für ein effektives Training. Hiermit trainierst du deine Beine, aber hauptsächlich dein Herz-Kreislauf-System.

● Stell dich hüftbreit hin und verlagere das Gewicht auf die Fußballen.

● Springe mit den Beinen nach außen, in eine breitere Stellung als schulterbreit. Zeitgleich gehen deine Hände nach oben (Ellbogen abgewinkelt) und deine Hände berühren sich über dem Kopf. (1)

● Springe mit den Füßen zusammen, deine Arme gehen dabei wieder nach unten an deine Körperseiten. (2)

● Halte deine Knie immer leicht gebeugt, um locker springen zu können.

Plank ups

>> Dies Übung mag ich persönlich auch sehr gerne. Wenn du den normalen Unterarmstütz langweilig findest, wirst du diese Übung lieben. Hier trainierst du deinen Bauch und den gesamten Rumpf, da du sehr viel stabilisieren musst. Zusätzlich werden auch noch deine Arme und Schultern gestärkt.

- Lege dich auf den Bauch und lege zunächst deine Unterarme auf dem Boden ab und verschränke die Finger. Hebe nun den Rumpf, sodass er parallel zum Boden ist.

- Die Füße sind auf dem Ballen aufgestellt. Achte darauf, dass dein Rücken gerade bleibt und du dich durch deine Bauchmuskulatur stabilisierst. Der Rumpf sollte eine gerade Linie bilden.

- Löse den linken Unterarm von der Matte und platziere deine linke Hand etwas außerhalb deiner linken Schulter auf dem Boden. Verlagere dein Körpergewicht entsprechend der Bewegung.

- Stütz dich auf deiner linken Hand ab (durchstrecken), gleich gefolgt von deiner rechten Hand. Verlagere dein Gewicht in die Mitte deines Körpers. (1)

- Lege dann zuerst den rechten, dann den linken Unterarm wieder ab, um in die Plank-Position zurückzukehren.

- Wiederhole die Übung beginnend mit der rechten Hand.

Lay down push-ups

>> Wenn wir eine Übung ausführen, wollen wir die Full Range of Motion erreichen. Das bedeutet, die Übung soll nicht halb ausgeführt werden, sondern komplett. Es ist besser, wenige Wiederholungen zu machen, die dafür aber richtig ausgeführt werden. Lay down push-ups helfen dir dabei, das zu lernen.

- Lege dich flach auf deinen Bauch, Arme vor dir ausgestreckt, Beine nach hinten ausgestreckt und Füße leicht auseinander. (2)

- Führe deine Arme zu deinem Körper und platziere deine Hände neben deiner Brust auf dem Boden.

- Stelle deine Zehen auf, Fußspitzen zeigen zum Boden und hebe deinen Oberkörper an, Gewicht auf den Ballen deiner Füße. (3)

- Streck die Brust durch und strecke deine Arme aus, um deinen Körper wieder in die Push-up-Position zu heben.

- Senke deinen Körper langsam wieder nach unten ab, sodass du wieder flach auf dem Boden liegst (kein Push-up).

- Strecke deine Arme wieder vor deinem Körper aus und entspanne deine Füße.

- Wiederhole die Übung.

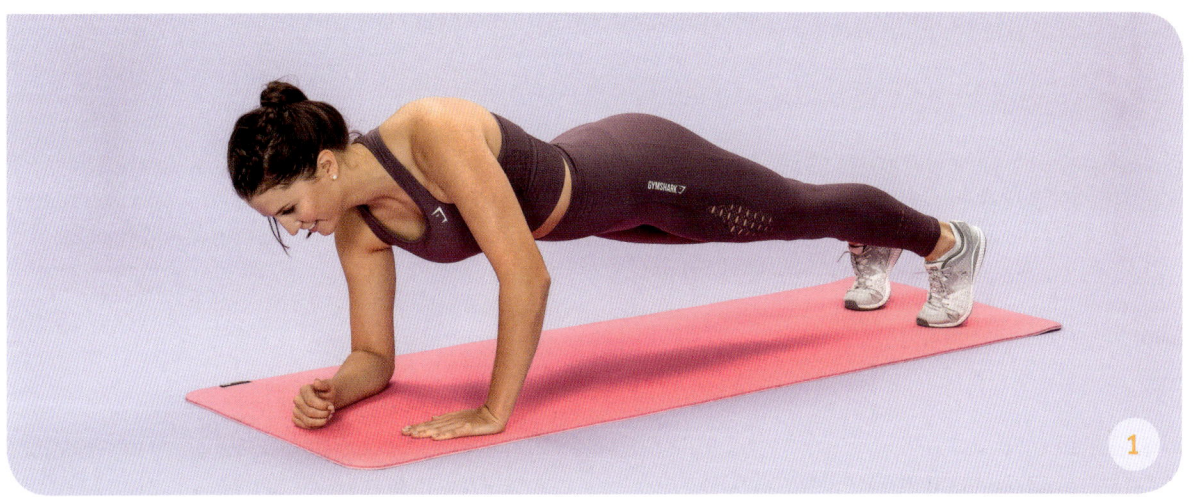

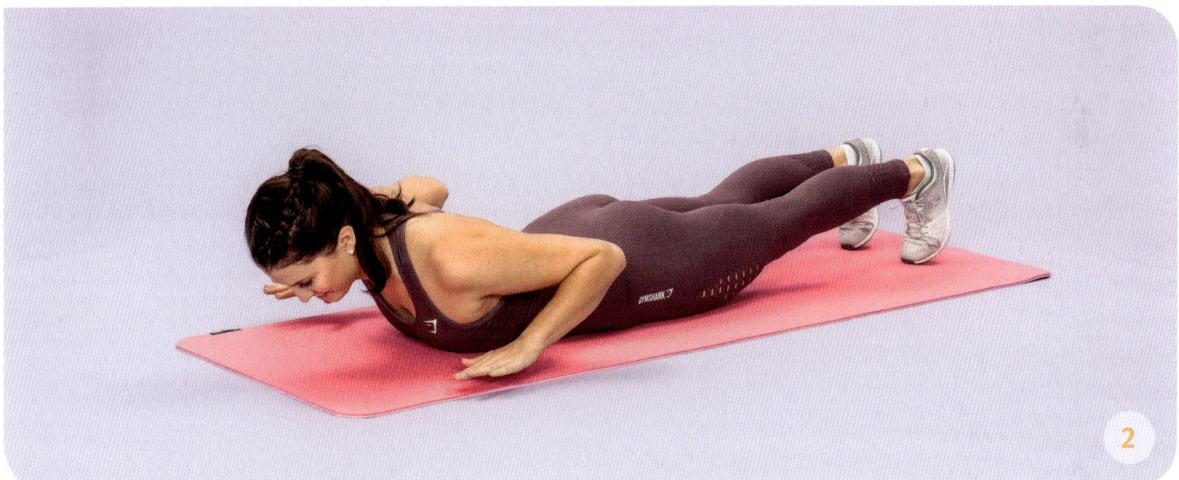

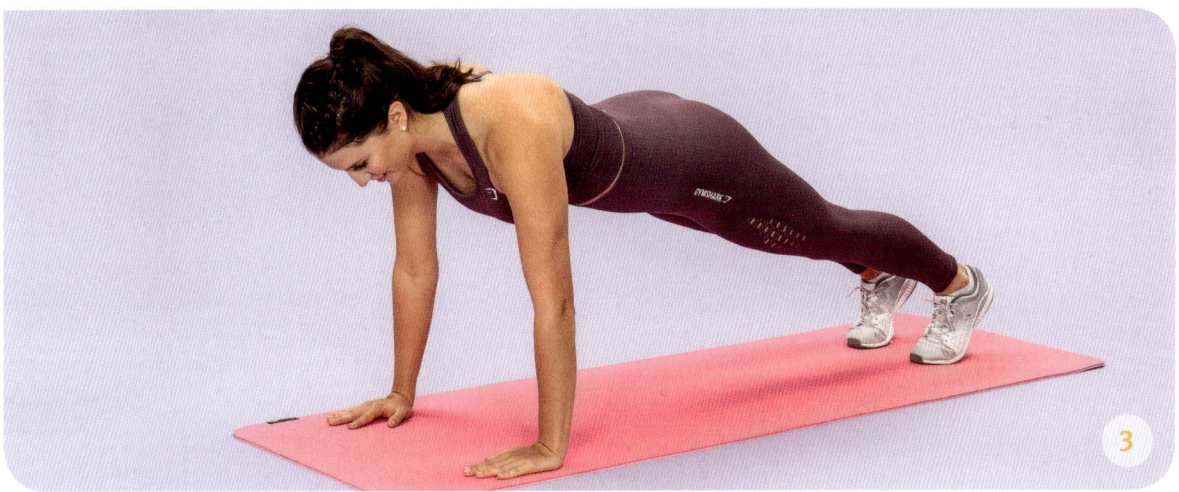

Ausfallschritte – Walking Lunges

>> Trainierte Beine? Dazu verhilft dir diese Übung. Du trainierst die Vorderseite deiner Oberschenkel, aber vor allem auch deinen Po und die Rückseite deiner Oberschenkel. Es ist wichtig, diese Übung konzentriert und langsam auszuführen, damit du dich nicht verletzt.

● Stelle dich aufrecht hin, Füße schulterbreit auseinander. Platziere deine Hände auf deinen Hüften, Schulterblätter zusammenziehen und Brust nach vorn strecken. Wenn du mit Hanteln arbeitest (für gewichtete Ausfallschritte), halte diese seitlich von deinem Körper.

● Mache mit deinem rechten Fuß einen großen Schritt nach vorne.

● Wenn du deinen rechten Fuß auf dem Boden vor dir platzierst, beuge beide Knie in einem Winkel von etwa 90 Grad. Wenn die Bewegung korrekt ausgeführt wird, sollte dein vorderes Knie in einer Linie mit deinem Knöchel ausgerichtet sein und dein hinteres Knie gerade über dem Boden stehen. Dies ist die Lung-Position (Ausfallschritt). (1)

● Wenn du beide Knie wieder durchstreckst, verlagere dein Gewicht vollständig auf deinen rechten Fuß und mache mit deinem linken Fuß einen großen Schritt nach vorne.

● Wenn du deinen linken Fuß auf dem Boden vor dir platzierst, beuge wieder beide Knie in einem Winkel von etwa 90 Grad.

● Wiederhole die Übung, bis die Zeit abgelaufen ist.

Hip lifts

>> Wenn es Wunderübungen für einen knackigen Po gibt, dann ist diese eine davon. Hier trainierst du die Gesäßmuskulatur, die Rückseite deiner Oberschenkel (ohne großer Belastung auf der vorderen Seite) und auch deinen Rumpf.

● Lege dich auf den Rücken und stelle deine Füße ca. eine Fußsohlenlänge von deinem Po entfernt, mit abgewinkelten Knien auf.

● Platziere deine Arme neben deinen Körper, die Hände zeigen zu den Füßen. Diese kannst du als Unterstützung nutzen.

● Hebe nun dein Becken in die Höhe, bis der gesamte Rumpf eine gerade Linie bildet. Spanne deine Po-Muskulatur an. (2)

● Senke das Becken wieder, ohne dabei den Boden zu berühren.

● Hebe das Becken wieder, kurz bevor du den Boden berührst, und wiederhole für den angegebenen Zeitraum.

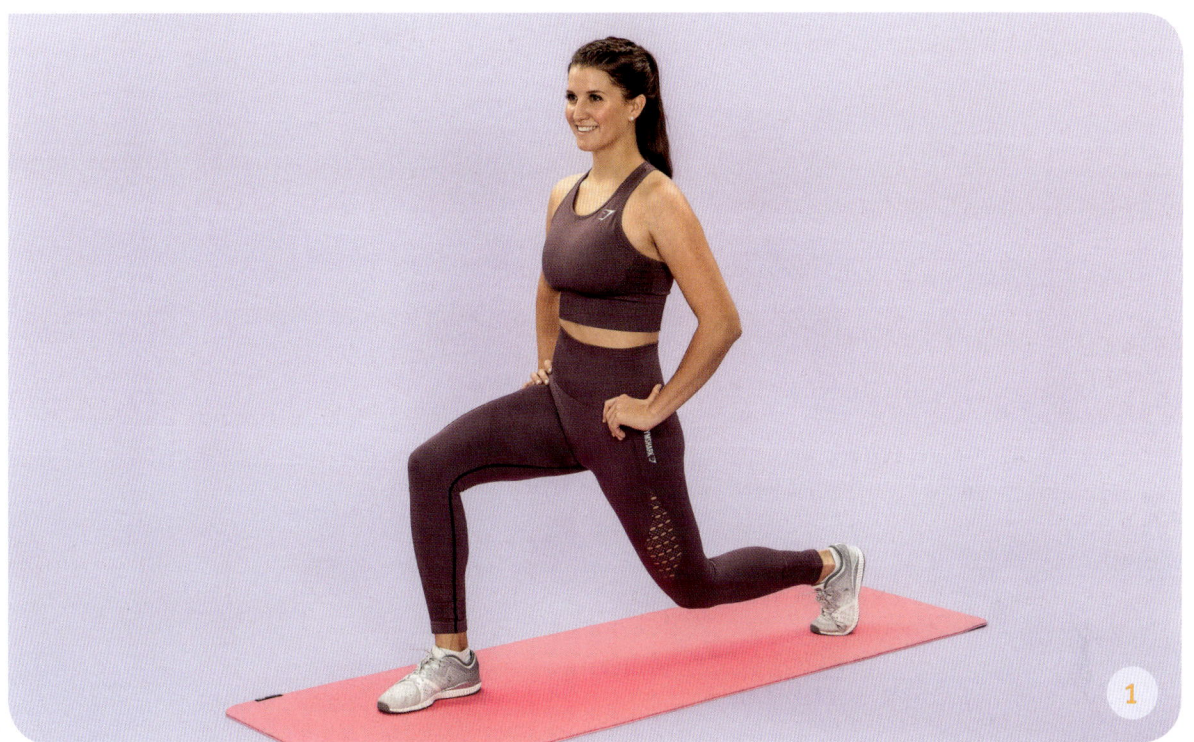

1

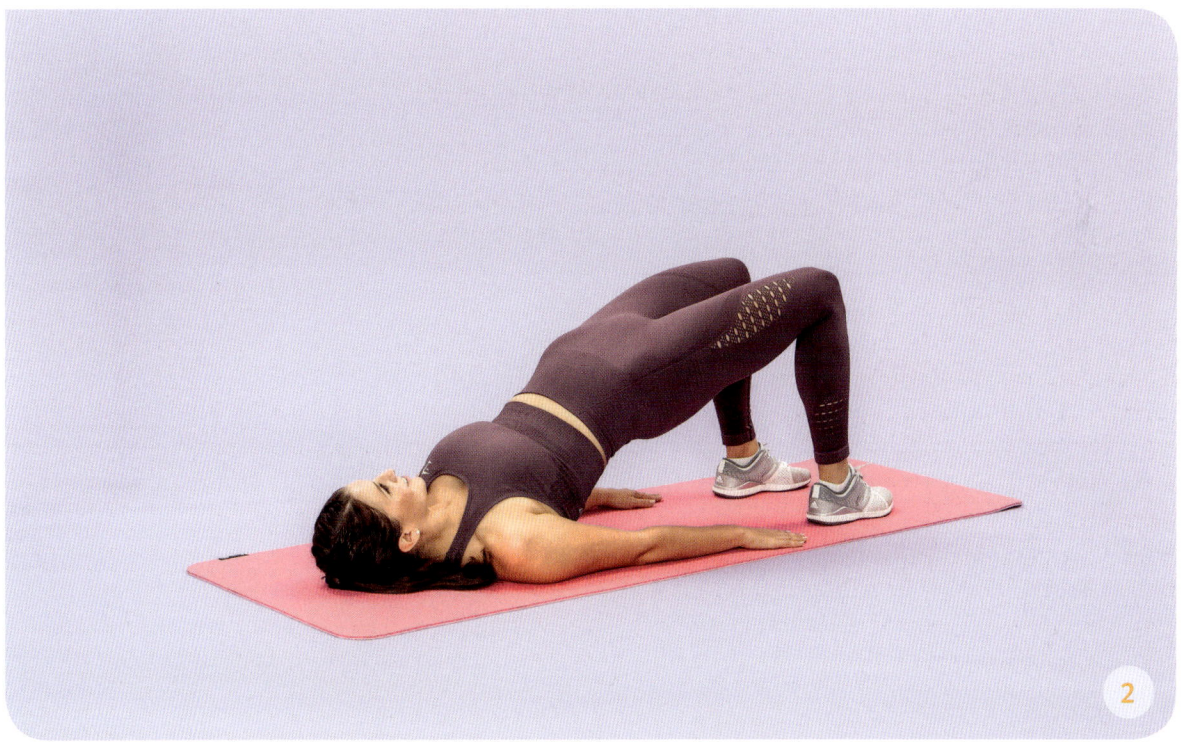

2

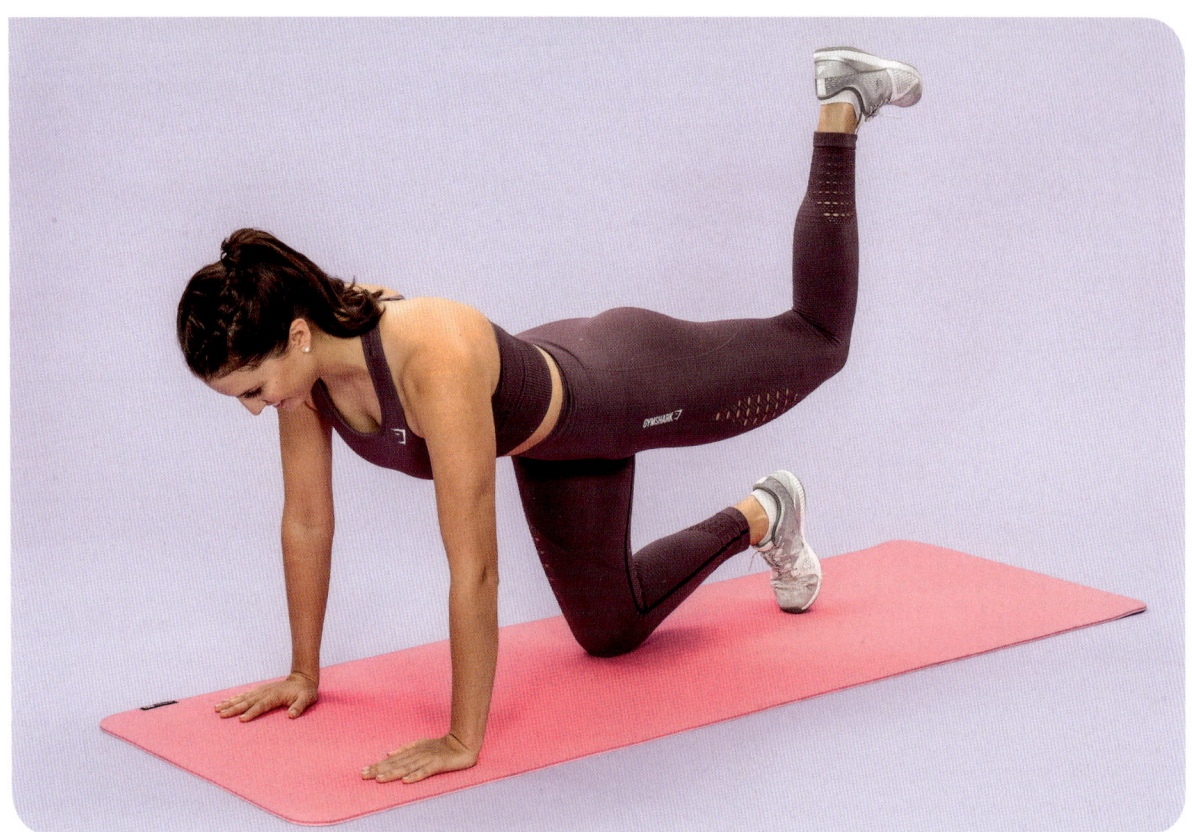

Donkey kicks

>> Diese Übung trainiert die Rückseite deiner Oberschenkel und auch deinen Po. Donkey kicks trainieren deine Rückseite sehr isoliert und spezifisch – hoffentlich spürst du ein gutes Brennen in den Muskeln, das für einen knackigen Hintern sorgen wird.

● Komme in einen Vierfüßlerstand. Die Handflächen und Knie sind auf den Boden. Die Arme sind durchgestreckt und der Rumpf ist stabil, ohne durchzuhängen.

● Hebe nun das linke Bein nach hinten. Ober- und Unterschenkel bilden einen rechten Winkel.

● Hebe das Bein so hoch, bis es eine gerade Linie mit dem Oberkörper bildet.

● Das Sprunggelenk ist abgewinkelt.

● Senke das linke Bein, lege es aber nicht auf dem Boden ab, sondern hebe es wieder an, bevor das Knie den Boden berührt.

● Mach beim ersten Durchgang für den angegebenen Zeitraum von 45 Sekunden die erste Seite, beim nächsten Durchgang die zweite Seite.

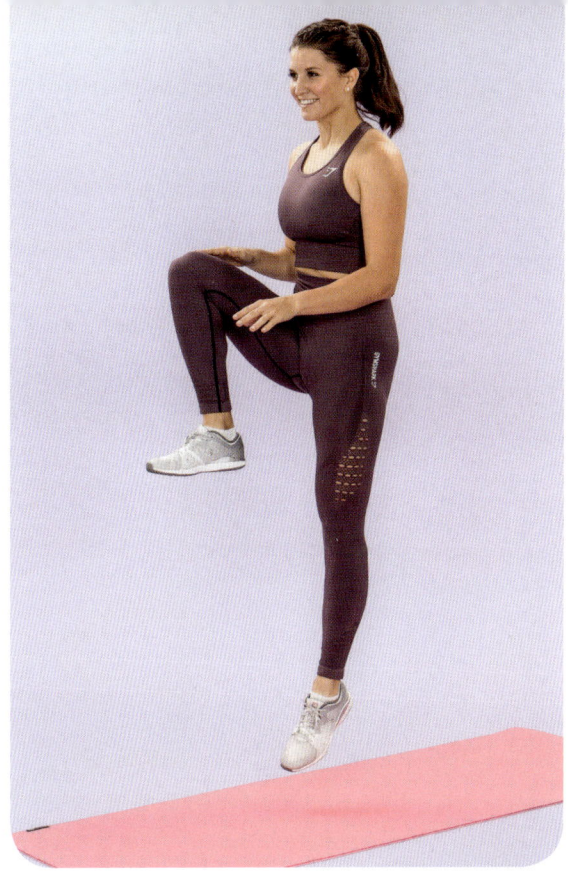 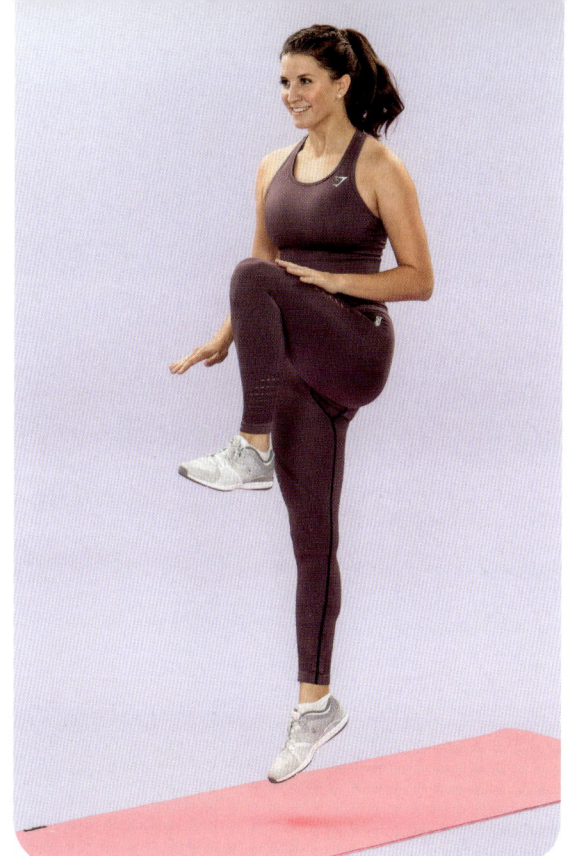

High knees

>> Hier findest du wieder eine Übung, die dein Herz-Kreislauf-System fordert. Dein Puls wird nach oben gehen und deine Ausdauer wird verbessert. Gleichzeitig trainierst du auch deine Beine.

● Stelle dich in eine hüftbreite Position.

● Springe aus dem Stand und hebe dabei abwechselnd das linke und das rechte Knie.

● Du kannst deine Ellbogen abwinkeln und mit der Handfläche den Oberschenkel, der gerade oben ist, abklatschen, damit du weißt, dass du ihn auch hoch genug anhebst.

● Dein Oberkörper sollte möglichst gerade bleiben.

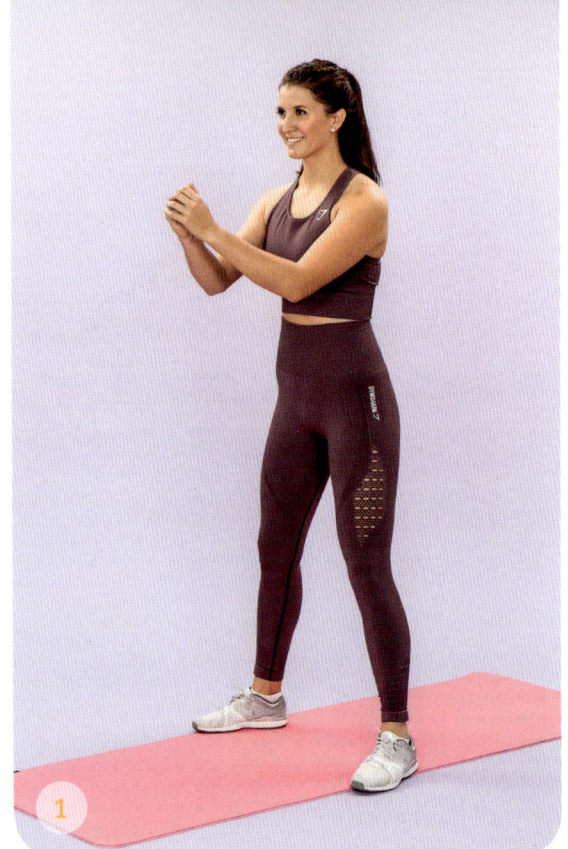

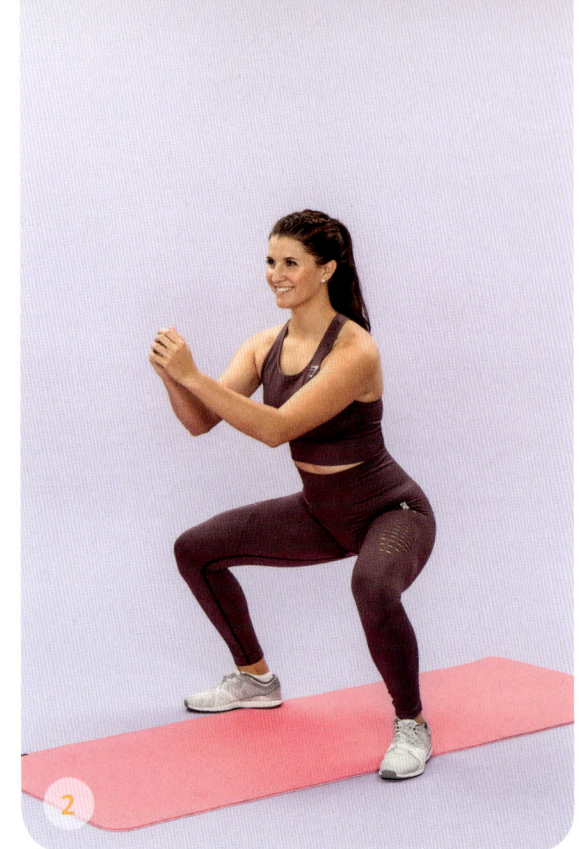

Sumo squats

» Magst du Kniebeugen? Dann wird dir diese Übung auch gefallen. Mit den Sumo squats trainierst du nämlich noch spezifischer deine hintere Beinmuskulatur und somit auch deinen Po.

● Platziere beide Füße im Stand mehr als schulterbreit auseinander, die Füße zeigen leicht nach außen. Die Position ist etwas breiter als die der normalen Kniebeuge. (1)

● Richte den Blick nach vorn und beuge Hüften und Knie. Achte darauf, dass die Knie beim Senken zu den Zehen zeigen.

● Beuge die Knie so weit, dass die Oberschenkel parallel zum Boden sind, sodass der Rücken zwischen 45 und 90 Grad zur Hüfte bleibt. Du kannst die Arme ausstrecken, um das Gleichgewicht besser zu halten. (2)

● Drück dich aus den Fersen nach oben zurück in den Stand.

● Wiederhole die Übung.

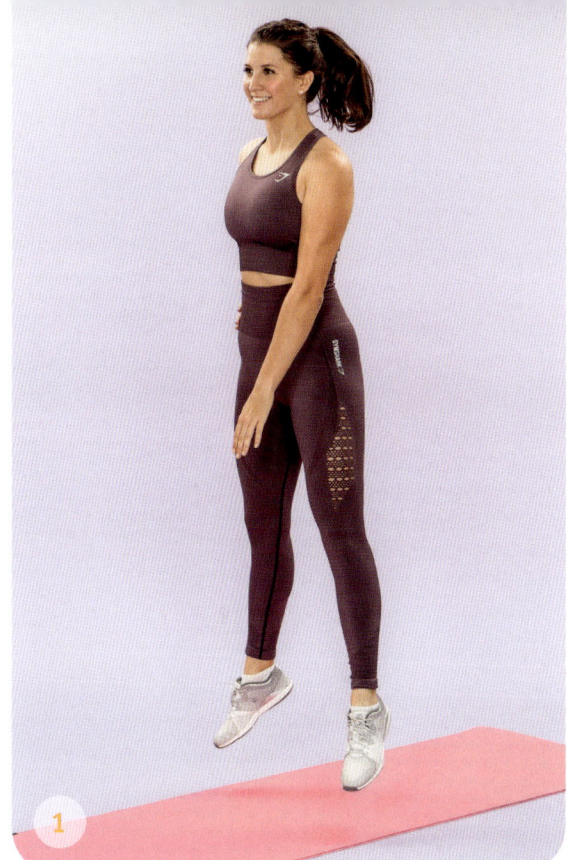
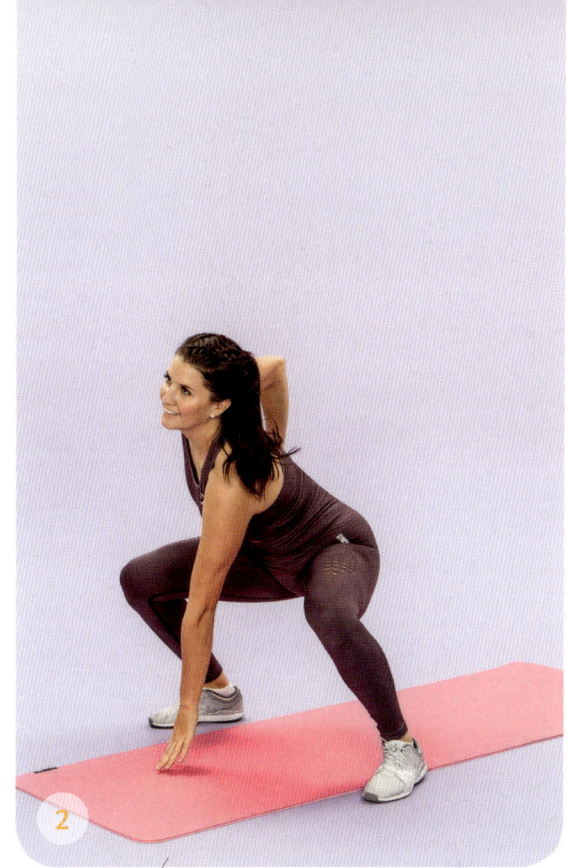

X-Jumps

>> Eine vielseitige Übung! Mit den X-Jumps werden deine Koordination, deine Beine und dein Herz-Kreislauf-System trainiert. Diese Übung kann nicht nur deinen Körper, sondern auch deinen Kopf fordern.

● Platziere beide Füße etwa hüftbreit auseinander. Der Oberkörper ist aufrecht.

● Springe nun hoch (1) und lande breiter als schulterbreit in einer tiefen Squat-Position. Die linke Hand berührt den Boden und der Oberkörper ist dabei möglichst aufrecht. (2)

● Springe aus dieser Position wieder in den hüftbreiten Stand. Die Hände sind neben dem Körper.

● Nach einem kurzen Bodenkontakt springst du wieder und landest in der tiefen Squat-Position. Nun berührt die rechte Hand den Boden.

● Wiederhole den Vorgang im vorgegebenen Zeitraum.

Squats (Kniebeugen)

» Du trainierst deine gesamte Beinmuskulatur, nämlich die Vorderseite, die Rückseite und das Gesäß. Gleichzeitig wird auch dein Rumpf gefordert und gestärkt, weil du, wenn die Übung korrekt ausgeführt wird, den ganzen Körper stabilisieren musst.

● Stelle im Stand beide Füße etwas weiter als schulterbreit auseinander, die Fußspitzen zeigen leicht nach außen.

● Mit dem Blick nach vorne gerichtet, Hüften und Knie beugen und dabei darauf achten, dass die Knie zu den Zehen zeigen.

● Die Knie weiter beugen, bis die Oberschenkel parallel zum Boden sind, so dass der Rücken zwischen 45 und 90 Grad zur Hüfte bleibt. Du kannst die Arme ausstrecken, um das Gleichgewicht besser zu halten.

● Über die Fersen nach oben drücken und in eine neutrale Stehposition zurückkehren.

● Führe diese Übung nicht zu schnell aus. Gehe lieber etwas tiefer runter (Full Range of Motion) und halte dabei deinen Rumpf und die Hüfte stabil.

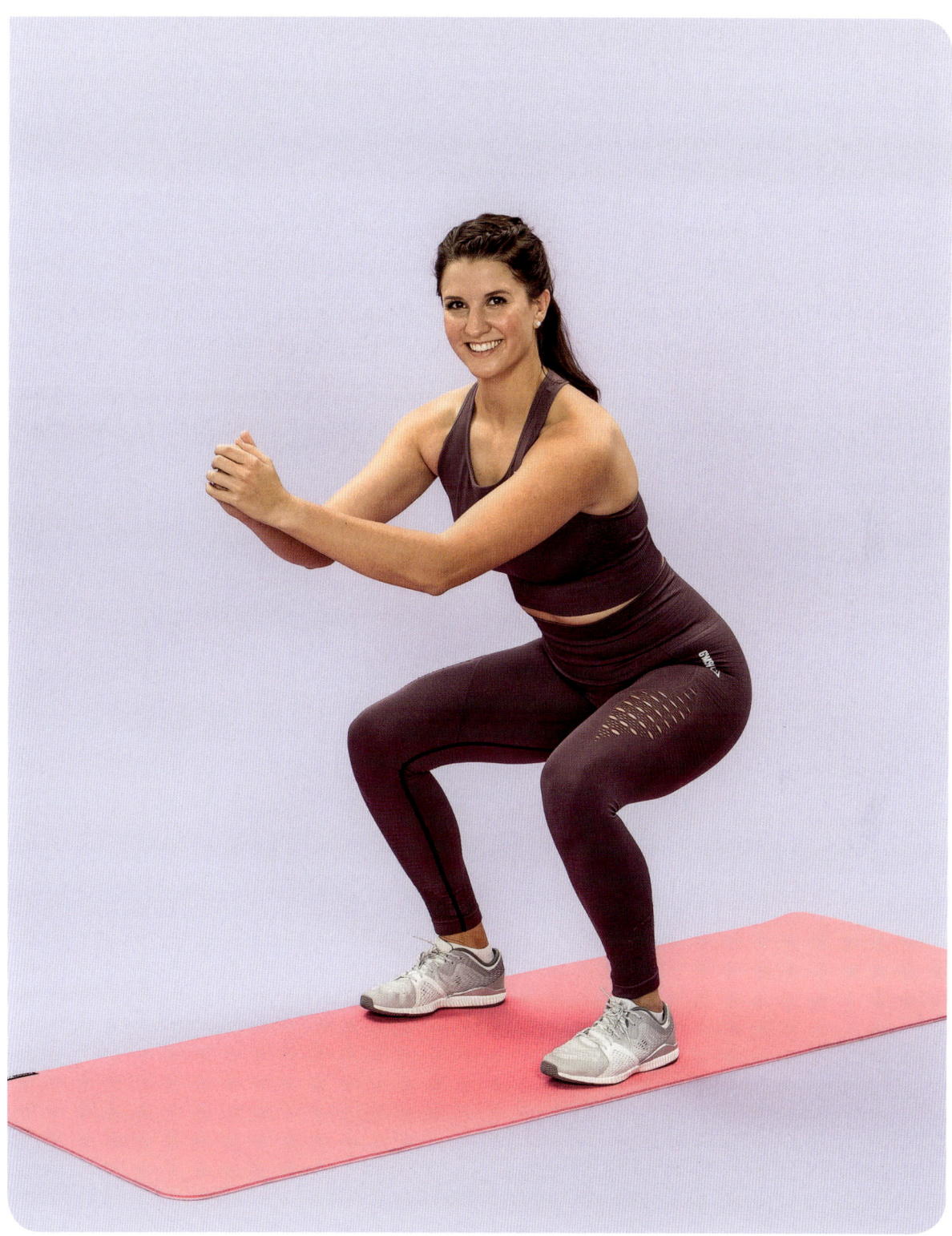

Trainingsflow Woche 1

Wir trainieren gemeinsam! Das erste Workout ist meistens das schwierigste. Gib nicht auf, wenn du dich noch schwertust oder wenn du noch nicht viele Liegestütze schaffst. Gib dein Bestes, bleib dran und hab Spaß!

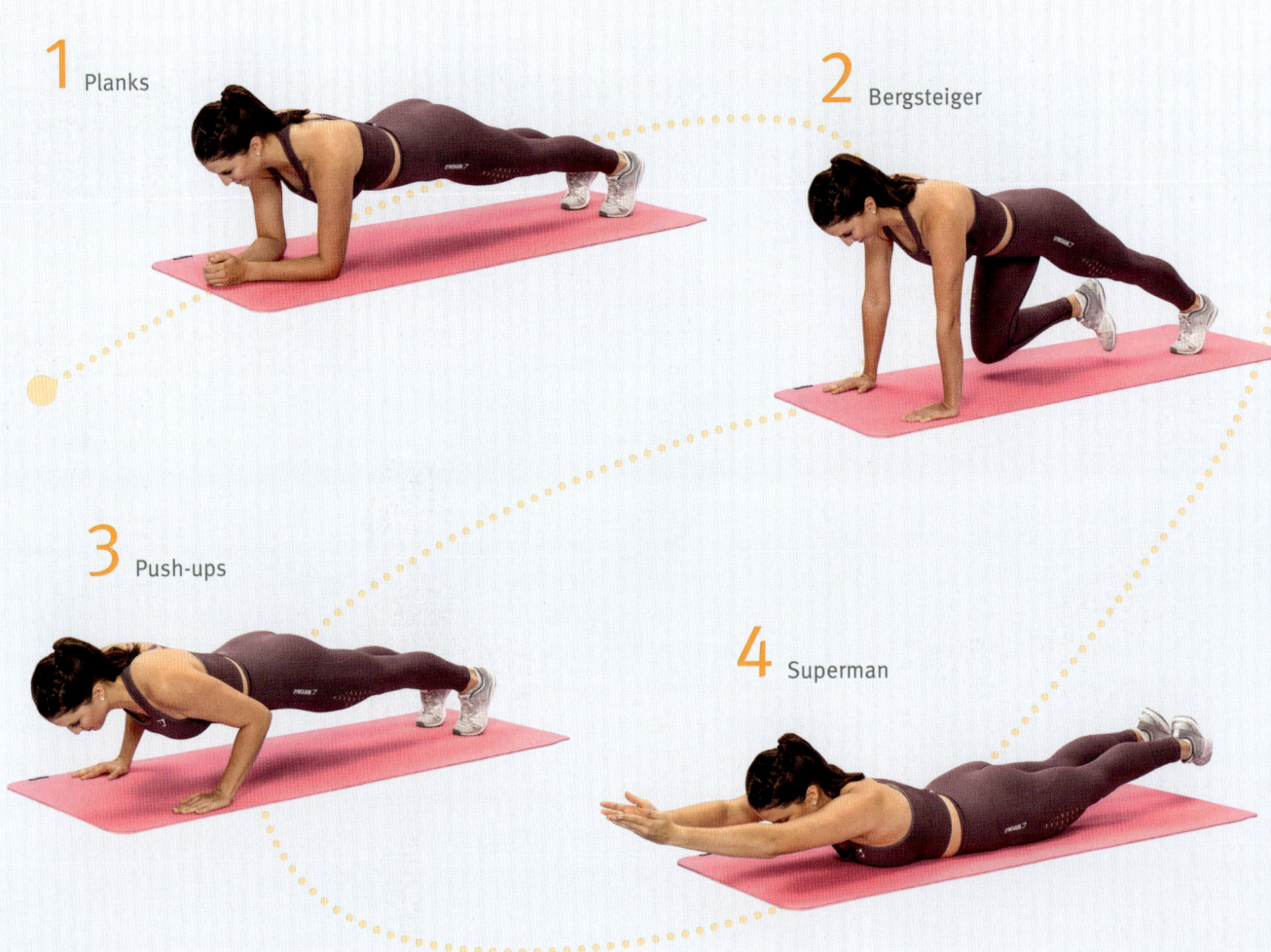

1 Planks

2 Bergsteiger

3 Push-ups

4 Superman

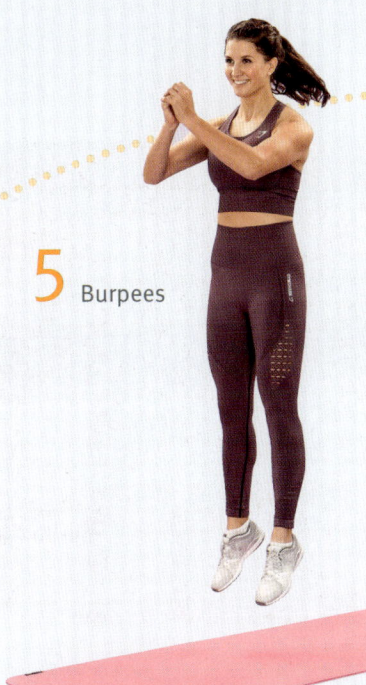

5 Burpees

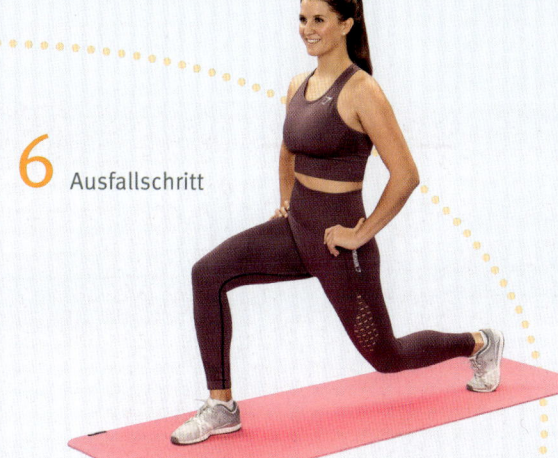

6 Ausfallschritt

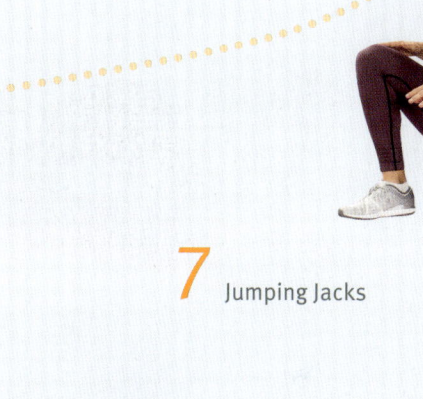

7 Jumping Jacks

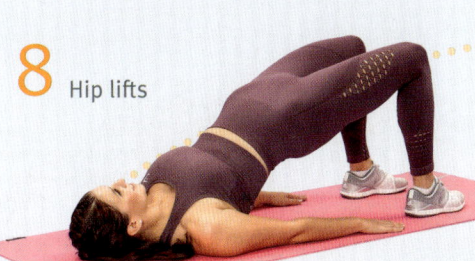

8 Hip lifts

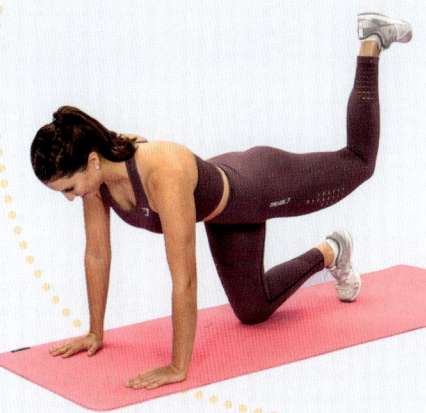

9 Donkey kicks

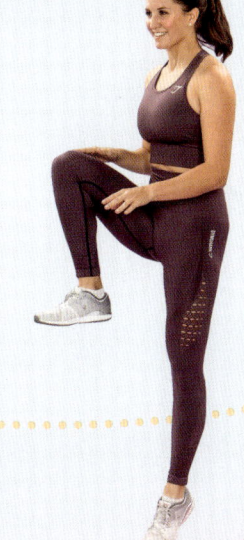

10 High knees

Trainingsflow Woche 2

Bist du bereit für die nächste Woche? Super! Wenn du mit Muskelkater von der ersten Woche gekämpft hast, dann ist das völlig okay! Deine Muskeln arbeiten und wir werden sie diese Woche wieder fordern. Los geht's!

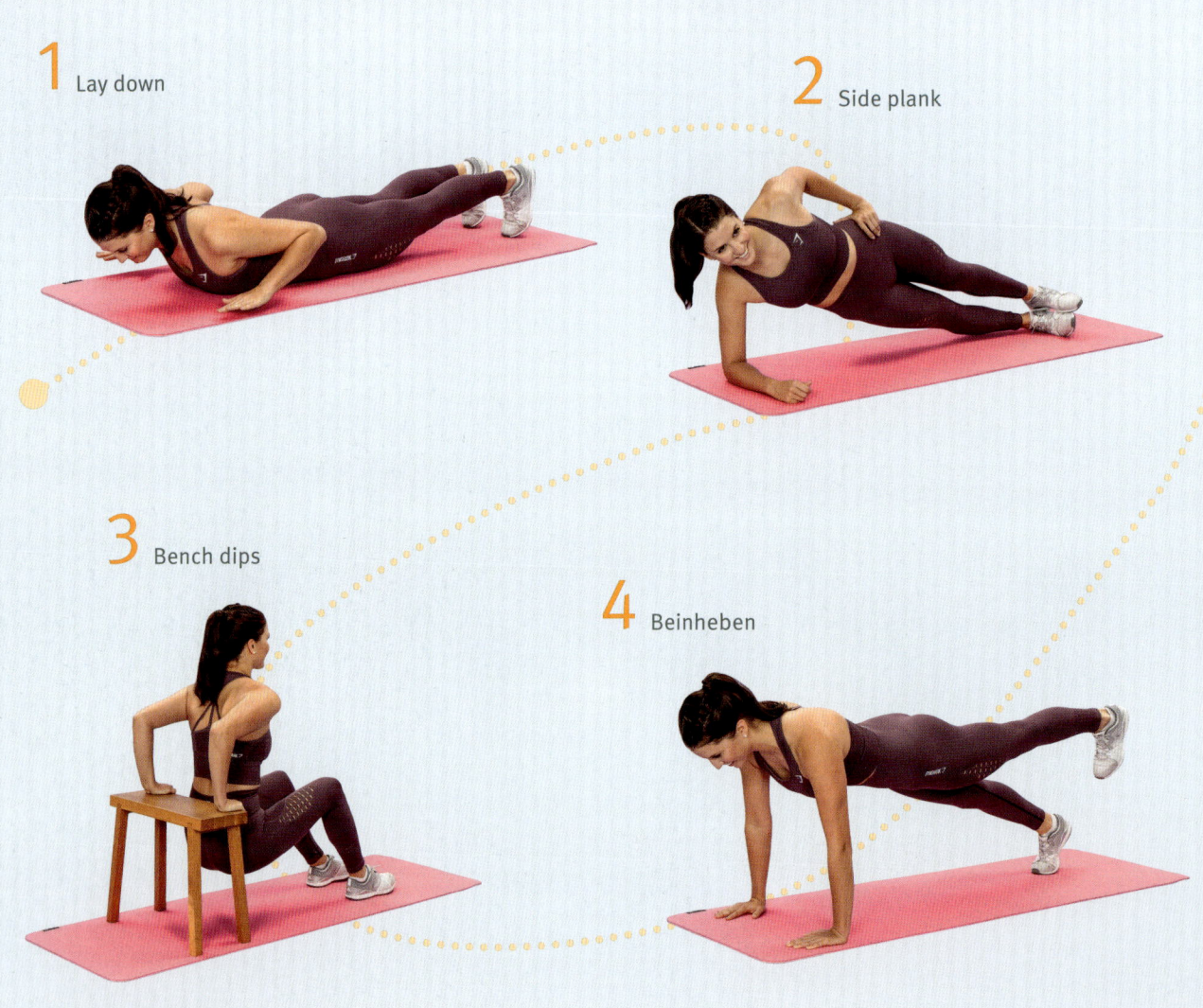

1 Lay down

2 Side plank

3 Bench dips

4 Beinheben

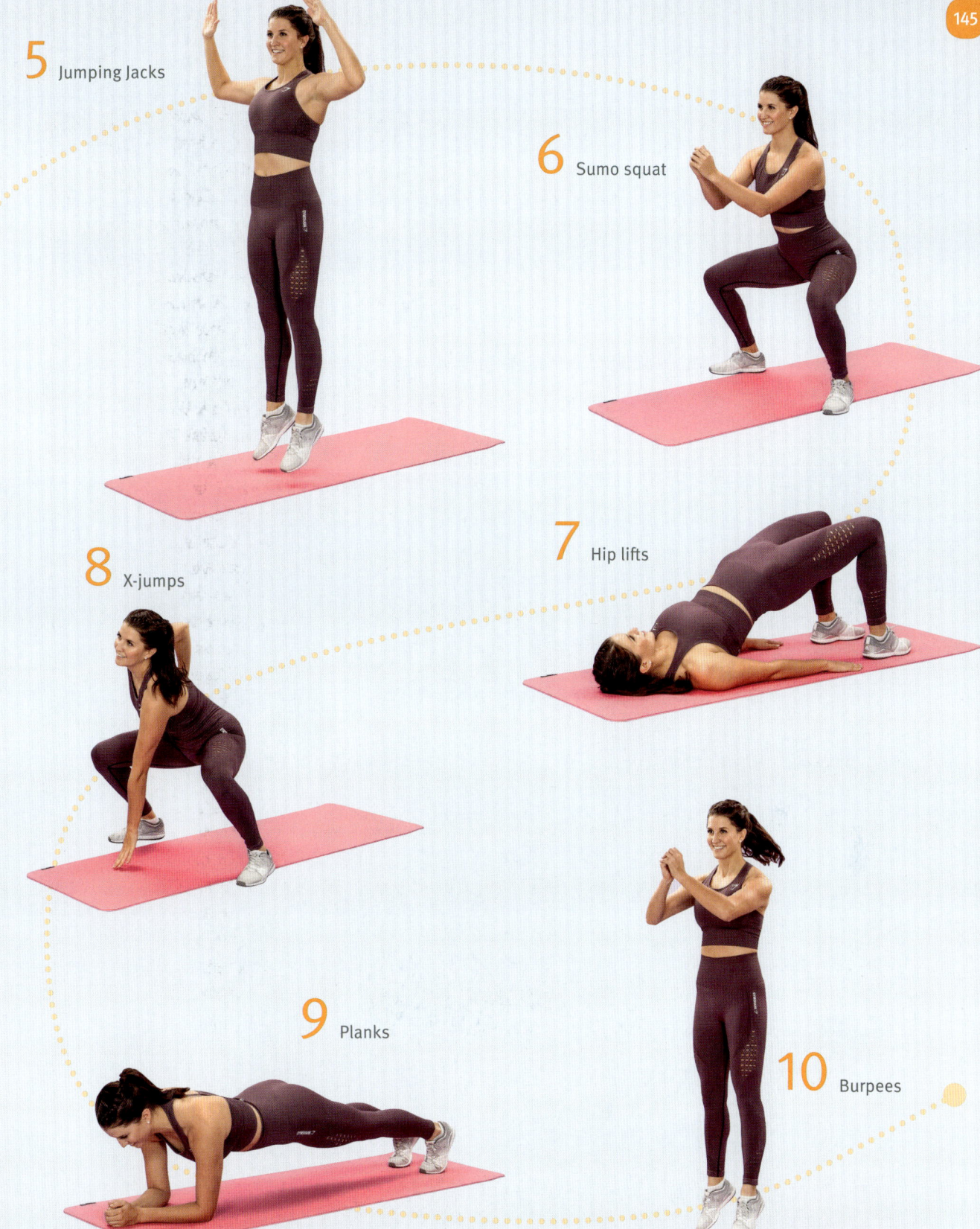

5 Jumping Jacks

6 Sumo squat

7 Hip lifts

8 X-jumps

9 Planks

10 Burpees

Trainingsflow Woche 3

Hi Powerfrau! Hier kommt das Workout der dritten Woche und du bist noch immer dran. Super! Ich bin stolz auf dich. Vermutlich hat sich dein Körper nach dieser kurzen Zeit noch nicht sichtlich verändert, aber wie fühlst du dich? Hoffentlich schon stärker, motiviert und stolz. Bleib dran!

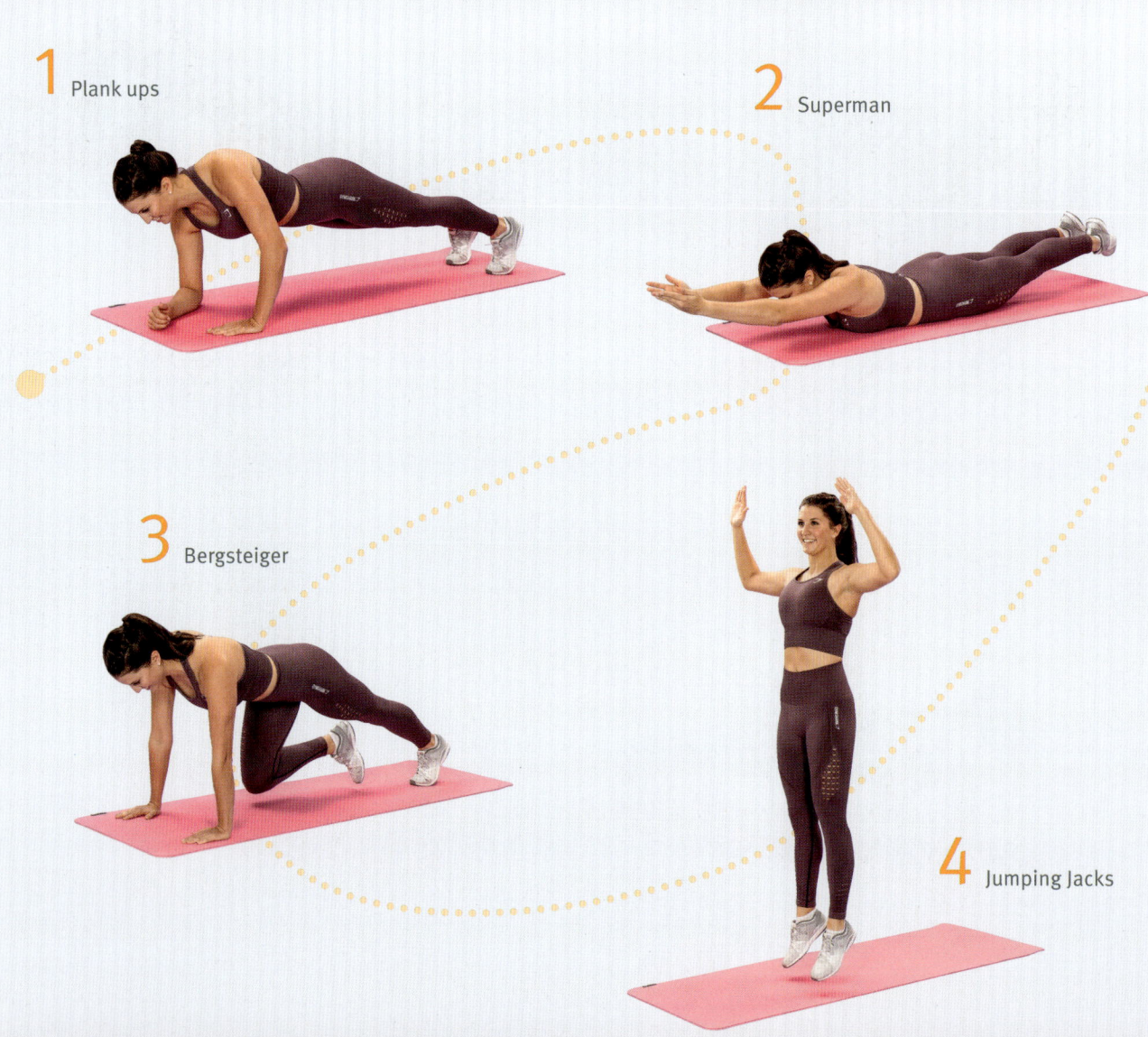

1 Plank ups

2 Superman

3 Bergsteiger

4 Jumping Jacks

5 Bench dips

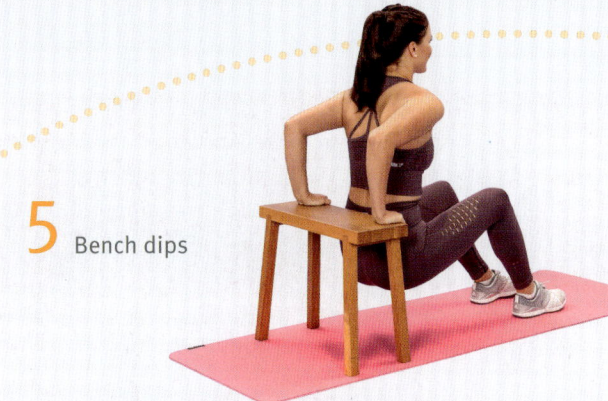

6 Beinheben

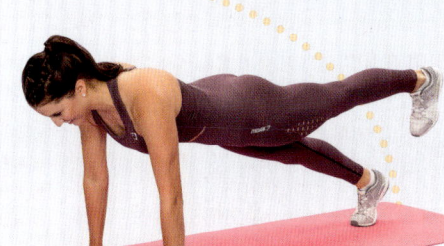

8 Donkey kicks

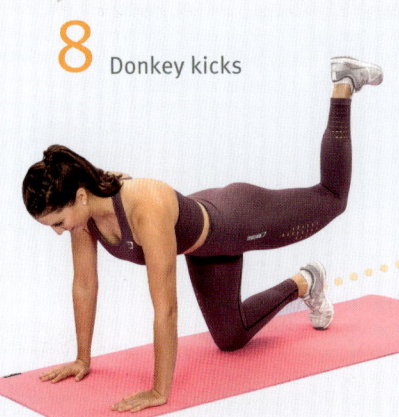

7 High knees

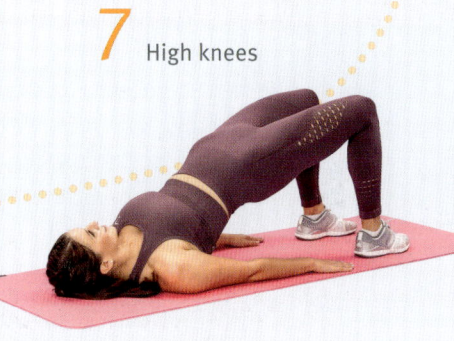

9 Squats

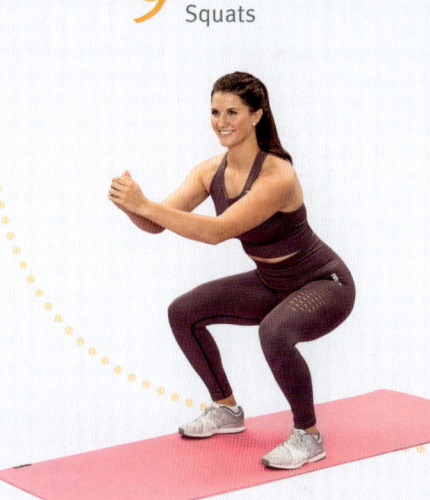

10 Ausfallschritt

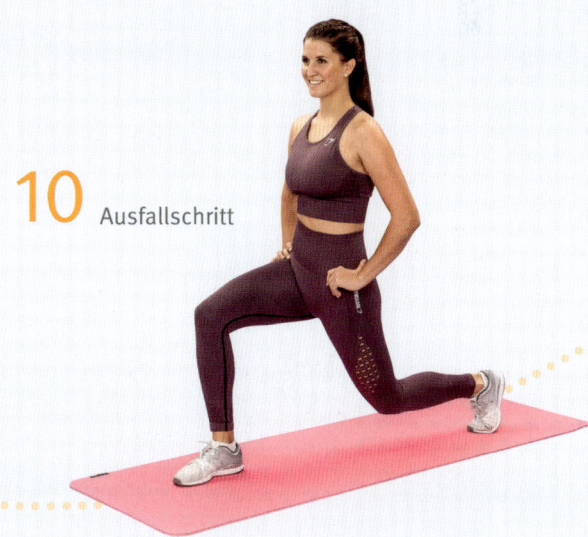

Yoga-Übungen

In meiner Kindheit habe ich viel getanzt und war ziemlich beweglich. Durch das regelmäßige Ausdauertraining und viele Sitzen am Schreibtisch verkürzte sich mein Körper aber und alles war verspannt. Auch der Stress hat mir sehr zu schaffen gemacht. Das intensive Training macht mir sehr viel Spaß, es ist aber auch eine Form von Stress für den Körper. Ich merkte, dass ich wieder eine ruhigere Komponente in meinem Leben brauchte.

Das lange Sitzen im Alltag ist nicht ideal und ich bin davon überzeugt, dass der Spruch »Sitzen ist das neue Rauchen« definitiv wahr ist. Zuerst liegen wir 7–8 Stunden im Bett. Gehen dann an den Frühstückstisch. Sitzen. Fahren ins Büro. Sitzen. Im Büro sitzen wir natürlich wieder einige Stunden. Zu Mittag sitzen wir wieder am Mittagstisch. Auf dem Nachhauseweg sitzen wir wieder im Auto oder in der Bahn. Und am Abend? Machen wir hoffentlich Sport, oder? Nein, wahrscheinlich sitzen wir eher vor dem Fernseher.

Nicht jeden Tag muss intensiv trainiert werden. Wenn dir Verspannung im Nacken und Rücken und vielleicht sogar zusätzlicher Stress zu schaffen machen, dann kann ich dir Yoga und Stretching sehr ans Herz legen. Du musst keine Tabletten gegen Kopf- oder Rückenschmerzen schlucken. Yoga, frische Luft und Sport sind kostenlose Alternativen, die, wenn regelmäßig angewendet, um einiges effektiver sind. Ich merke sofort einen Unterschied, wenn ich mich regelmäßig dehne. Bewusstes Atmen (Meditation) und mehr Flexibilität können echte Wunder bewirken. Wenn du mir nicht glaubst: Teste es 30 Tage lang – ich fordere dich heraus!

Auf den nächsten Seiten findest du ein paar Yoga- bzw. Stretching-Übungen, die du nach dem Training, am Abend oder am Morgen machen kannst.

Ich sehe Yoga nicht als Training (obwohl es auch sehr anstrengend sein kann!) und nutze es mehr zur Entspannung. Kopfschmerzen, Knieschmerzen oder Nackenprobleme entstehen oft durch Verspannungen. Wir greifen gern zu Tabletten, weil es der einfache Weg ist, aber eine gesunde Ernährung, Sport, ein glückliches Mindset und vor allem auch Entspannungsübungen helfen langfristig dabei, diese Begleiterscheinungen von Stress in den Griff zu bekommen.

Auch hier gilt, wie beim Training: Jede Stretching-Einheit, auch wenn es nur ein paar Minuten sind, ist besser als gar keine. Ich dehne mich nach dem Workout immer 5 Minuten (ja, nur 5 Minuten) und wenn ich nach einem anstrengenden Tag sehr aufgewühlt bin, dann mache ich gern 20–40 Minuten Yoga und alles ist wieder gut.

Was du brauchst:
- eine Matte (möglichst rutschfest)
- eine Decke (für die Meditation)
- Kissen (für die Knie, optional)

Wie fange ich an? Es ist egal, ob du morgens oder abends oder einfach mal zwischendurch Yoga machst. Kreise deine Hand- und Fußgelenke, um dich ein wenig aufzuwärmen. Kreise auch deine Schultern und fange an, bewusst aus- und einzuatmen. Schreib dir auf, welche Übungen du machen möchtest, und stell dich auf die Yogamatte.

Wie mache ich weiter? Führe die einzelnen Übungen bewusst aus. Versuche, die Finger und Fußsohlen auf der Matte immer wieder bewusst wahrzunehmen. Yoga erfordert Konzentration. Mach dir (noch) keine Gedanken über einen »Yoga-Flow«. Yoga-Flow bedeutet, dass du bestimmte Übungen fließend (im Flow) nacheinander durchführst. Zuerst geht es jetzt aber darum, die Übungen richtig zu erlernen und deinen eigenen Körper mehr wahrzunehmen.

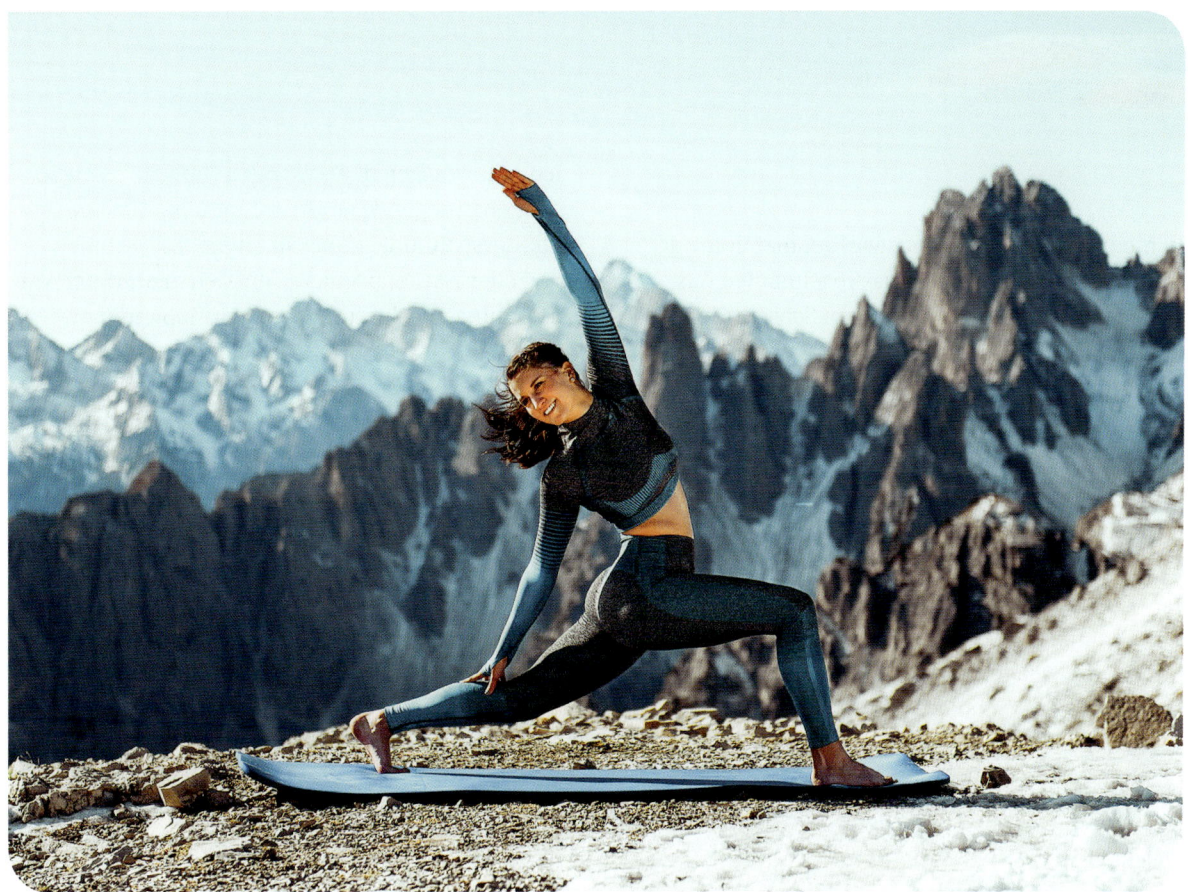

Versuche, jede Übung ein paar Sekunden zu halten. Du solltest eine leichte Dehnung spüren aber keine Schmerzen. Bei Schmerzen unbedingt die Position wieder sanft lösen. Während du eine Übung in Position hältst, atme bewusst durch die Nase ein und aus. Wenn du möchtest, kannst du auch sehr gerne deine Augen schließen. Die bewusste Atmung hilft dir, dein gesamtes System zu beruhigen und zu entspannen. Atme bewusst, aber ohne zu pressen. Atme sanft und gleichmäßig.

Am Ende jeder Yogapraxis legst du dich in die Savasana, die Totenstellung. Diese Übung ist wichtig für die Regeneration und für die Entspannung. Hier kannst du genießen, entspannen und nochmal bewusst in deinen Körper hineinhören. Du kannst jetzt loslassen und die Energie, die du mit den vorausgehenden Übungen aktivierst hast, kann sich im Körper verteilen.

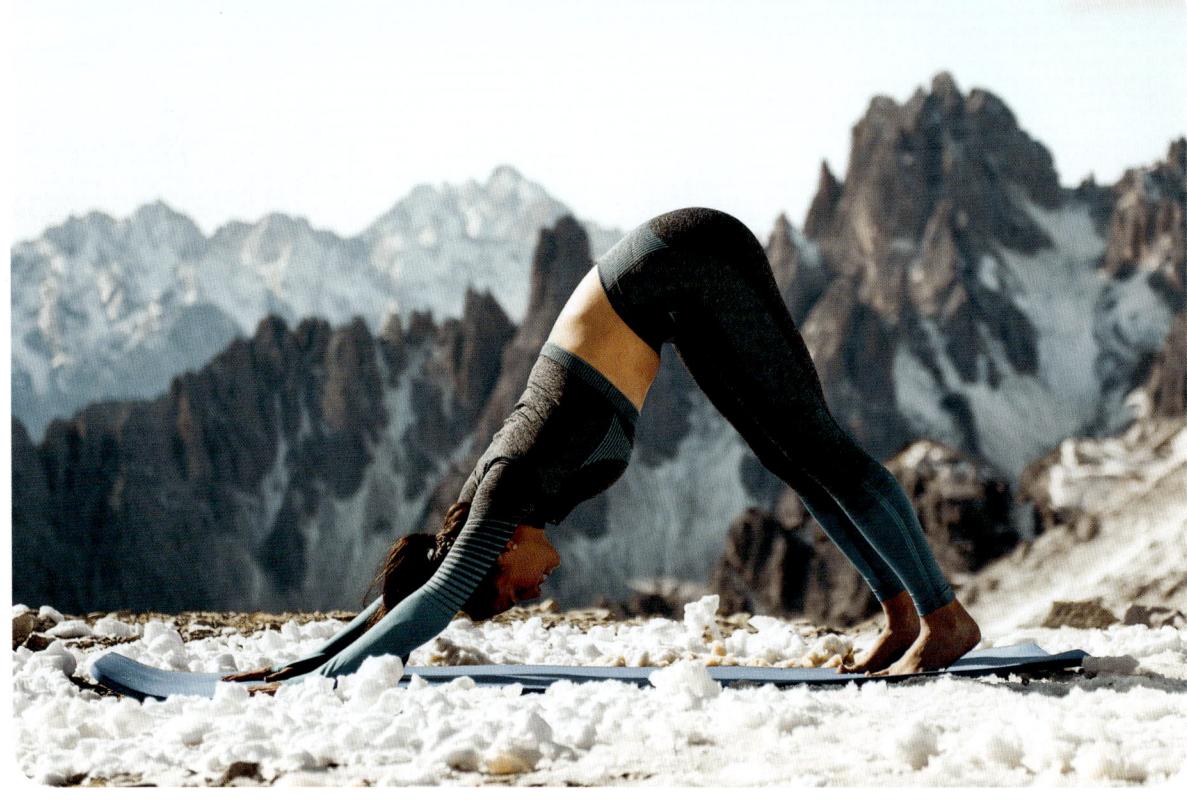

Herabschauender Hund

》 Der »Herabschauende Hund« ist eine Ruhestellung, die das Nervensystem beruhigt. Die Umkehrposition des Oberkörpers bewirkt, dass sich das Zwerchfell Richtung Kopf bewegt. So wird das Ausatmen erleichtert, die verbrauchte Luft entweicht leichter, das erfrischt und schenkt neue Energie. Sind Schultern, Arme und Hände gut ausgerichtet, weitet sich zugleich der Brustkorb und nimmt viel frische Atemluft auf. Der Herzschlag verlangsamt und beruhigt sich und auch die Organe werden entlastet.

● Komme in den Vierfüßlerstand, bringe deine Hände und Knie auf den Boden. Stelle deine Hände unter die Schultern, die Knie unter die Hüften.

● Spreize deine Finger, drücke sie in die Yogamatte und strecke deine Ellbogen.

● Atme aus, während du die Zehen aufstellst, deinen Po in Richtung Fersen schiebst und die Knie vom Boden hebst.

● Versuche, die Fersen in Richtung Boden zu bringen.

● Achte darauf, dass dein Rücken gerade ist. Anfänger können die Knie gerne leicht beugen, falls die Rückseite der Oberschenkel noch nicht ausreichend gedehnt ist.

● Das Spreizen der Finger und die Fingerkuppen fest in die Matte drücken helfen, stabil zu bleiben.

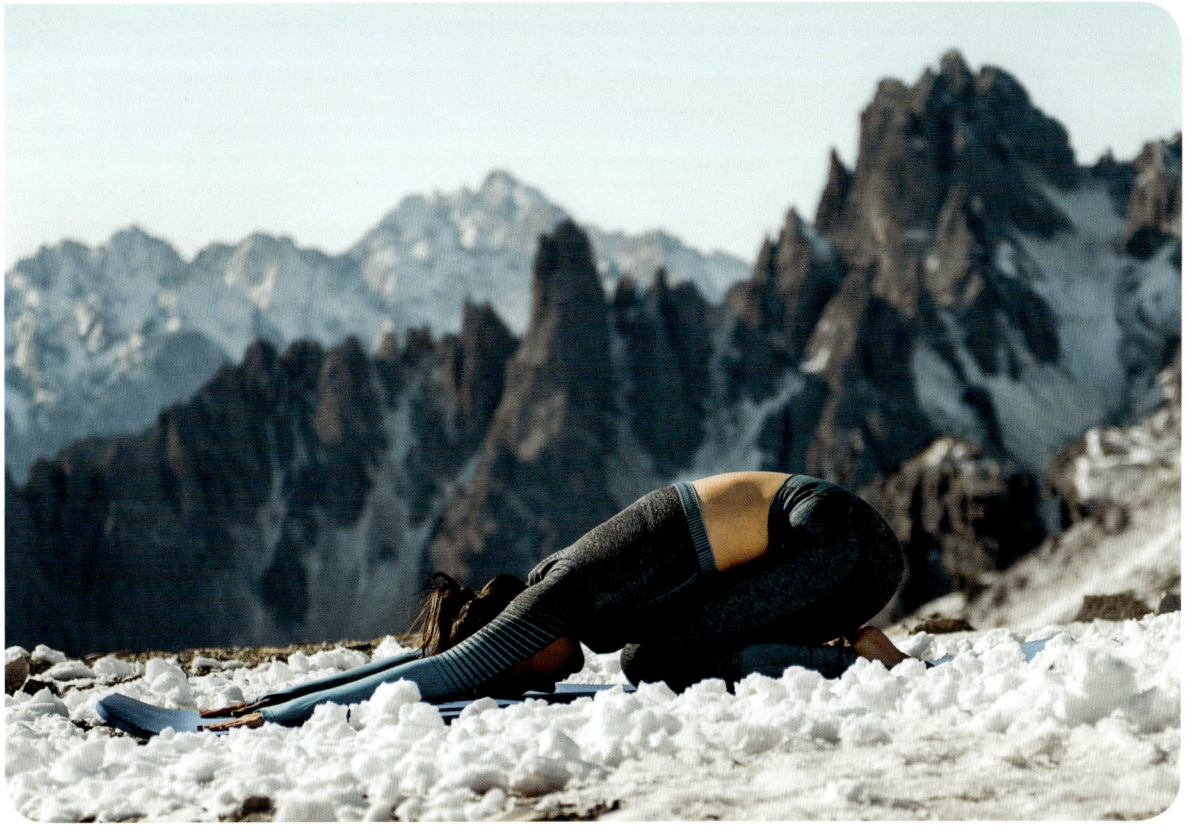

Stellung des Kindes

>> Diese Übung entlastet deine Augen und Nerven, dein Hirn, deinen Atem und deinen Geist, deinen Rücken und die Schultern. Diese Yoga-Haltung baut Stress ab und hilft gegen Müdigkeit, Schwindel und Kopfschmerzen.

● Knie dich auf die Mitte deiner Yogamatte und setze dich auf deine Fersen. Die Knie sind hüftbreit auseinander.

● Lege dich nun mit deinem Oberkörper nach vorn, bis der Bauch auf deinen Oberschenkeln aufliegt und deine Stirn den Boden berührt.

● Nimm die Arme nach vorne und lege sie gestreckt mit den Handflächen nach unten, in Verlängerung der Schultern, vor dir ab.

● Dein Steißbein bildet die Verlängerung deiner Wirbelsäule. Deine großen Zehen können sich unter deinem Po leicht berühren.

● Lass deine Schultern entspannt nach unten sinken.

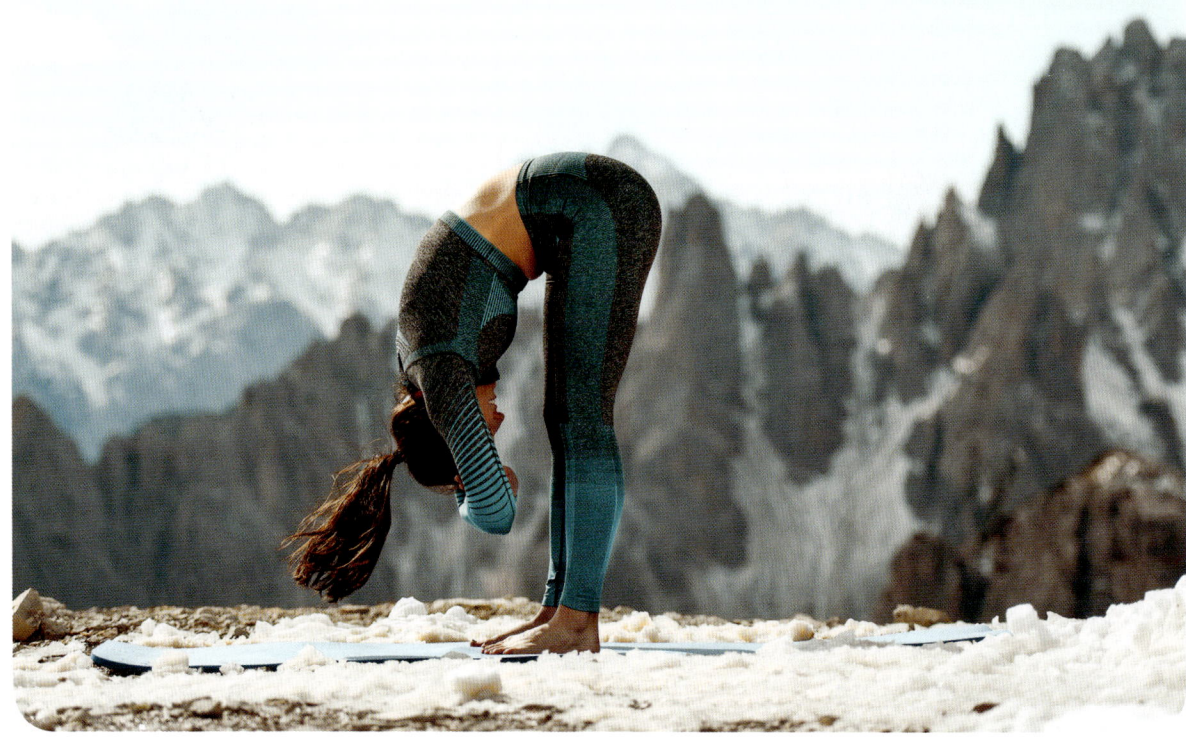

Stehende Vorwärtsbeuge

>> Diese Übung, wenn regelmäßig ausgeführt, bringt mehr Beweglichkeit in deinen Rücken und die Rückseite der Beine. Die Wirbelsäule wird flexibel und die Übung kann Verspannungen im Nacken und Rücken lösen. Sie hilft vor allem, ruhiger zu werden und ruhiger zu atmen.

● Stell dich aufrecht und hüftbreit hin.

● Beuge dich langsam und kontrolliert nach vorne. Während du nach unten gehst, kannst du bewusst ausatmen.

● Du kannst deine Handflächen am Boden ablegen oder leicht verschränken.

● Die Spannung kommt nicht aus dem Rücken. Versuche, deine Sitzknochen nach oben zu zie-hen. Wenn die Spannung in den Oberschenkeln zu schmerzhaft wird, kannst du die Knie auch gerne leicht abwinkeln.

● Versuche, deinen Kopf und deinen Nacken locker zu lassen. Drücke nicht nach unten, sondern lass die Schwerkraft dein Körpergewicht nach unten ziehen.

● Atme bewusst aus und ein.

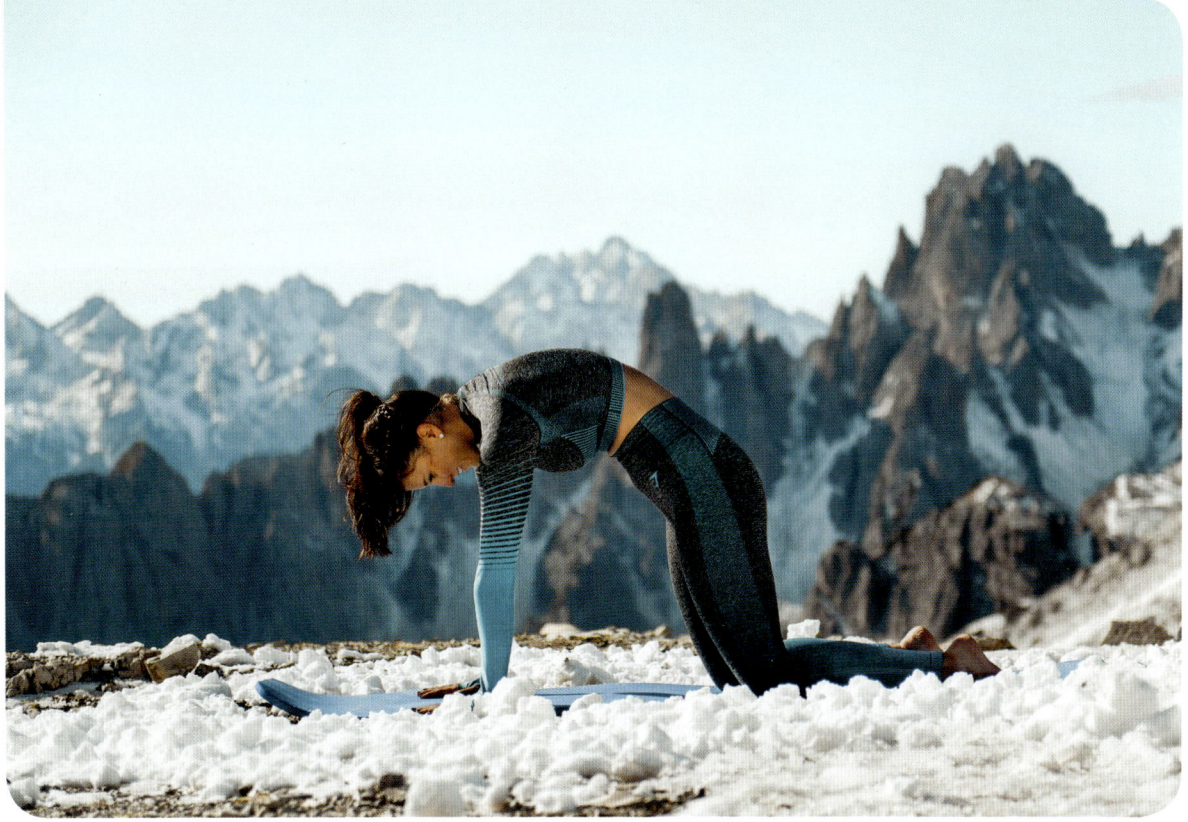

Katzenbuckel

>> Genüsslich räkeln und strecken. Diese Übung ist super für Anfänger, der Rücken wird gedehnt, sie gibt Kraft in Nacken und Wirbelsäule und hilft bei Müdigkeit und Stress.

● Komme in den Vierfüßlerstand, bringe deine Hände und Knie auf den Boden. Stelle deine Hände direkt unter die Schultern und die Knie unter die Hüften.

● Deine Fußsohlen zeigen nach oben und deine Fußoberflächen liegen flach auf der Matte auf.

● Die Fingerspitzen zeigen nach vorne, deine Handflächen liegen flach auf. Dein Oberkörper ist gestreckt und parallel zum Boden, dein Blick ist geradeaus gerichtet.

● Beim Einatmen ziehst du nun deinen Bauchnabel ein und kippst dein Becken, sodass du deine Wirbelsäule Richtung Decke drückst. Dein Kopf beugt sich dabei nach unten und das Kinn geht zur Brust.

● Spüre die Dehnung im Rücken und bleibe im Becken stabil.

● Beim Ausatmen bringst du deine Wirbelsäule wieder in die Gerade. Wiederhole diesen Ablauf ein paar Mal.

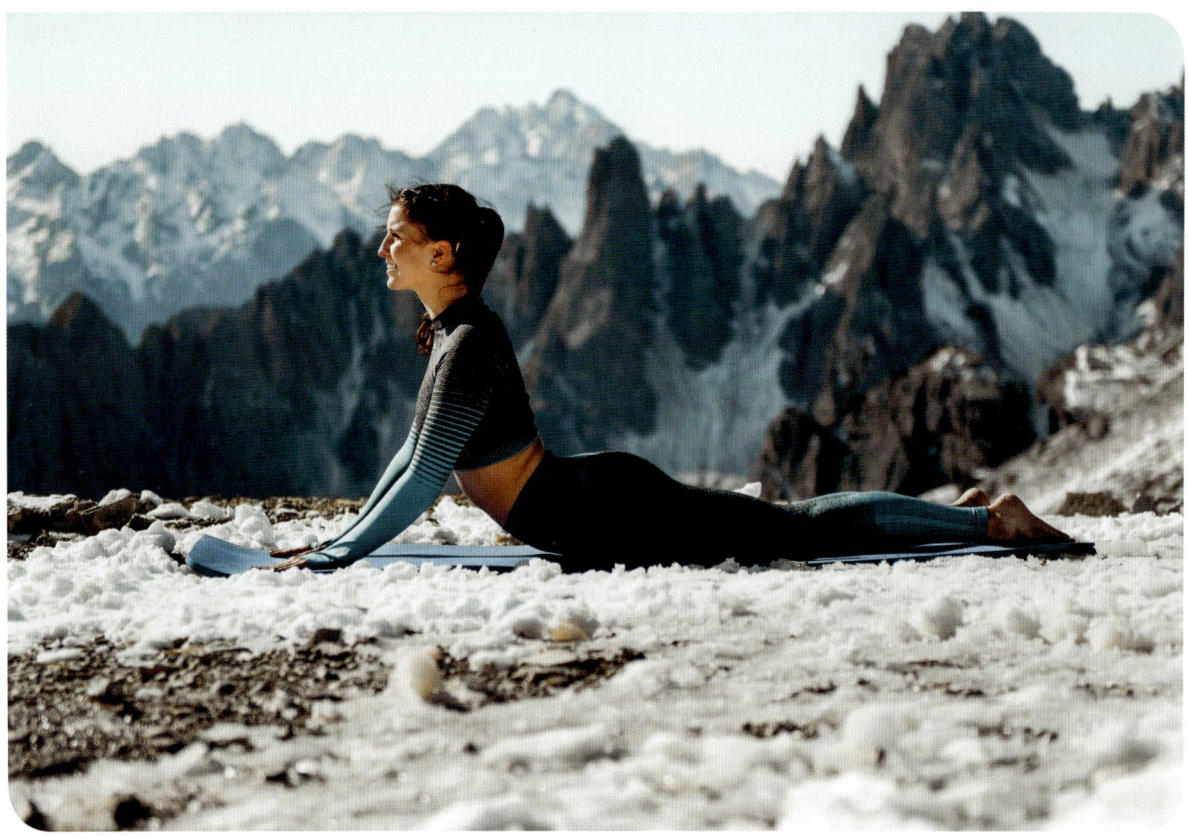

Kobra

» Die Kobra ist eine leichte und sichere Rückbeuge. Dies Haltung eignet sich, um den Rücken zu stärken, den Bauch und die Schultern zu dehnen und um den Brustkorb zu weiten.

● Lege dich flach auf den Bauch und lege die Stirn am Boden ab. Die Fußoberseiten legst du ebenfalls flach auf den Boden, die Fersen sollten in Hüftbreite nebeneinanderliegen.

● Nimm nun die Ellenbogen so weit zurück, dass du die Hände nah am Körper, kurz oberhalb der Brusthöhe, flach aufsetzen kannst.

● Löse den Kopf vom Boden und hebe den Oberkörper leicht an. Versuche zuerst, die Arme nicht als Hilfe zu verwenden, sondern dich mit der Kraft deiner Rückenmuskulatur hochzuziehen.

● Wenn du keine Rückenprobleme hast, kannst du gerne deinen Oberkörper, langsam und bewusst, weiter anheben und die Kraft der Arme anwenden, bis diese fast gestreckt sind.

● Dein Blick ist gerade nach vorne und die Schultern sollten entspannt unten bleiben. Atme bewusst aus und ein. Senke dich langsam und kontrolliert ab.

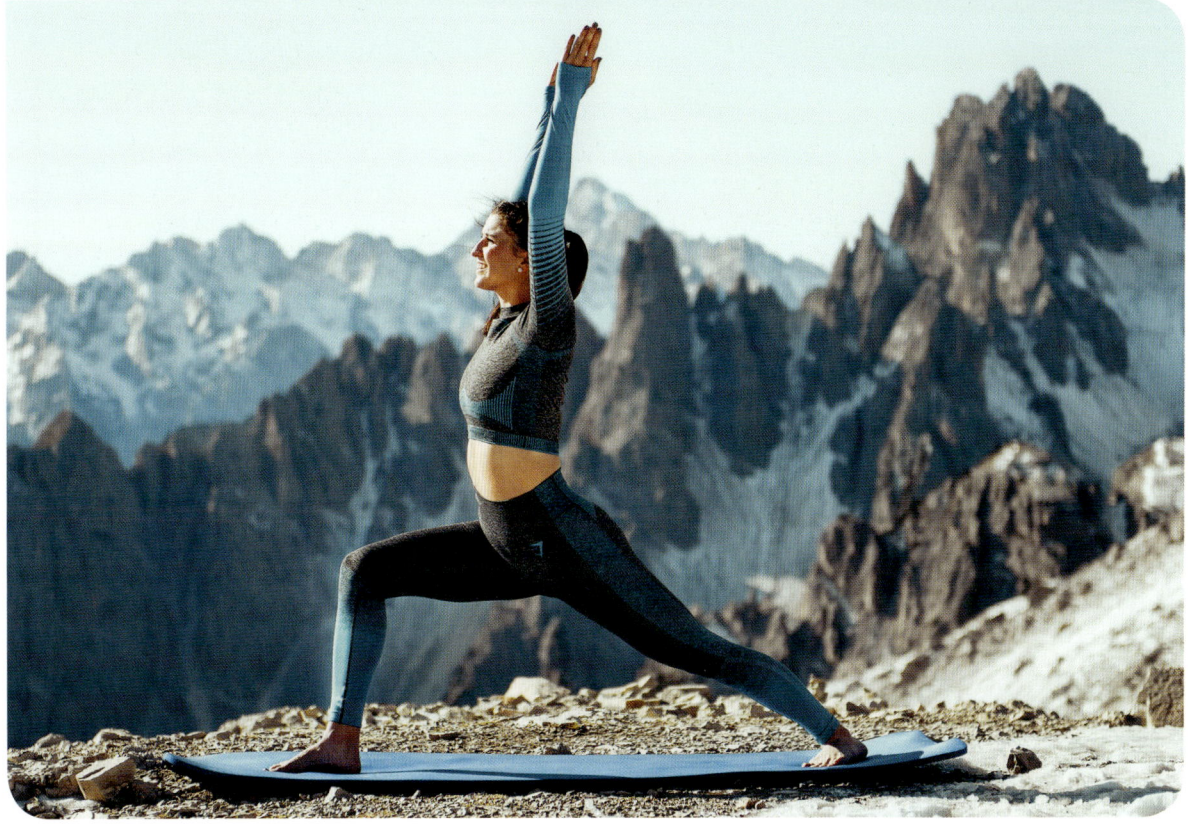

Krieger 1

>> Eine sehr kraftvolle Übung. Stell dir vor, du bist ein Krieger und hältst dein Schwert nach oben, mutig und selbstbewusst. Diese Übung steigert die Flexibilität der Hüfte, verbessert die Aufmerksamkeit und die Balance und dehnt Schultern, Bauch und Leiste.

- Stell dich aufrecht hin.

- Nimm deinen rechten Fuß nach vorne und drehe deinen hinteren Fuß leicht nach links. Die linke und rechte Ferse sind auf einer Linie und die Hüfte und Schultern sind nach vorne gerichtet.

- Nimm deine Arme nach oben, die Handflächen zeigen nach innen. Achte darauf, dass du die Schultern nicht zu den Ohren ziehst, sondern dass sie entspannt unten bleiben.

- Beuge das vordere Knie und achte darauf, dass deine Hüfte weiterhin nach vorne zeigt, sodass du nicht seitlich ausweichst.

- Bleibe konzentriert, um das Gleichgewicht gut halten zu können, und atme in dieser Position tief aus und ein.

- Wiederhole diese Übung mit der anderen Körperseite.

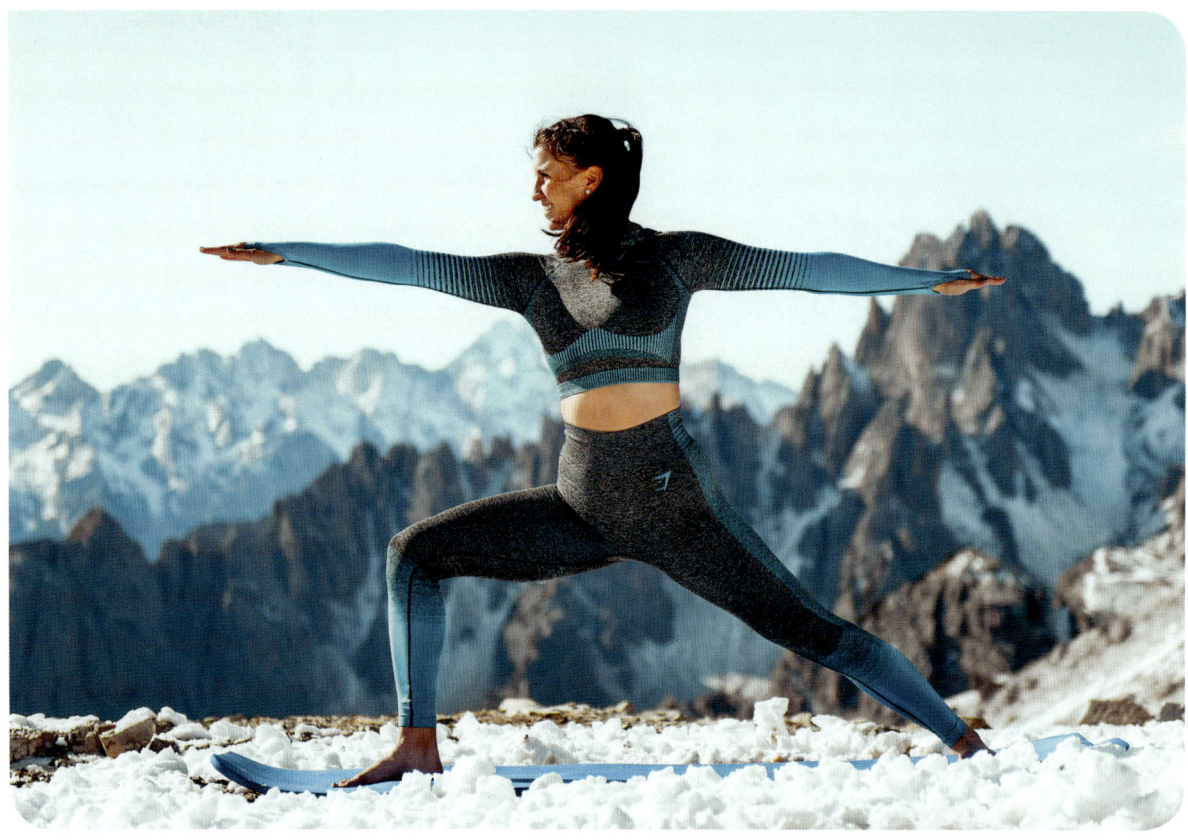

Krieger 2

>> Wir stärken hier vor allem die Beinmuskulatur sowie Durchhaltever-
mögen und Konzentration. Zudem werden Leisten und Oberschenkel
gedehnt. Du öffnest Schultern, Brust und Lunge und auch deine
Bauchmuskulatur wird gestärkt. Auch der Krieger 2 hilft dir, selbstbewusst zu stehen und dich somit selbstbewusst zu fühlen.

● Stell dich aufrecht hin.

● Bewege deinen linken Fuß nach hinten, drehe
ihn leicht nach außen und winkle das vordere
rechte Bein ab. Deine Fersen sollten auf einer Linie sein. Drehe die Hüfte nach links, spanne deine
Bauchmuskeln an und drehe das Steißbein und
Schambein leicht nach vorne, um nicht ins Hohl-
kreuz zu fallen. Dieser kleine Unterschied zum
Krieger 1 macht die Übung etwas schwieriger.

● Hebe die Arme an, sodass sie parallel zum Boden
sind, die Handflächen sind nach unten gerichtet.
Der Blick geht über den vorderen Arm. Suche dir
weiter vorne gerne einen Punkt, um das Gleichgewicht besser halten zu können, und atme tief.

● Wiederhole diese Übung mit der anderen Körperseite.

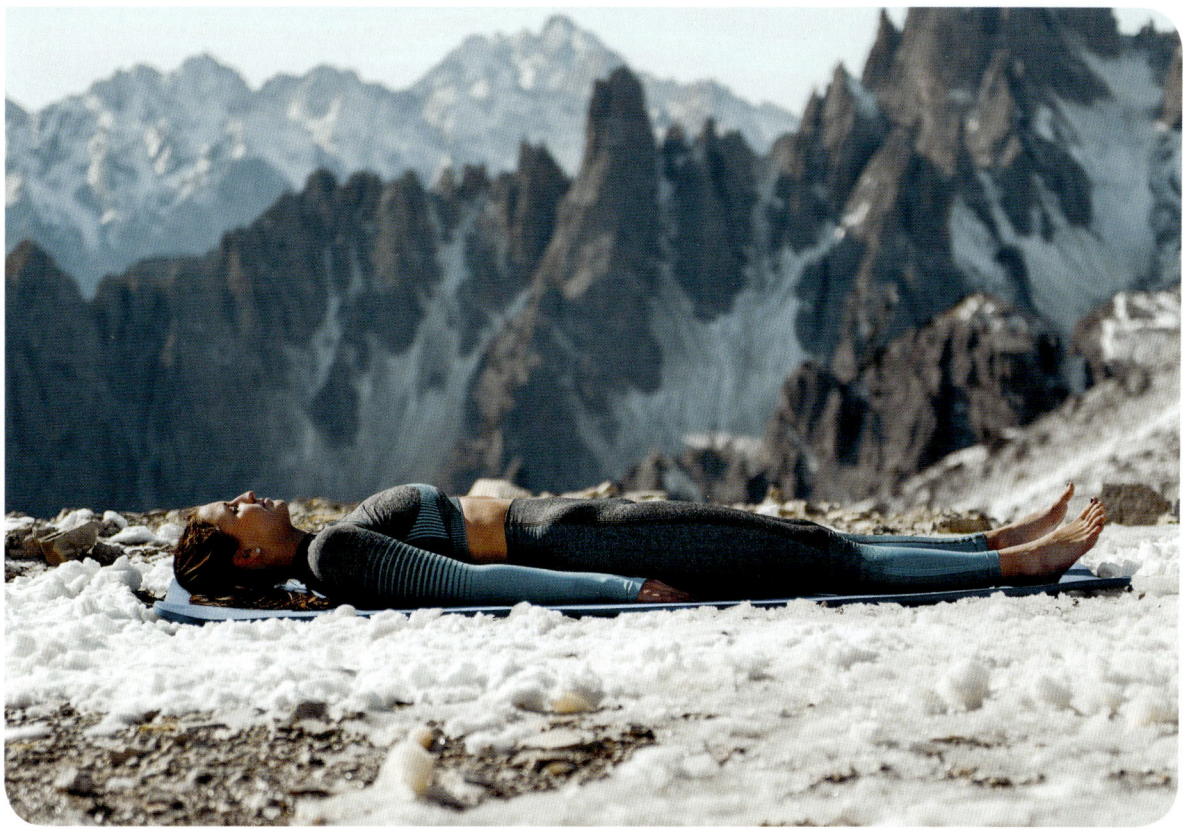

Savasana (Totenstellung)

>> Auch wenn der Name nicht einladend klingt, kann diese Übung doch zur bewussten Entspannung helfen, was in einem stressigen Alltag sehr wichtig ist. Wenn du bewusst atmest und deinen Körper wahrnimmst, hilft dir diese Übung, wieder mehr Energie zu gewinnen. Liege nicht nur am Boden, sondern versuche, ganz bewusst in dich hineinzuhören und bewusst zu atmen. Zähle auch gern deine Atemzüge, falls es dir dann leichter fällt.

● Lege dich entspannt auf die Matte: Dein Rücken sollte gleichmäßig aufliegen, der untere Rücken und die Halswirbelsäule gestreckt sein. Lege die Arme seitlich vom Oberkörper ab und achte darauf, dass die Schultern entspannt sind. Deine Füße legst Du hüftbreit ab und lässt sie durch die Entspannung natürlich nach außen fallen.

● Atme langsam und tief ein. Bei der Ausatmung lässt du deinen Körper in den Boden sinken, um noch mehr zu entspannen. Finde deinen Rhythmus.

● Du kannst nun im Geist deinen Körper durchgehen: Wie fühlt sich dein Gesicht an? Wie fühlt sich dein Nacken an? Wie fühlen sich deine Finger an? Höre auf deinen Körper, ohne zu bewerten. Oder du probierst eine der nachfolgenden Meditationen (Seite165). Es ist nicht einfach zu entspannen, aber in der heutigen Zeit umso wichtiger.

Regeneration. Der Muskel wächst in der Pause.

>> *Das Geheimnis des Erfolges kennen nur jene,
die einmal Misserfolg gehabt haben.* <<
Antoine de Saint-Exupéry

Erst in der Erholungszeit werden wir besser

Manchmal ist es wichtig, den stressigen Alltag hinter sich zu lassen und sich mal eine kleine Auszeit zu gönnen. Das tut sowohl dem Körper als auch der Seele gut. Auch aus sportlicher Sicht ist es wichtig, bewusste Pausen einzulegen und dem Körper Zeit zum Regenerieren zu geben. Denn in der Regeneration, also während der Erholungszeit, werden wir besser.

Wenn wir Sport treiben, setzen wir einen Trainingsreiz. Dieser Trainingsreiz ist wichtig, damit wir uns verbessern, allerdings liegt unsere Leistungsfähigkeit nach dem Sport unterhalb unseres Leistungsniveaus. Das kommt daher, weil wir beim Training sowohl physische, als auch psychische Prozesse des Körpers beanspruchen.

Nach dem Sport – in der Regenerationsphase – baut unser Körper auf und die Leistungsfähigkeit steigt auf ein höheres Level als vor dem Sport. Während der Regenerationsphase werden verschieden Prozesse durchgeführt. Es finden Anpassungen im Herz-Kreislauf-System statt, es kommt zu neuronalen Anpassungen (einer Optimierung der Bewegungsabläufe), es findet ein Zellaufbau im Muskelgewebe statt und durch richtige Ernährung nach dem Training werden die Nährstoffspeicher wieder aufgefüllt.

Warum die Regeneration wichtig ist

Man sollte die Regernation auf keinen Fall vernachlässigen. Dabei ist eine Pause oder bloßes Nichts-

tun nicht gleichzusetzen mit Regeneration. Es gibt sowohl aktive als auch passive Formen der Regeneration. In der nachfolgenden Tabelle findet ihr eine Auflistung verschiedener Regenerationsformen.

Unser Körper passt sich an alles an. Wenn du heute ein sehr anstrengendes Training absolvierst, bringst du deinen Körper in ein Ungleichgewicht und er wird zunächst »schockiert« darüber sein, was du mit ihm machst. Danach ist der Körper erstmal erschöpft, er braucht Ruhe, um das System wiederherstellen zu können, damit er für die nächste Einheit besser gewappnet ist. Die Trainingsbelastung führt zu kleinen Schäden in den Mikrostrukturen der Muskulatur und je nach Art des Trainings können diese Strukturschäden mehr oder weniger ausgeprägt sein. Das heißt, je härter die Trainingseinheit (Intervalle, intensives Krafttraining etc.), desto länger braucht der Köper zur Wiederherstellung. Eine weitere Folge der Beanspruchung durch Training ist die Entleerung der Energiespeicher. Während der Regeneration werden die Glykogenspeicher in Muskeln und Leber wieder aufgefüllt. Ebenso werden die neuronalen Steuerungsfunktionen verbessert und die energiebereitstellenden Systeme optimiert. So beginnen die unterschiedlichen Funktionsbereiche der Körpersysteme direkt damit, die Leistungsfähigkeit zu steigern.

Da dein Körper das nächste Mal für eine intensive Einheit gewappnet sein möchte, entwickelt er sich nicht nur zurück zum Ausgangsniveau, sondern darüber hinaus (Superkompensation). Wird zu früh wieder hart trainiert, hat der Körper keine Zeit mehr für die Regeneration und du kommst ins Übertraining, was zu ständiger Müdigkeit führt und statt Trainingserfolgen eher Verletzungen oder Krankheit verursacht.

Dies hier gilt nicht nur für das Training. Wenn du dich konstant und auf Dauer überbelastest und

Aktive Regeneration	Passive Regenration
Abwärmen/Cool-down (auslaufen, ausradeln …)	SCHLAF! (wichtig: die Qualität des Schlafes)
Bewusstes Regenerationstraining (locker laufen, radeln = lockeres Ausdauertraining)	Ernährung
Bewegungstherapie (z. B. im Wasser)	Flüssigkeitsaufnahme inkl. Mineralstoffe (Wasser…!)
Beweglichkeitstraining (Dehnen, Mobilisierung, Faszientraining …)	Kälteapplikationen (Kältebad, Wechselduschen…)
Ausgleichsgymnastik/Ausgleichssport	Wärmetherapien (Sauna, Dusche, Infrarot…)
Autogenes Training (Relaxationstraining/progressive Muskelentspannung …)	Massage
Mentales Training (Atemübungen, Bewegungsrituale …)	Sexuelle Tätigkeit
Sexuelle Tätigkeit	

deinem Körper und deinem Geist keine Erholung gibst, dann wird dies zu Stress, Dauerbelastung und Burn-out führen. Es ist völlig okay, wenn man mal stressige Phasen hat, solange nachher wieder die Erholung folgt. Plane also regelmäßig Zeit für dich selbst, für Erholung, für deinen Partner und Urlaub ein.

Abwärmen und spezifisches Regenerationstraining

Abwärmen ist vor allem nach intensiven Belastungen ratsam, da es dem Körper die Möglichkeit bietet, Stoffwechselendprodukte, wie zum Beispiel Laktat, abzutransportieren. So hilft nach dem Intervalltraining/Krafttraining beispielsweise 10 Minuten lockeres Radeln/Laufen.

Spezifisches Regenerationstraining fördert unter anderem auch die Grundlagenausdauer, die verschiedene positive Folgen mit sich bringt, wie zum Beispiel eine schnelle Regenerationsfähigkeit, eine langanhaltende Konzentrationsfähigkeit und eine Stärkung des Immunsystems.

Beweglichkeitstraining fördert neben der Regeneration auch die Verletzungsprophylaxe und stellt

sicher, dass die Muskeln flexibel bleiben und ein großer Bewegungsradius vorhanden ist.

Mentales Training fördert die psychische Regeneration und stellt sicher, dass die mentalen Energiespeicher und die Konzentrationsfähigkeit wieder aufgetankt werden.

Schlaf und Ernährung

Ausreichend Schlaf ist eines der wichtigsten Mittel in der Regeneration, da im Schlaf verschiedene Erlebnisse und Sinneseindrücke des Tages verarbeitet sowie Ausscheidungs- und Entgiftungsprozesse des Körpers durchgeführt (zum Beispiel in Galle, Leber und Lunge) werden.

Adäquate Ernährung fördert die Regeneration, da die geleerten Energiespeicher wieder aufgefüllt werden, um die Leistungsfähigkeit für die nächste Belastung sicherzustellen. Sowohl Kälte- als auch Wärmeanwendungen können die Regeneration positiv beeinflussen, indem sie die Heilung der Mikroverletzungen der Muskulatur fördern. Wissenschaftliche Studien bewiesen, dass es allerdings keinen signifikanten Vorteil einer dieser beiden Maßnahmen gibt.

Bei den verschiedenen Regenerationsmaßnahmen ist es wichtig, darauf zu achten, dass beim aktiven Training der Puls niedrig bleibt. Je nach Belastung sollte der Puls nicht über 115–130 Schläge pro Minute steigen.

Alle oben angeführten Beispiele helfen dem Körper dabei, zu regenerieren und so schnell wie möglich wieder auf sein optimales Leistungsniveau zu kommen. Natürlich sind nicht alle Regenerationsformen für jeden Menschen ansprechend, deshalb sollte man am besten verschiedene regenerationsfördernde Maßnahmen ausprobieren und somit selber herausfinden, welche am effektivsten sind bzw. welche man am meisten genießt. Such dir 5 Maßnahmen aus und versuche, diese in den nächsten Wochen bewusst in deine Trainingsplanung miteinzubauen. Das kann bedeuten, dass man nach einem anstrengenden Training mal bewusst ein Abwärmen (in einer niedrigen Herzfrequenz) anschließt, dass man mal auf eine gute und lange Nachtruhe achtet oder dass man sich mal eine Massage gönnt.

Tipps für einen besseren Schlaf und somit für eine bessere geistige und körperliche Erholung:

- Eine Stunde vor dem Schlafengehen: Handy, Laptop und jegliche Bildschirme weg! Ich weiß, das ist schwierig und das ist eine der Gewohnheiten, mit denen ich am längsten gekämpft habe. Doch dieses künstliche Licht gibt deinem Körper das Zeichen »Es ist noch hell, jetzt schütten wir noch keine Schlafhormone aus«. Am einfachsten wirst du diese Gewohnheit los, indem du sie durch etwas anderes ersetzt. Was könntest du in der Stunde vor dem Schlafen noch machen? Schreiben, lesen, putzen, etwas für den nächsten Tag vorbereiten, Musik hören, dehnen, waschen …

- Bereite den nächsten Tag vor. Wenn du schon am Abend vorher deine (Sport-)Tasche packst, deine To-do-Liste schreibst, die Küche aufräumst usw., dann hast du zum einen am nächsten Tag weniger Ausreden, um nicht zum Sport zu gehen, und zum anderen liegst du abends nicht im Bett und denkst ständig daran, was du am nächsten Tag noch alles vorbereiten musst.

- Mach den Raum so dunkel wie möglich. Auch kleine, leuchtende Dinge wie der WLAN-Router und Ladegeräte können deinen Schlaf beeinflussen. Setz dir notfalls eine Schlafmaske auf. Mein Freund lacht mich deswegen immer ein bisschen aus, findet es insgeheim aber süß.

- Halte den Schlafraum kühl.

- Schlafe unter einer schweren Decke. Studien zeigen, dass wir uns dadurch geborgener fühlen.

- Entleere deinen Kopf vor dem Schlafengehen: Du denkst ständig nach? Dir fällt ständig wieder etwas ein, was du noch machen musst? Schreib es auf und schütte deinen Kopf aus. Somit steht es am Papier und du kannst jederzeit nachschauen, anstatt ständig daran denken zu müssen. Das Gleiche gilt übrigens auch, wenn dir gerade was auf dem Herzen liegt: Schreib es auf und bring es auf ein Blatt Papier, anstatt darüber nachzudenken.

- Dusche dich mit kaltem Wasser.

- Meditiere einige Minuten und komm zur Ruhe.

- Denke zum Einschlafen an drei Dinge, für die du heute dankbar bist.

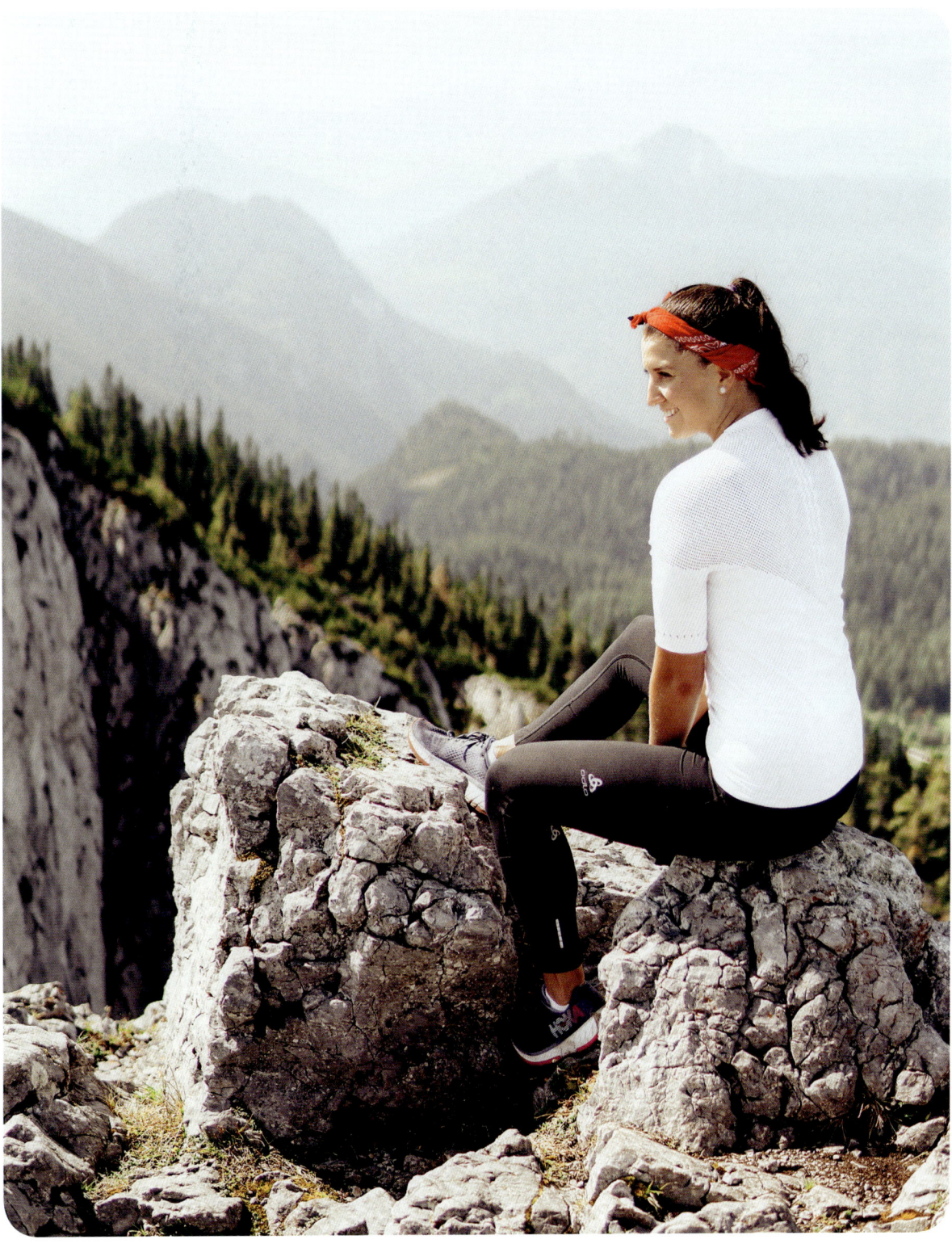

Stress – die neue uncoole Volkskrankheit

»Wie geht es dir?« – »Oh, es ist so viel zu tun, ich bin so gestresst.«
Ein typischer Satz. Willst du gestresst sein oder hast du das Gefühl,
dass du gestresst sein musst?

>> *If you want to test your memory, try to recall what you were worrying about one year ago today.* «

E. Joseph Cossman

Stress und Überbelastung sind gerade dabei, die neuen Volkskrankheiten zu werden. Ein großes Problem ist, dass es fast schon »angesagt« ist, wenn man gestresst ist. Ich habe manchmal das Gefühl, manche wollen sich wichtigmachen und sagen bewusst, sie haben mega Stress und so viel zu tun. Ich dachte früher immer, ich sei total immun gegen Stress. In der Schule kam ich recht einfach durch, obwohl ich nebenbei Leistungssport machte, und an der Uni verstand ich anfangs auch nicht, warum alle Studenten sagen, sie hätten solch einen Stress. Weiter ging's dann im Bloggerleben. Gefühlt alle Kollegen waren gestresst, die Agenturen sowieso und gefühlt jede Person fragt: »Wie geht's dir, Klara? Hast du auch Stress?«

Ich fühlte mich total komisch, so als wäre was mit mir falsch. »Das kann doch nicht sein, dass die alle Stress haben und ich nicht?« Heute würde ich sagen, ich war damals nicht stark genug. Ich machte

mir ein schlechtes Gewissen, dass ich alles so locker meistern konnte. Dieses Psychospielchen, mehr Arbeit und sehr viele andere Faktoren sorgten aber dafür, dass ich irgendwann auch ausgebrannt war. Der Stress hatte mich gefressen.

Dieses Thema ist sehr individuell und du kannst dich nicht mit deiner Freundin oder Kollegen vergleichen. Wir reagieren unterschiedlich, weil wir verschiedene Persönlichkeiten sind und verschiedene Erfahrungen haben. Auch wenn es in der Gesellschaft als »wichtig« wahrgenommen wird, wenn man Stress hat, so ist das kompletter Blödsinn. Lass dich davon und auch nicht von deinem Umfeld beeinflussen, denn mit innerer Ruhe und Zufriedenheit ist es um einiges schöner zu leben als mit Dauerstress und Gehetze. Es ist eine Sache der Einstellung.

Hast du auch gerade Stress?

Stress ist uncool. Wenn du mit der Aussage »Ich habe Stress« eigentlich nach Anerkennung suchst, dann studiere nochmal intensiv den ersten Teil zum Thema Selbstwertgefühl (Seite 20). Ändere deine Einstellung. Du bist nicht mehr wert, wenn du ein stressiges Leben führst. Ist es wirklich »cool«, gehetzt zu sein, in ein paar Jahren total erschöpft zu sein, an Herzproblemen zu leiden oder eine innere Wut zu entwickeln?

Reflektiere – Was stresst dich eigentlich? Wie gesagt, dieses Thema ist sehr individuell. Die Schule verursachte bei mir weniger Stress, dafür treibt mich Unordnung in meiner Wohnung in den Wahnsinn. Schreibe dir die Frage auf ein Blatt Papier und notiere, was dir durch den Kopf geht. Reflektiere. Erst, wenn du die Gründe kennst, kannst du sie reduzieren. Dieser Prozess dauert ein wenig und es kann sein, dass du nicht sofort auf alles kommst, aber das macht nichts. Du kannst die Liste nach und nach ergänzen und dann gegen die einzelnen Punkte vorgehen

Hab den Mut, den Stress loszulassen. Ich sage bewusst Mut, weil du dadurch total gegen den Strom schwimmen wirst. Du wirst zur glücklichen Außenseiterin, die befreit und glücklich ist! Yej! Du darfst dir eine ganz neue Identität erschaffen.

Sei nicht immer erreichbar. Liest du ständig deine Handybenachrichtungen? Das Mail-Postfach quillt über? Zu viele Newsletter? Zu viel Social-Media-Spam? – Es wird Zeit 90 Prozent davon zu löschen und zu deaktivieren. Miste alles Schritt für Schritt aus. Deabonniere Newsletter, deaktiviere Pop-ups und Benachrichtigungen am Handy. Hast du wichtige Projekte, die du voranbringen musst? Dann schalte dein Handy aus. Schließe alle Tabs in deinem Internetbrowser und sei zu bestimmten Zeiten (beruflich) nicht erreichbar. Qualitätszeit mit dem Freund/Freunden/Familie? Handy aus. Das echte Leben, die richtigen Beziehungen gehen vor.

Lerne zu entspannen. Ich wusste lange Zeit nicht, wie ich überhaupt entspannen kann, weil ich die ganze Zeit im »Go-go-go«-Modus war. Ich musste erstmal recherchieren und herausfinden, wie man (theoretisch) überhaupt entspannen kann. Mittlerweile weiß ich, dass ich gern Yoga mache, Zeit mit meinem Freund verbringe, meditiere, auf Spotify neue Lieder suche, spazieren gehe, Sport treibe u. v. m., um entspannen zu können. Finde etwas für dich und baue es in deinen Alltag ein. Stress an sich ist ja nicht komplett schlimm und lässt sich schlicht auch nicht vermeiden, kümmere dich aber in regelmäßigen Abständen um Erholung und Entspannung.

Kümmere dich mehr um dich. Was ist eigentlich für DICH wichtig? Nicht für den Chef, für Mama und Papa, Lehrer oder Kollegen. Was ist DIR wichtig. Wenn du alles tun könntest, was würdest du machen? Warum tust du es nicht? Was hält dich auf? Ängste, Zweifel, Sorgen? Dann wird es Zeit, an deiner mentalen Stärke zu arbeiten, damit du deine eigenen Träume verfolgen kannst! Was ist deine Leidenschaft? Baust du im Alltag oder unter der Woche auch mal Zeit für dich selbst ein, um dem nachzugehen, was dir wirklich Freude bereitet und somit Energie gibt?

Finde einen neuen Fokus! Wenn du in ein Geschäft gehst und nach schwarzen Kleidungsstücken suchst, wirst du schwarze Röcke, Tops und Hosen finden. Wenn ich dich frage, ob du mir auch pinkfarbene Tops aufzählen kannst, wirst du wenige nennen können, weil du so sehr auf die schwarzen Klamotten fixiert warst. Was sind deine »schwarzen Klamotten« im wahren Leben? Woran denkst du ständig? Wo sind die pinkfarbenen Details? Denke nicht an das Alte, sondern an das Neue, das du erschaffen und finden möchtest.

Lerne loszulassen. Was sind die Dinge, die dich zurückhalten? Was sind die Dinge, die dich runterziehen? Du musst nicht für immer als gestresstes Ich durch die Gegend laufen. Beschäftige dich mit dem Thema »Loslassen« z. B. durch Meditation. Schließe mit dem Alten ab, um bereit für Neues zu sein. Löse dich von alten Glaubenssätzen und Verhaltensmustern und erschaffe neue.

>> *Gefühle sind nur Besucher. Lass sie kommen und gehen.* «

Mooji

Entspannung, Achtsamkeit und Meditation

Weißt du, welches Bild ich im Kopf hatte, wenn ich früher das Wort »Meditation« hörte? Ein Guru in einem orangefarbenen Pyjama sitzt im Schneidersitz am Boden und gibt ein »Oohhmm« von sich. Mit der Zeit fängt er auch noch an, in der Luft zu schweben und bleibt mehrere Stunden in dieser Position. Ich dachte, Meditation sei nur was für buddhistische Shaolin-Mönche, aber in den letzten Jahren wurden Yoga und Meditation auch in unserer Kultur größer und größer und somit fing auch ich an, mich mit dem Thema zu beschäftigen.

Ich recherchierte und hörte auch ein Interview mit einem meiner Lieblingspodcaster, Lewis Howes, das er mit Andy Puddicombe, dem Gründer der Headspace Meditation App, führte. Das Gespräch hat mich total inspiriert und ich fand heraus, wie viele der großen Persönlichkeiten meditieren. Es muss doch einen Grund dafür geben, das Profisportler, Oprah Winfrey, Steve Jobs und andere starke Persönlichkeiten dies regelmäßig machen, oder nicht?

Auch Ariana Huffington schreibt in ihrem Buch »Thrive« über das Thema Mediation und sie beschreibt, wie viele Unternehmen mittlerweile Meditationskurse und Workshops für ihre Mitarbeiter anbieten, um deren Wohlbefinden zu verbessern.

Mittlerweile gibt es auch Studien dazu, die uns zeigen, welche Auswirkung Meditation auf unser alltägliches Leben, auf unseren Körper, auf unsere Gedanken und auf unser emotionales und spirituelles Wohlbefinden haben kann. Zudem kann Meditation Schmerzen lindern, wie Wissenschaftler an der Wake-Forest-Universität herausfanden. Die Autoren von »Relaxation Revolution«, Herbert Benson und William Proctor, schreiben, dass Meditation mehr und mehr in der Medizin eingesetzt wird und einen immer höheren Stellenwert erhält. Meditation verändert sogar unser Gehirn. »Ein mit Meditation trainiertes Gehirn zeigt deutliche Unterschiede zu einem untrainierten Gehirn auf« [Dr. Richard Davidson, Universität Wisconsin].

Ein paar wissenschaftliche Gründe für Meditation haben wir also schon herausgefunden, doch wie sieht es jetzt wirklich im echten Leben aus? Wie wirkt sich Meditation auf unsere eigenen Gedanken aus? Ich bin keine Neurowissenschaftlerin und spreche daher von meiner eigenen Recherche und meinen eigenen Erfahrungen.

Mir hilft es, einfach mal ruhig zu sein und auf meine Gedanken zu »hören«. Was geht wirklich in mir vor? Wie fühle ich mich eigentlich? Was stresst mich? Lebe ich wirklich im Moment, stresse ich mich in die Zukunft oder sitze ich in der Vergangenheit fest? Zudem fördert Meditation die Kreativität, während ich zur inneren Ruhe finde. Und nach der Meditation fühle ich mich immer glücklicher und ausgeglichener und (wenn regelmäßig angewandt) komme einfacher in einen produktiven Flow. Die Dinge, die ich mache, gehen leichter, schneller und bewusster von der Hand und somit bin ich zeiteffizienter und habe mehr Zeit für andere Dinge außer der Arbeit.

>> *Ideas are like fish. If you want to catch little fish, you can stay in the shallow water. But if you want to catch the big fish, you've got to go deeper. Down deep, the fish are more powerful and more pure. They're huge and abstract. And they're very beautiful.* «

David Lynch

Meditation kann als Training für Verstand und Gedanken gesehen werden und man merkt erst einen Unterschied, wenn man es auch regelmäßig anwendet. Wenn ich Tennisspieler werden möchte, dann gehe ich auch regelmäßig zum Training, um besser zu werden. Das Gleiche gilt für die Meditation. Erst durch das Training hat sie einen positiven Effekt auf das Leben.

> » *If you just sit and observe, you will see how restless your mind is. If you try to calm it, it only makes it worse, but over time it does calm, and when it does, there's room to hear more subtle things – that's when your intuition starts to blossom and you start to see things more clearly and be present in the more. Your mind just slows down, and you see a tremendous expanse in the moment. You see so much more, than you could see before.* «
>
> *Steve Jobs*

Ohne zu urteilen Meditation bedeutet, dass ich achtsam meine Gedanken und mein Umfeld wahrnehme, ohne zu urteilen. Wenn du bewusst wahrnimmst, holst du dich zurück in den jetzigen Moment und das hilft dir, bewusster zu handeln, statt via Autopilot mit Gewohnheitsschleife durch die Gegend zu laufen. Mit Hilfe einer bewussten Atmung kannst du auch lernen, deinen Stress zu senken, du wirst kreativer und das kann deine Performance boosten. Ein Vorurteil gegenüber Meditation ist, dass manche glauben, all das bewusste Denken sei stressig und anstrengend. Was aber eigentlich stressig ist, ist das achtlose, negative Urteilen über Dinge, Gedanken und Situationen, womit Probleme viel schwieriger zu lösen sind.

Vorteile von Meditation:
- Senkt dein Stresslevel
- Sorgt für bessere Aufmerksamkeit
- Du erinnerst dich besser
- Fördert deine Kreativität
- Lässt dich besser vorausschauen

- Du wirst achtsamer und urteilst weniger
- Du wirst charismatischer
- Hilft dir, Entscheidungen zu treffen

Ein bewusstes Meisterwerk Du kannst deine Projekte, Arbeiten, Workouts, Meetings, Präsentationen bewusst oder ohne größeres Bewusstsein machen und genau das macht den Unterschied zwischen einem Meisterwerk und einem guten Werk. Doch das Wichtigste: Wenn du achtsam handelst, werden Fehler zu Freunden. Achtsamkeit und Meditation helfen dir auch dabei, weniger über dich selbst und weniger über andere zu urteilen. Sie helfen dir dabei, zu verstehen, warum Menschen so handeln wie sie handeln. Und wenn wir Verständnis aufbringen können, urteilen wir weniger, auch wenn uns deren Entscheidung vielleicht nicht immer gefällt.

Achtsamkeit sollte nicht als »nice-to-have« gesehen werden, sondern als ein »Must-have« für eine bessere und erfüllendere Lebensqualität. Achtsamkeit hält dein Gehirn gesund, sie hilft dir, gute Entscheidungen zu treffen und schützt dich vor giftigem Stress. Deshalb kannst du am besten gleich deinen Morgen damit starten! Denn Forscher fanden heraus, dass wir sogar schon direkt nach dem Aufwachen Stresshormone ausschütten. Warum? Weil das Denken an den Tag unseren Fight-or-flight-Instinkt triggert und somit Cortisol ausgeschüttet wird. Als Nächstes ziehst du dich schnell an, machst dich schnell fertig, verschlingst dein Frühstück und schon bist du auf dem Weg nach draußen ins Büro. Den restlichen Tag gibt es viele Ablenkungen, andere Leute und Kollegen wollen was von dir, Anrufe, Mails und all dies fordert deine Aufmerksamkeit. Schenke zumindest am Morgen dir selbst ein wenig Aufmerksamkeit. Das kann dir helfen, mit den restlichen Herausforderungen des Tages besser umzugehen.

Zwei Faktoren definieren einen achtsamen Verstand: Fokus und Bewusstsein.

Fokus bedeutet, dass du dich auf eine Sache voll und ganz konzentrieren kannst, während das Bewusstsein die Fähigkeit hat, unnötige Ablenkungen wahrzunehmen und sie wieder loszulassen, wenn sie auftauchen. Achtsam arbeiten bedeutet, eine Sache nach der anderen zu erledigen und interne und äußere Ablenkungen wahrzunehmen, während sie auftauchen. Das hilft dir dabei, effektiver zu arbeiten, Fehler zu reduzieren und kreativer zu werden.

Übungen

Auf den nächsten Seiten findest du ein paar einfache Übungen, die du jederzeit und überall machen kannst. Meditation bedeutet vereinfacht ausgedrückt nichts anderes, als einfach mal zur Ruhe zu kommen und die eigenen Gedanken bewusst wahrzunehmen.

Hier ein paar Richtlinien:

- Die wichtigste Regel: Es gibt kein Richtig oder Falsch und du kannst auch keine Fehler machen.
- Unser Körper ist fantastisch und sorgt dafür, dass wir unbewusst atmen und somit am Leben bleiben. Bei der Meditation geht es vor allem darum, zur Abwechslung mal bewusst zu atmen.
- Starte mit 10 Minuten. Wenn dir das zu lange ist, starte mit 5 Minuten. Wenn dir auch das lange vorkommt, starte einfach mit 2 Minuten. Das kannst du nach und nach steigern.
- Stell dir einfach einen Timer und versuche, in dieser Zeit bewusst zu atmen oder eine der nachfolgenden Meditationsübungen zu machen.
- Du kannst im Schneidersitz auf einem Kissen sitzen, du kannst auf einem Sessel sitzen oder auf dem Sofa liegen. Mach es dir bequem, so, dass du dich wohlfühlst.
- Wenn du merkst, dass du ständig an irgendwas denken musst und abgelenkt wirst, dann ist das, gerade am Anfang, total normal. Urteile nicht, nimm den Gedanken einfach bewusst war: »Aha,

daran denke ich also.« Bedanke dich ganz lieb für diese Information, lass den Gedanken wieder wegfließen und gehe zurück zur bewussten Atmung.
- Es ist okay, wenn du dich mit Meditation am Anfang etwas schwertust. Bleib dran, denn wie beim körperlichen Training im Fitnessstudio ist auch Meditation reine Übungssache, die dir mit der Zeit leichter fällt.
- Hab Spaß! Wie gesagt, es gibt kein Richtig oder Falsch und somit kannst du auch keine Fehler machen.

Morgenmeditation

Stell den Wecker 10 Minuten früher als sonst und bereite alles für die Meditation schon am Abend vorher vor. Trinke nach der Morgentoilette ein großes Glas Wasser und setze dich anschließend auf ein Kissen, auf einen Sessel oder wo es dir bequem ist. Genieß die morgendliche Ruhe und atme 5-mal ganz tief durch die Nase ein und durch den Mund wieder aus. Stell dir nun vor, wie die Sonne auf dein Gesicht scheint. Spüre die Wärme auf deinem Gesicht und stell dir vor, wie die Sonnenstrahlen durch deinen Körper, durch jede Zelle, wandern. Es ist egal, wie schnell oder wie detailliert du das machst. Stell dir vor, wie du energiegeladen bist, wie dich die Sonnenstrahlen wärmen, und denk an eine Sache, auf die du dich heute ganz besonders freust! Wenn dein Körper von Wärme erfüllt ist, bedanke dich bei den Sonnenstrahlen für die Energie und mache noch 5 tiefe Atemzüge. Öffne die Augen und spüre die Energie.

Visualisierung

Trinke ein großes Glas Wasser, bevor du anfängst und setze dich bequem hin. Schließe die Augen. Atme 5-mal ganz tief durch die Nase ein und durch den Mund wieder aus. Denke nun an dein Ziel und an dein Vorhaben. Stell dir vor, wie du dein Ziel erreichst, und verbinde dich mit der Emotion, wel-

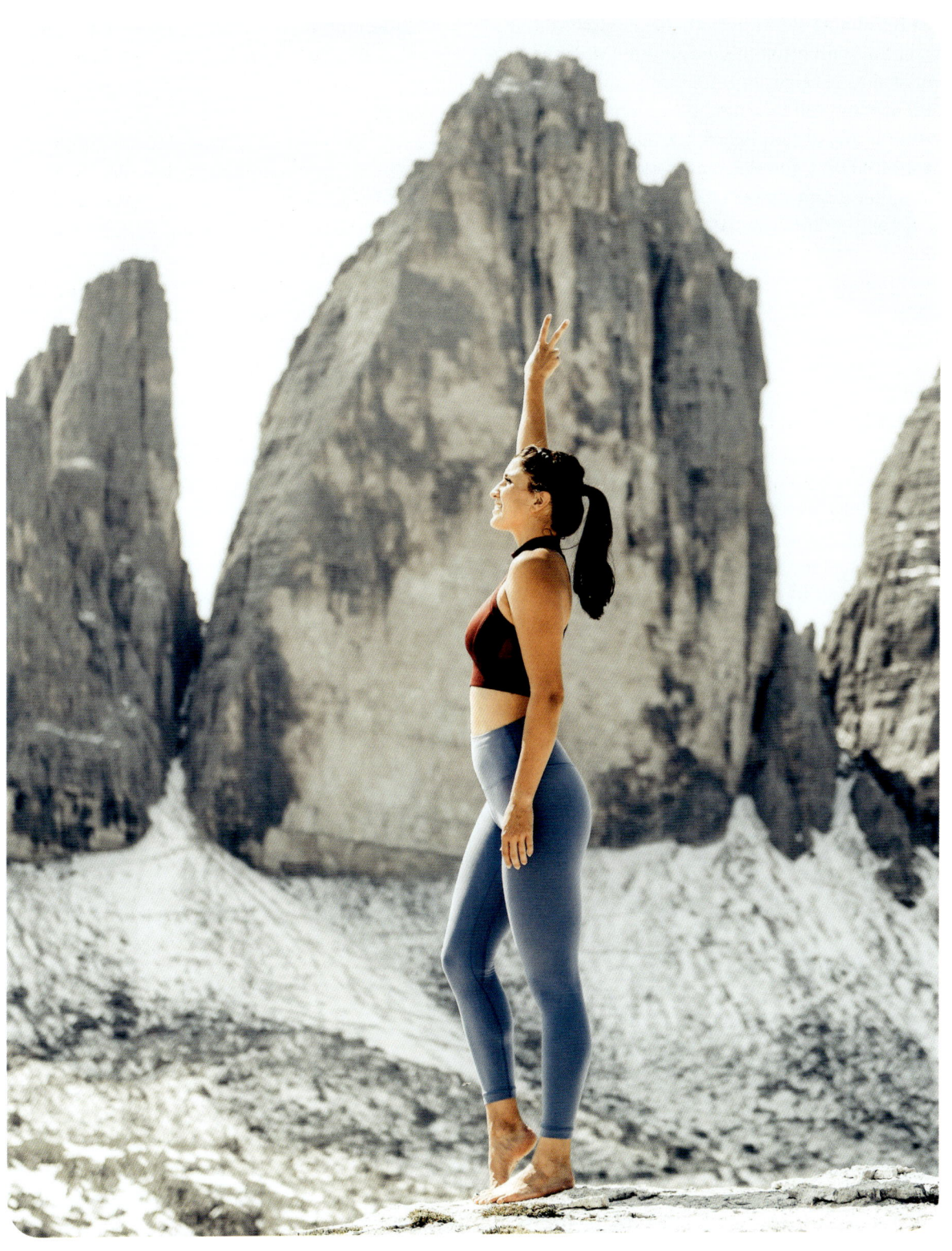

che Bedeutung dieses Ziel und dieses Vorhaben für dich hat. Welche Emotion spürst du? Warum ist dir dieses Ziel so wichtig? Wie willst du dich fühlen? Stell dir nun auch die kleinen Schritte hin zu deinem Ziel vor. Denk an die Handlungen, sollte es mal schwieriger werden. Wie wirst du bei Herausforderungen handeln? Stell dir vor, wie du bewusste Entscheidungen triffst, die dich deinem Ziel näherbringen. Sieh dich selbst, wie du täglich an deiner Weiterentwicklung arbeitest. Sieh dich selbst, wie du dein Ziel erreichst. Spüre die Kraft. Hierzu kannst du auch gern einen Song spielen, der dich besonders motiviert. Mache abschließend noch 5 bewusste Atemzüge, bedanke dich für die Visualisierung und öffne deine Augen.

Meditation für mehr Selbstliebe

Nimm eine Position ein, die für dich bequem ist. Lege dich auf die Couch, setze dich auf ein Kissen oder auf einen Stuhl. Schließe deine Augen und atme 5-mal tief durch die Nase ein und durch den Mund wieder aus. Stell dir vor, wie du eine Treppe hinuntergehst und eine Tür vor dir die siehst. Du öffnest die Tür und Sonnenschein kommt dir entgegen. Du gehst durch die Tür hindurch, machst ein paar Schritte, blickst nach vorne und siehst einen wunderschönen Spielplatz vor dir. Du gehst weiter, hörst Kinder lachen und blickst zur Schaukel.

Du siehst ein kleines Mädchen, vermutlich so um die 6 Jahre alt, und du siehst, wie es strahlend lächelt. Du gehst näher zu ihm hin und siehst, dass du selbst das Mädchen bist. Sie kommt zu dir, lächelt und greift nach deiner Hand. Du bist zunächst etwas zögerlich, nimmst sie schließlich aber in deinen Arm und sagst ihr, wie lieb du sie hast. »Ich verspreche dir, dass ich mich von nun an gut um dich, um uns, kümmern werde. Verzeihe mir, falls ich hart zu dir selbst war. Ich verzeihe mir selbst.« Sie antwortet mit einem Lächeln und schaut dich mit großen Augen an. »Ich hab dich lieb.« Du drückst sie nochmal ganz fest und machst dich

dann wieder auf den Weg nach Hause. Du merkst, dass du dabei bist, deinen inneren Frieden zu finden.

Fokussiert sein

Setze dich bequem hin und denke daran, warum du hier sitzt. Schließe die Augen. Atme bewusst durch die Nase ein und durch den Mund aus. Zähle nun bei jedem Ein- und Ausatmen. 1 – Einatmen, 2 – Ausatmen, 3 – Einatmen … Wenn du bei 10 angekommen bist, beginne wieder von vorn. Es ist völlig normal, wenn ab und an Gedanken dazwischenkommen. Versuche einfach, wieder zum Zählen und die damit verbundene Ruhe zurückzukommen.

Stress senken

Stress führt zu einer flachen Atmung. Wenn du merkst, dass du unruhig wirst, dann setze dich kurz aufrecht hin und schließe die Augen. Mache 4 bewusste Atemzüge und beginne diese Übung. Zähle während des Einatmens bis 4 und zähle während der Ausatmung bis 8. Das Ausatmen ist bewusst viel länger. Fortgeschrittene können bei der Ausatmung auch bis 11 zählen. Wiederhole das langsame Ein- und Ausatmen mindestens 5-mal.

1 – 2 – 3 – 4 – einatmen.

1 – 2 – 3 – 4 – 5 – 6 – 7 – 8 – ausatmen.

Spannung aus, Intention ein

Es war ein anstrengender Tag, du bist aufgewühlt. Es kann passieren, dass du nach einem stressigen Arbeitstag die Arbeit und die Unruhe mit nach Hause nimmst. Auf dem Weg nach Hause, im Auto, in der Straßenbahn, auf dem Rad oder beim Spazieren – nimm dir noch 5 Minuten, bevor du durch die Haustür gehst. Schließe die Augen und wiederhole ein paar Mal: »Die Spannung löst sich … die

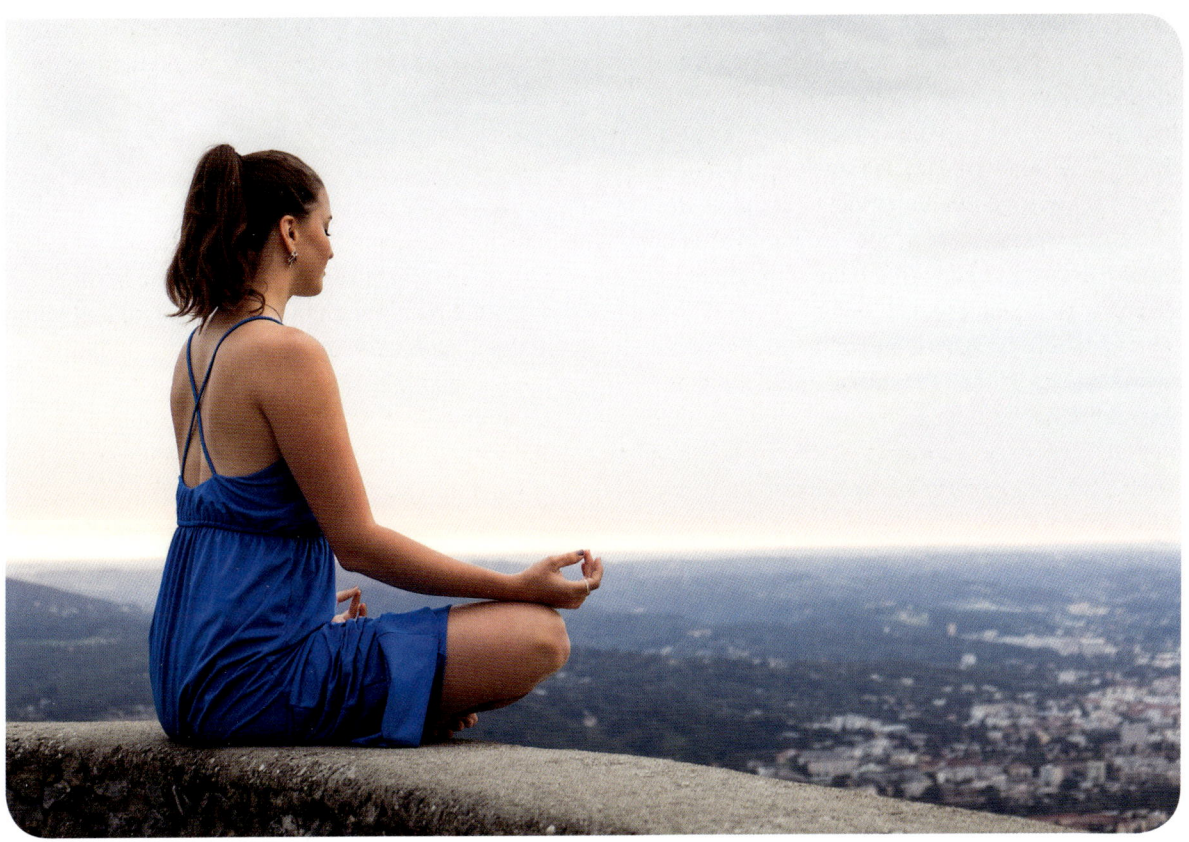

Spannung löst sich ... die Spannung löst sich ...«
Wiederhole diesen Satz so lange, bis du das Gefühl
hast, die Spannung löst sich mehr und mehr. Anschließend setzt du dir eine Intention für den restlichen Tag. »Die Spannung ist weg, jetzt möchte ich
voll und ganz den Abend mit meinem Freund genießen. Ich werde im Moment sein, nicht mehr an
die Arbeit denken.«

On-the-go-Meditation

Verschlafen? Gehetzt? Ein Meeting nach dem anderen? Auch während du irgendwohin gehst,
kannst du kurz abschalten und meditieren. Spüre
deine Füße am Boden. Spüre deine Zehen. Atme
bewusst. 4 Schritte – einatmen, 6 Schritte – ausatmen. Gehe, wie du noch nie gegangen bist. Gehe
bewusst. Atme bewusst.

Ernährung & Energie – Power von innen

Dein Strahlen kommt von innen. Wenn du gut zu dir bist, dich gesund ernährst und regelmäßig bewegst, wird deine Ausstrahlung wunderschön.

Ein Leben voller Power

Eine Frau voller Tatendrang, motiviert, glücklich, selbstbewusst und auf dem Weg, ihre Träume und Ziele zu verfolgen – so stelle ich mir ein Power-Girl vor!

Gesund und glücklich zu leben bedeutet für mich, zunächst mit mir selbst im Reinen zu sein. Unsere Gedanken steuern unser Handeln und beeinflussen unsere Entscheidungen und somit unser ganzes Leben. Powervoll zu leben bedeutet für mich, sich um meinen Körper zu kümmern, von innen und außen. Es bedeutet für mich, das Leben als Ganzes zu leben, das Leben und den Moment zu genießen, Träume zu verfolgen und Abenteuer zu erleben. Das alles wird nur möglich, wenn alle Komponenten zusammenspielen. Ein gesunder Körper braucht eine Ernährung, die Kraft und Energie gibt und uns mit Nährstoffen versorgt, um langfristig gesund leben zu können. Genauso gehört auch die Bewegung dazu. Bewegung sorgt für einen starken und ausdauernden Körper, für mehr Energie im Alltag und für mehr mentale und körperliche Kraft, um das eigene Traumleben leben zu können.

Überernährung und gleichzeitig fehlernährt

Noch nie wurde den Themen gesunde Ernährung und Fitness so viel Aufmerksamkeit geschenkt wie heute. Leider habe ich auch bemerkt, dass viele nicht mehr wissen, was ein gesunder Lebensstil eigentlich bedeutet. Ein kompletter Diätwahn ist ausgebrochen und gesunde Lebensmittel werden eher mit Langeweile, Qual und Verboten assoziiert, statt mit Genuss und Liebe zum Körper. Es gibt viele »Experten« im Internet, unzählige Diäten und Ernährungsformen und das hat leider dazu geführt, dass Essen für viele kein Genuss mehr ist, sondern ein anstrengendes Thema, das zu einem krankhaften Verhalten geführt hat. Dazu starte ich auch gleich mit einem Zitat aus meiner Studienliteratur »Sporternährung«:

>> *Das Phänomen der heutigen Zivilisationskost liegt darin, dass die Menschheit überernährt, doch gleichzeitig fehlernährt ist.* «
Peter Konopka

Wir essen mehr denn je, die Auswahl wird von Tag zu Tag größer und schlussendlich geht es für die

Lebensmittelfirmen auch um Umsatz, was bedeutet, dass in vielen, stark industriell verarbeiteten Lebensmittel vermehrt Mittel enthalten sind, die das Verlangen nach mehr schaffen. Der Bäcker lässt den Duft verstärkt aus der Backküche wehen, damit wir Lust auf Zimtschnecken bekommen, obwohl wir sie noch gar nicht gesehen haben. Wir werden von Werbeplakaten, Slogans und PR-Kampagnen bombardiert, die sogar versuchen, die schlechtesten Lebensmittel »gesund« aussehen zu lassen. Öffne deine Augen und sage: »Stopp!«

Erhöhte Lebensqualität

Wenn ich Leuten erzähle, dass ich mich gesund ernähre, denken viele, ich ernähre mich wie ein Hase oder ein Vogel. Dabei hat die Natur so viel mehr zu bieten! Ich versuche, mich immer darauf zu konzentrieren, was ich durch die Lebensmittel gewinne – mehr Lebensqualität, einen stärkeren Körper, eine bessere Haut und ein besseres Körpergefühl – statt daran zu denken, worauf ich verzichten »muss«. Mittlerweile frage ich mich oft selbst, wie ich es früher geschafft habe, mich NICHT gesund zu ernähren.

Wir müssen sowieso essen, warum also nicht gleich gesund? Wenn du pro Tag drei Mahlzeiten zu dir nimmst, dann sind das in der Woche 21 größere Mahlzeiten. Wenn du noch ein paar Snacks hinzufügst, kommen wir schnell auf 30 Mahlzeiten pro Woche. Diese 30 Mal kannst du dich entscheiden: »Esse ich was Gesundes oder was Ungesundes?« Und je besser deine Gewohnheiten sind, desto weniger musst du entscheiden, denn es läuft automatisch ab. Du greifst, ohne nachzudenken, zum Apfel statt zum Schokoriegel.

Wie füllst du deinen Tank? Achtest du beim Tanken deines Autos auf den richtigen Treibstoff? Schaust du darauf, dass der Treibstoff Qualität besitzt und dein Auto keinen Schaden nimmt? Super! Jetzt vergleichen wir unseren Körper mit deinem Auto.

Wieso geben wir da plötzlich weniger Acht, womit wir ihn füllen? Unser Körper ist schließlich das Wichtigste und Wertvollste, das wir besitzen. Dein Körper ist dein Ferrari. Dein Körper ist sogar wertvoller, klüger und um einiges komplexer.

Heutzutage essen wir zu viel von den falschen Lebensmitteln in einer zu großer Menge! Die Folgen sind Übergewicht, Herz-Kreislauf-Probleme, Diabetes und weitere Volkskrankheiten. Ein wirksames Gegenmittel für all diese Krankheiten: gesund essen.

Energieumwandlung

Ähnlich wie mit dem Treibstoff für das Auto ist es mit der Ernährung für uns. Wir führen bestimmte Lebensmittel zu uns, um dadurch Energie zu gewinnen, damit wir später unsere Leistung abrufen können. Alles kostet Energie – atmen, sitzen, jede Bewegung des Muskels – und der größte Teil der Energie wird dafür verwendet, unseren Körper am Leben zu halten. Je mehr wir uns dann bewegen oder sportlich betätigen, desto mehr Energie (Kalorien) benötigen wir. Kalorie ist die Einheit für Energie. Oft sieht man Kalorien als etwas Schlechtes, Energie jedoch als etwas Gutes an. Im Prinzip ist es aber dasselbe. Unser Körper braucht Energie, vor allem beim Sport und im Alltag, egal ob an der Uni, beim Arbeiten oder in der Schule. Unser Körper braucht also Kalorien.

Ernährung als Baustein

Du kennst bestimmt den Spruch »Du bist, was du isst«. Hast du darüber schon einmal nachgedacht? Denk an die Muskeln der Tiere oder an die Samen einer Pflanze. Diese erfüllen eine Funktion im Körper des Tieres oder im Körper der Pflanze. Wenn wir dieses Fleisch oder diese Pflanzen essen, zersetzt unser Körper das Lebensmittel, um die enthaltenen Nährstoffe anschließend für unseren eigenen Körper, für unsere Zellen und für deren Aufbau zu verwenden.

Egal welche Lebensmittel wir zu uns nehmen, aus ihnen werden unsere Zellen, Hormone, Nerven, Herz, Muskeln, Mitochondrien, Augen, Immunsystem usw. aufgebaut. Deshalb ist eine gesunde Kost, die Vitamine, Nährstoffe, Spurenelemente usw. enthält, so wichtig. Der Hausverstand weiß, was gesund ist. Doch nur, weil man es weiß, bedeutet es nicht, dass man dieses Wissen auch in der Praxis anwendet.

Wenn wir unsere Ernährung gesund und abwechslungsreich gestalten, dann befriedigenen wir auch all unsere Bedürfnisse und sind für alles bestens gerüstet! Wie fühlt sich eine leckere und nährende Mahlzeit im Vergleich zu einem vollgestopften, aufgeblähten und schmerzenden Magen an? Teste einfach den Unterschied.

Was bedeuten gesund und ausgewogen?

Gesunde Lebensmittel enthalten mehr Vitamine, Nährstoffe und Mineralstoffe und Spurenelemente. Unser Körper braucht sogenannte »Makronährstoffe« wie Kohlenhydrate, Fette und Eiweiß in größeren Mengen und »Mikronährstoffe« wie Eisen, Kalzium, Magnesium in kleineren Mengen. Wer sich gesund ernährt, kann mit den Makronährstoffen den Bedarf an Mikronährstoffen sehr gut decken und braucht keine teuren Supplemente. »Ausgewogen« bedeutet für mich, dass ich keinen Makronährstoff weglasse (z. B. Low Carb), sondern alles in die Ernährung mit einbeziehe. Ich esse zu 80 % gesund, bin aber auch nur ein Mensch und esse gern mal Schokolade, Pizza oder etwas anderes, was mir gut schmeckt, aber nicht zu 100 % gesund ist. Wenn du deine Ernährung umstellst, wirst du allerdings auch merken, dass du nicht mehr so oft das Verlangen nach den ungesunden Sachen hast.

Gesunde Kohlenhydrate: Vollkorn, Naturreis, Kartoffel, Süßkartoffel, Obst, Gemüse, Haferflocken, Quinoa, Bohnen, Linsen

Gesunde Eiweißquellen: Bohnen, Linsen, Eier, Milchprodukte, Tofu, Fisch, helles Fleisch

Gesunde Fette: pflanzliches Öl, Kokosnussöl, Avocado, Nüsse, Eigelb

Trinken: Unser Körper besteht zu 70–90 % aus Wasser, das bedeutet, dass wir ihm dieses regelmäßig auch zuführen müssen. Trinke 2–3 Liter pro Tag und wenn dir Wasser anfangs zu langweilig ist, gib Obst oder Zitrone hinzu. Tee ist auch eine super Alternative.

Umstellung Schritt für Schritt

- Sei dir klar darüber, warum du deine Ernährung umstellen möchtest.
- Such dir leckere Gerichte aus.
- Kauf neue, gesunde Lebensmittel ein. Wenn du nichts Ungesundes zuhause hast, kannst du es auch gar nicht essen.
- Bereite mehrere Mahlzeiten für die Woche vor, das spart Zeit und vermeidet Stress!
- Denk daran, welche deine Lieblingslebensmittel sind. Gibt es dafür gesündere Alternativen?
- Fang klein an. Wenn du in der ersten Woche nur gesund frühstückst, ist das schon ein toller erster Schritt! Snacks, Mittag- oder Abendessen können dann folgen.

Energie wird generiert

»Ich habe keine Energie für Sport« – sprach's und stopft sich dabei einen Schokoriegel in den Mund. Energie kaufe ich mir nicht im Supermarkt. Es ist nicht »unfair«, dass manche Menschen mehr Energie haben als andere. Sie haben aus ganz bestimmten Gründen mehr Energie. Durch Sport bekommst du mehr Energie. Durch den richtigen Beruf bist du glücklicher und hast mehr Energie. Wenn du dich mit den richtigen Menschen umgibst, hast du mehr Energie. Wenn du dich gesund ernährst, generierst du ebenfalls Energie. Ein Apfel, ein saftiger, grü-

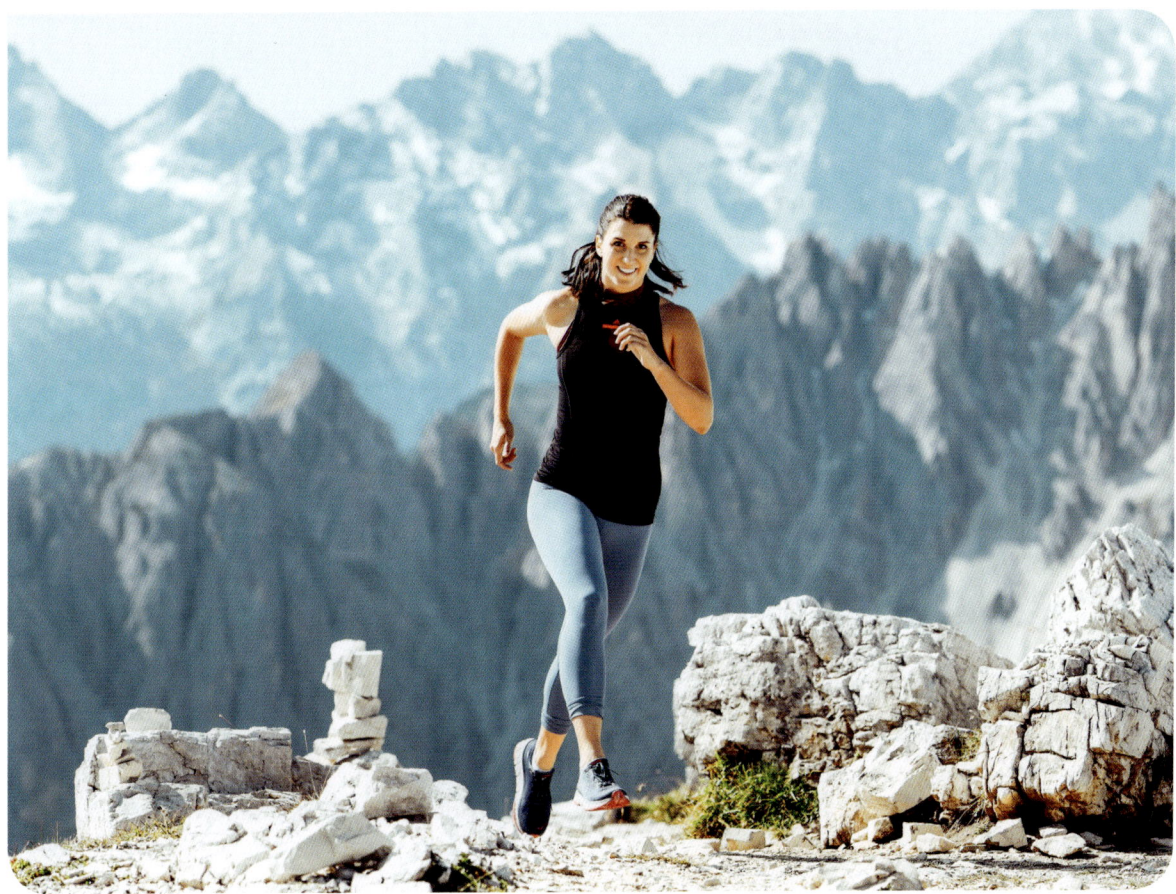

ner, mit Nährstoffen, Vitaminen angereichter Apfel gibt dir einiges mehr an Energie als eine Mahlzeit, die voll mit industriell verarbeitetem Zucker ist. Klar, kurzfristig steigt der Insulinspiegel an und du merkst einen kurzen Energieschub, aber langfristig hat dein Körper mit der Zuckerbombe zu kämpfen.

Ernährungsprinzipien

Ich bin keine Ernährungswissenschaftlerin, denn meine Expertise liegt in der Sportwissenschaft und im Mentaltraining. Wenn du noch genauer wissen möchtest, was für deinen Körper wichtig ist, empfehle ich dir, mit einer Ernährungsberaterin zu sprechen. Wir sind so unglaublich individuell und auch das Thema Ernährung ist sehr individuell. Allerdings weiß ich auch, wie sehr dieses Thema auf die Psyche schlagen kann, denn leider sind viel zu viele Frauen unzufrieden mit ihrem Körper und einige sind von Essstörungen betroffen. Aus eigener Erfahrung weiß ich, wie schwierig das Thema Ernährung sein kann, und deshalb teile ich dir hier meine persönlichen Ernährungsprinzipien mit, die ich über die letzten Jahre gelernt habe und nach denen ich mich heute ernähre.

Iss genug, aber richtig

Ich kenne kaum eine Frau, die nicht mal eine Phase hatte, in der sie abnehmen wollte und zu wenig aß. Als ich zu wenig aß, mündete das letztlich in einer Essstörung, weil ich Heißhungerattacken bekam, zunahm und dementsprechend Angst hatte, zu viel zu essen. Wenn ich zu wenig aß, bekam ich vermehrt Lust auf Süßigkeiten und aß sie natürlich auch, sodass ich nie wirklich abnahm, obwohl meine Hauptmahlzeiten gesund waren. Heute esse ich an Trainingstagen 2800 Kalorien, meine Mahlzeiten sind voller Nährstoffe und Kohlenhydrate und trotzdem fühle ich mich mittlerweile schlanker und fitter denn je. Erst, als ich angefangen habe genug zu essen, verging auch die Lust auf Süßes. Das bedeutet nicht, dass ich nie nasche, aber mein Körper verlangt hauptsächlich nach Gesundem und ab und zu darf's dann gern mal auch Stückchen Schokolade sein.

Zähle Farben, nicht Kalorien

Es gibt so viele Gemüse- und Obstsorten. Nur, weil dir Gurken nicht schmecken, bedeutet das nicht, dass du nicht gesund essen kannst. Je bunter dein Teller ist, desto besser. Verschiedene Farben bedeuten verschiedene Vitamine und Nährstoffe und wir können eine leckere Variation erschaffen. Deshalb empfehle ich dir, auf deinen Teller immer mindestens zwei Farben, zwei Gemüsesorten, aufzulegen und anschließend kommen die Kohlenhydrate, Fett und Eiweiß hinzu. Orange Karotten, grüne Zucchini, rote Tomaten, beiger Hummus, brauner Reis, gelbes Olivenöl, grüne Avocado, weißer Feta, schwarzer Pfeffer, rosa Granatapfelkerne, graue Sonnenblumenkerne – ein bunter, leckerer Mix.

Höre auf dein Hunger- und Sättigungsgefühl

Dies ist eigentlich total logisch, aber leider haben viele genau das verlernt. Auch ich hatte es verlernt, weil ich auf »Ernährungsregeln« hörte, in der Essstörung gefangen war und einfach Angst vor einer Gewichtszunahme hatte.

- »Iss deinen Teller leer, damit das Wetter morgen schön wird.«
- »Kohlenhydrate nach 18:00 Uhr machen dick.«
- »Kauf unseren Diät-Shake, dann nimmst du in zwei Tagen fünf Kilo ab.«
- »Noch mehr Protein. Gibt nichts Wichtigeres.«

All diese Regeln sorgen dafür, dass wir nicht mehr wissen, was richtig und was falsch ist. Die Ernährungswissenschaft sagt oft was anderes als der neueste Marketingspruch. Wenn du um 12:00 Uhr keinen Hunger hast, musst du nicht essen. Wenn du merkst, dass du zwei Stunden nach

dem Abendessen wieder Hunger hast, weil du viel Sport gemacht hast, kannst du natürlich auch um 21:00 Uhr noch etwas Kleines essen. Wenn du dich gesund und ausgewogen ernährst, ist es leichter, ein Gefühl für deinen Hunger, aber auch dein Sättigungsgefühl zu entwickeln.

Vertraue deiner Intuition

Bis ich 16 Jahre alt war, lebte ich ein sehr unkompliziertes Leben. Ich aß so ziemlich alles, was mir schmeckte, und ernährte mich auch halbwegs gesund, doch dann startete die Diätphase. Essensregeln kamen in mein Leben. Diäten, bei denen der Eiweißanteil so hoch war, dass ich Pickel bekam und ich das Gefühl hatte, ich müsse mich gleich übergeben, wenn ich nochmal Bodybuilding-Magerquark-Hühnchen mit Brokkoli essen müsste. Auch eine Ernährungsberaterin schrieb mir als Empfehlung sehr viel Eiweiß auf: »Damit nimmst du besser ab.« Super. Allerdings hatte ich ihr auch erzählt, dass ich sehr viel Ausdauertraining für meinen Triathlon mache und durch den Ernährungsplan ständig Hunger habe und die Lust auf Süßes wieder enorm stieg. »Das ist ein gutes Zeichen«, sagte sie. Super. Wie kann das bitte ein gutes Zeichen sein? Aus Erfahrung klingelten meine Alarmglocken. Wenn ich täglich (!) Lust auf Süßigkeiten habe, dann gebe ich meinem Körper zu wenig – zu wenig Kohlenhydrate, zu wenig Fett oder zu wenig Nährstoffe.

Deine Intuition ist das stärkste Tool. Ich hatte zu dieser Zeit schon meinen inneren Frieden gefunden und aß nicht mehr aus Selbsthass, sondern aus Selbstliebe. Ich fing an, statt Eiweiß wieder viel mehr Kohlenhydrate und Gemüse zu essen. Auf gesunde Weise nahm ich dadurch ab.

Denk an eine Zeit, in der du krank warst oder Magenprobleme hattest. Vermutlich hattest du nur Lust auf Zwieback, Suppe, Tee oder weißes Brot. Hier sendet dir dein Körper ganz deutliche Zeichen, was er haben möchte, um die Regeneration möglichst gut zu unterstützen. Es ist eine Übungssache und am Anfang etwas gruselig, wenn du anfängst, auf deinen Körper zu hören, anstatt irgendwelche Regeln zu befolgen. Aber es lohnt sich.

Du isst sowieso, warum also nicht gleich gesund

Gesunde Ernährung ist gar nicht so schwierig. Klar, draußen lauern überall die Verlockungen, aber wenn du gesunde Lebensmittel einkaufst, isst du gesunde Lebensmittel. Wichtig hierbei ist, dass du trotzdem das wählst, was dir schmeckt. Wenn du Brot liebst, wechsle zu Vollkorn. Wenn du Nudeln liebst, wechsle zu Dinkelpasta und gib auch Gemüse zur Soße hinzu. Damit tust du deinem Körper etwas Gutes.

Keine Verbote

Ich bin eine Naschkatze und in der Minute, in der mir Süßigkeiten verboten werden, werde ich zum Süßigkeitenschrank sprinten und alles essen, was ich finde. Dir selbst alles zu erlauben ist anfangs vielleicht sehr ungewohnt. Als ich mir wieder mehr erlaubte und vor allem nach einer Low-carb-Phase wieder Kohlenhydrate essen konnte, aß ich die anfangs in etwas (zu) großen Mengen. Endlich durfte ich wieder Brot und Nudeln essen!

Wenn du dir keine Lebensmittel verbietest, passiert zudem etwas Spannendes: Das anfänglich »Verbotene« ist nicht wirklich interessant, schließlich kannst du es jederzeit haben. Somit wird sich auch die Gier legen und du kannst auf deine Intuition vertrauen. Du wirst merken, dass du keine ganze Tafel Schokolade brauchst, sondern auch zwei kleine Stückchen ausreichen, denn selbst durch sie wird dein Verlangen schon gestillt.

»Ich habe Angst vor dem Zunehmen, wenn ich mir alles erlaube.« –Ja, es kann sein, dass du am Anfang, wenn du intuitiv isst und keine Verbote mehr hast, etwas zunimmst. Das ist okay. Manche nehmen ab, weil sie das Sättigungsgefühl schneller spüren, und manche nehmen womöglich zu, weil sie endlich das essen dürfen, das sie sich so lange Zeit verboten hatten. Entsprechend will man das nun in größeren Mengen genießen. So ging es mir auch. Aber keine Sorge, mit der Zeit wird sich diese Gier wieder legen, wenn du auch an deinem Selbstvertrauen arbeitest. Wenn du deinem Körper Liebe schenkst und verstehst, dass du mehr bist als diese dumme Zahl auf der Waage, dann wirst du auch anfangen, langsamer zu essen und auf die Intuition zu vertrauen.

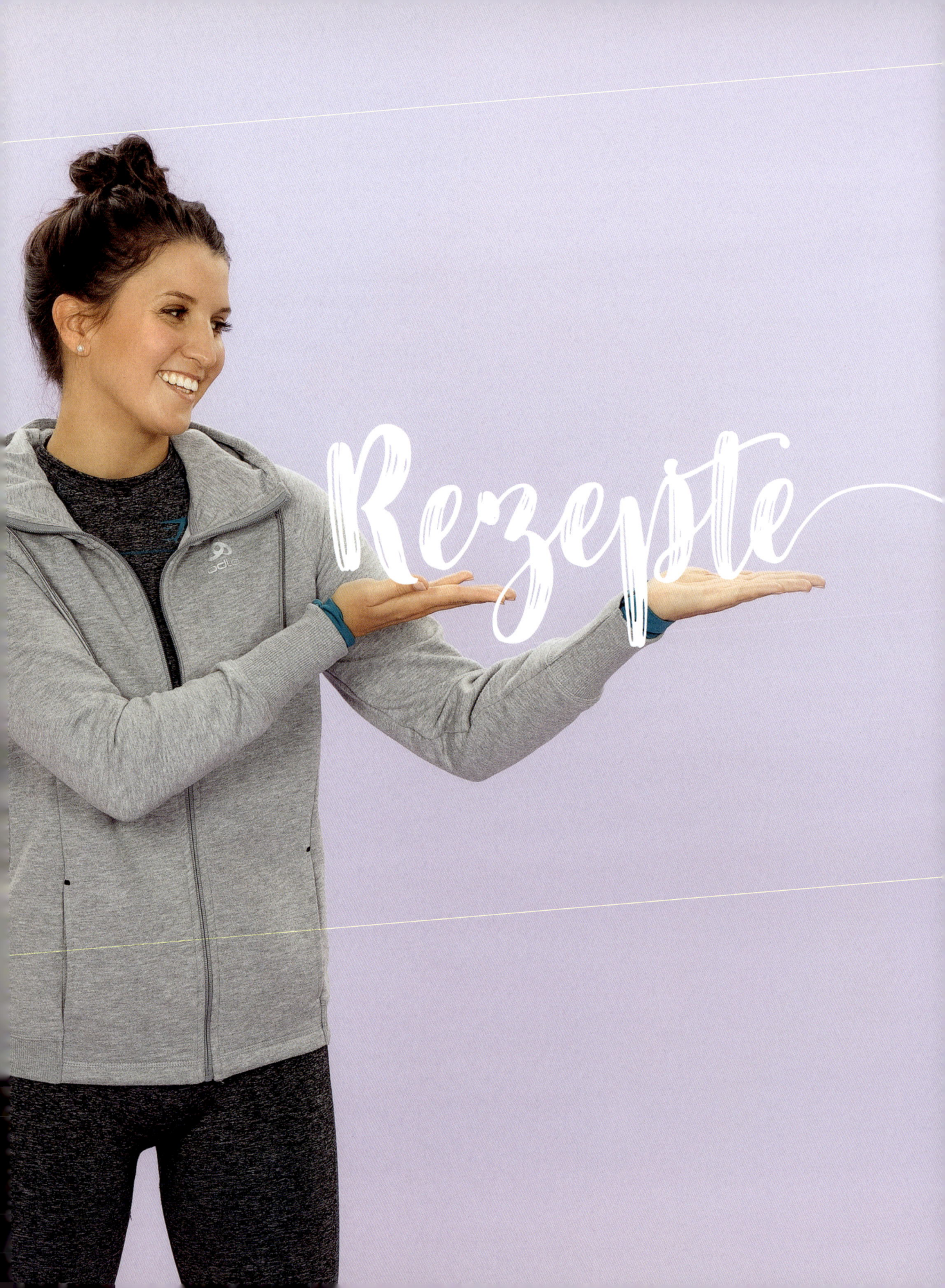

Rezepte

Dein Power-Menü stärkt dich von innen

Gesunde Ernährung muss nicht langweilig sein. Deine Mahlzeiten können lecker, ausgewogen und gleichzeitig richtige Energielieferanten sein. Hab Spaß in der Küche und zaubere dir ein tolles Power-Menü, das deinem Körper guttut.

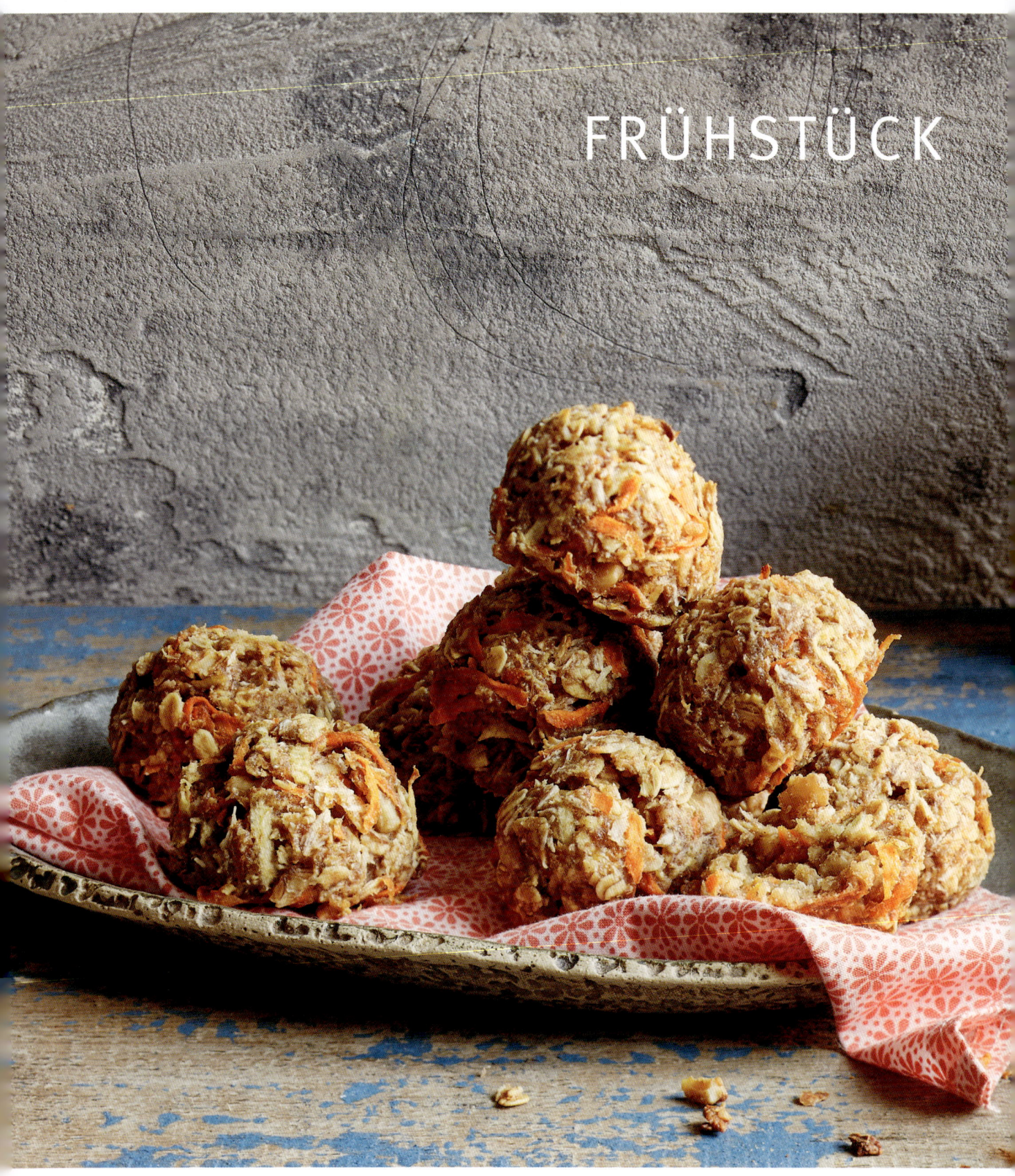

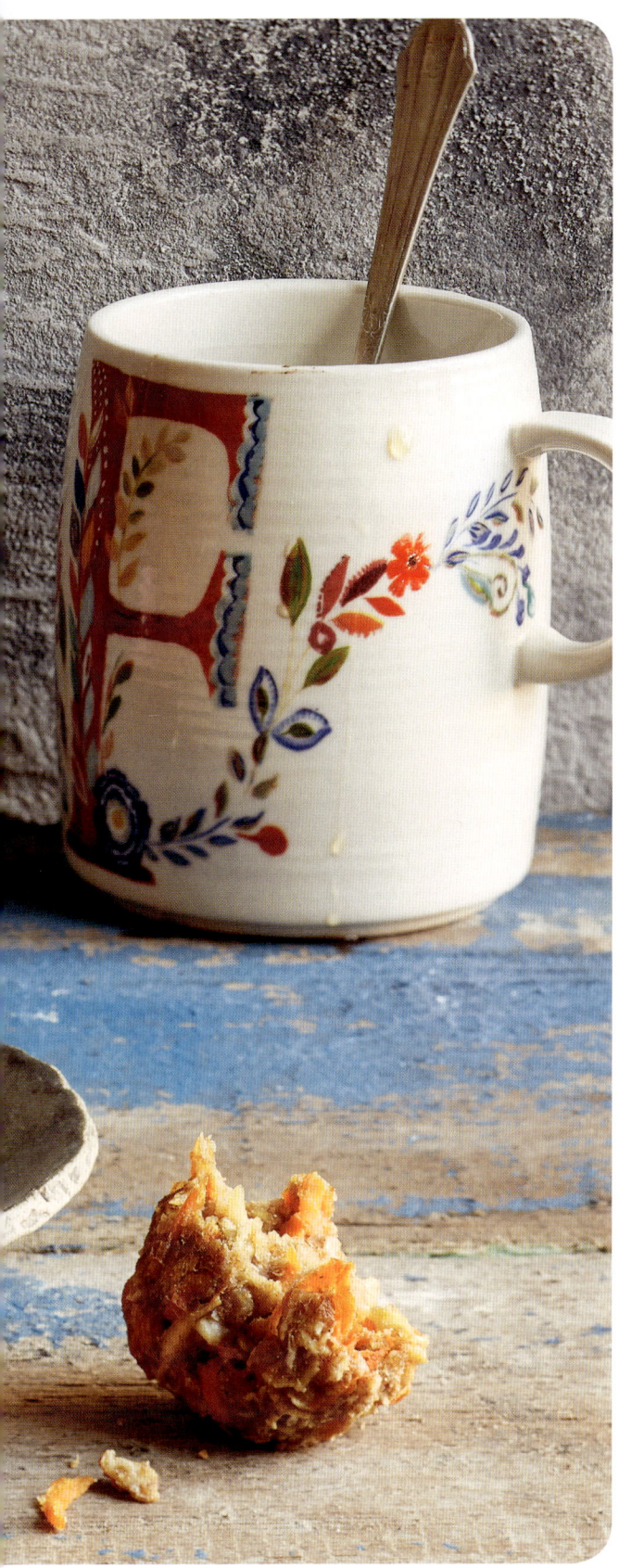

Karotten-Frühstücks-Cookies

>> Wir starten gleich mit einem meiner Lieblingsrezepte: Diese Cookies sind voller Nährstoffe, saftig und schmecken dazu auch noch super lecker. Du kannst sie auch einfrieren, damit sie länger halten, und super ins Büro mitnehmen, wenn du mal keine Zeit für das Frühstück hast.

Für 15 Cookies • gelingt leicht
⊙ 10 Min. + 12–15 Min. Backzeit

1 kleiner Apfel • 2 mittelgroße Karotten, geschält • 100 g Nüsse nach Wahl • 2 Eier • 10 EL Olivenöl • 6 EL Honig • 180 g Haferflocken • 180 g Vollkornmehl • 60 g Kokosraspeln • ½ TL Backpulver • 1 Prise Zimt • 1 Prise Salz

● Den Backofen auf 175 Grad vorheizen.

● Apfel und Karotten reiben. Die Nüsse hacken.

● Die Eier mit dem Olivenöl und Honig gut vermischen.

● Die restlichen Zutaten unter die Ei-Masse rühren. Das Ganze wird ein sehr klebriger Teig.

● Ca. 12–15 gleichmäßige Kugeln formen (mit einem Eisportionierer oder mit nassen Händen) und auf ein mit Backpapier belegtes Blech legen.

● Die Cookies ca. 12–15 Min. backen.

»Frühlingswiese«

Six-Eggs-Muffins

» Das Auge isst bekanntlich mit. Gesunde Ernährung soll und darf Spaß machen und dafür eignet sich diese »Frühlingswiese« wirklich ideal. Du findest eine Mischung aus komplexen Kohlenhydraten, Eiweiß und Gemüse für einen fantastischen Start in den Tag.

Für 1 Portion • gelingt leicht
⊘ 5 Min.

frische Kräuter nach Belieben • 75 g Hüttenkäse • Salz, Pfeffer • 2 Scheiben Vollkornbrot • 2 Radieschen, in Scheiben • Kresse • 1 Handvoll essbare Blüten (Kapuzinerkresse, Gänseblümchen, Vogelmiere, Löwenzahn, Stiefmütterchen, Hornveilchen, Brunnenkresse, Bärlauch-Blüten etc.)

● Die frischen Kräuter fein hacken, mit dem Hüttenkäse vermischen und das Ganze mit Salz und Pfeffer abschmecken.

● Die Brotscheiben mit dem Hüttenkäse bestreichen, Radieschenscheiben, Kresse und essbare Blüten darauf verteilen.

» Wenn du nicht zu viel im Magen haben möchtest, es aber trotzdem sättigen soll, dann teste diese Ei-Muffins. Du kannst beliebige Gemüsesorten dafür wählen und auch mit den Gewürzen toll variieren.

Für 3 Portionen • gelingt leicht
⊘ 10 Min. + 15 Min. Backzeit

ca. 70 g gekochter Schinken, in Würfel geschnitten • 100 g Feta, zerbröselt • 2 Karotten, geschält und geraspelt • 6 Eier • Salz, Pfeffer • Chiliflocken (optional) • 1 Handvoll Rucola • Olivenöl • Balsamico-Essig

● Den Backofen auf 200 Grad vorheizen.

● Schinken, Feta und Karotten vermischen und gleichmäßig auf Muffin-Formen verteilen.

● Die Eier verquirlen und mit Salz, Pfeffer und Chiliflocken würzen.

● Die Ei-Mischung über Schinken und Co verteilen.

● Im Backofen 15–20 Min. backen, bis die Eier fertig gegart sind.

● Rucola mit Olivenöl und Essig beträufeln, gemeinsam mit den Egg-Muffins servieren.

Das passt dazu Du kannst die Zutaten nach Belieben gegen Parmesan, Ziegenkäse, Paprika oder anderes Gemüse austauschen. Oft verwende ich einfach die Reste meines Kühlschranks.

❥ »Frühlingswiese«

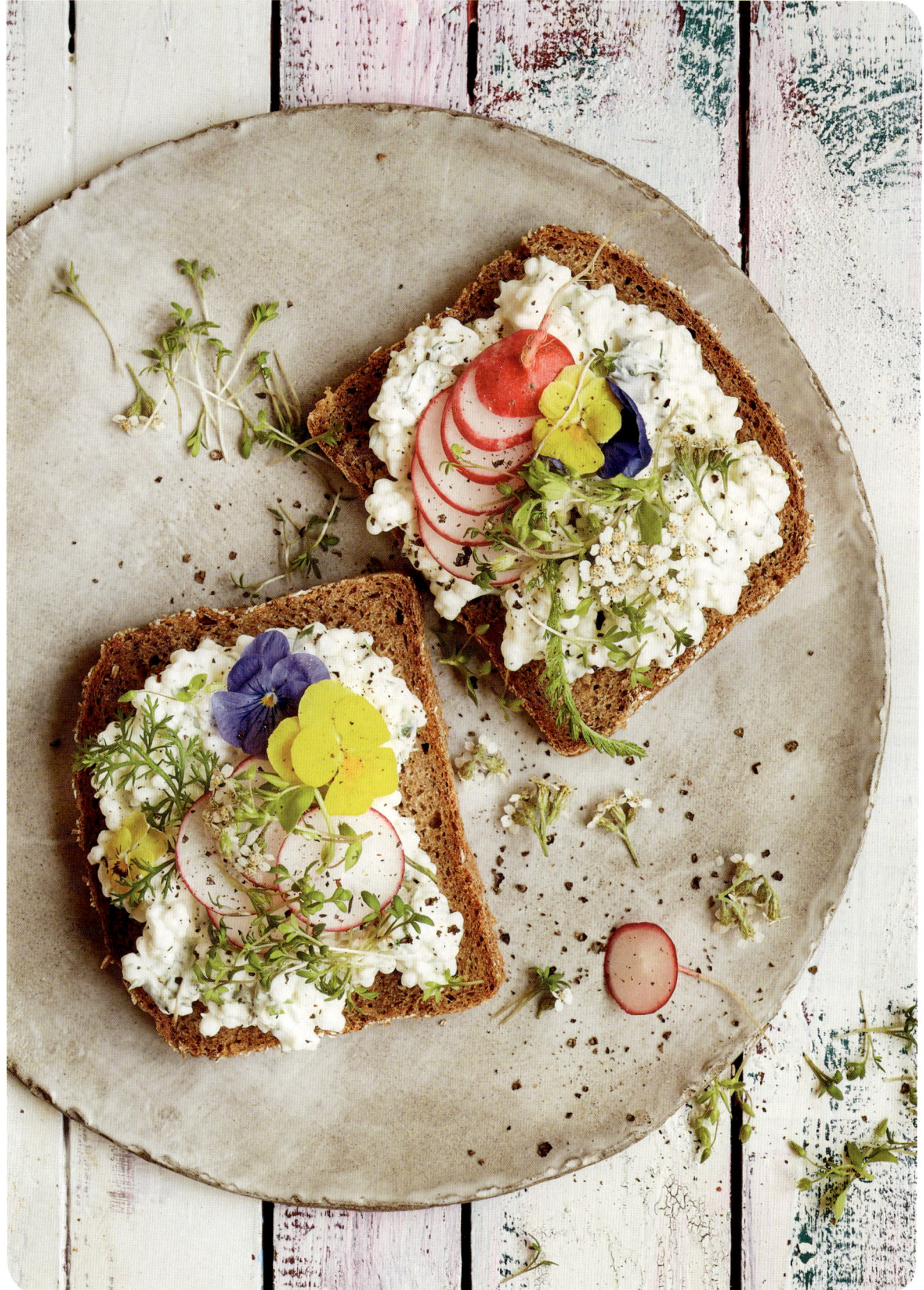

Bananen-Pancakes mit Kokos

» Hier kommt eine einfache und gesunde Variante der Pfannkuchen. Sie entsprechend nicht ganz unseren klassischen Pfannkuchen, sondern gleichen eher den amerikanischen Pancakes. Ich liebe sie, weil sie so einfach sind!

Für 2 Portionen • gelingt leicht
⏱ 10 Min.

3 mittelgroße Bananen • 3 Eier • 1 Msp. gemahlene Vanilleschote • Kokosöl zum Braten • Kokosraspeln • frisches Obst (z. B. Beeren, Mango ...) • Kakao-Nips • Ahornsirup (alternativ Agavendicksaft)

● Für die Pancakes die Bananen in einer Schüssel mit einem Mixer pürieren.

● In einer separaten Schüssel die Eier verquirlen und anschließend mit der Vanille unter die Bananenmasse mischen.

● Etwas Kokosöl in einer beschichteten Pfanne erhitzen, die Hitze reduzieren und mit einer Suppenkelle kleine Teig-Kreise in die Pfanne gießen.

● Die Pancakes bei niedriger Hitze goldbraun braten. Du kannst die Pancakes im Ofen warm halten, bis alle fertig sind.

● Serviere die Pancakes mit frischem Obst, Kokosraspeln, Ahornsirup, Kakao-Nips, Kokos-Joghurt oder anderen Toppings deiner Wahl.

American Pancakes

» Pancakes aus 3 Zutaten – einfacher geht es kaum! Diese Pancakes sind schnell gemacht und bestehen aus Kohlenhydraten und extra Eiweiß. Das hält lange satt und bietet dir einen tollen Start in den Tag!

Für 2 Portionen • gelingt leicht
⏱ 10 Min.

100 g Hüttenkäse • 100 g Haferflocken • 2 Eier • Bei Bedarf etwas Wasser oder Milch • Kokosöl zum Braten • Toppings nach Wahl (Ahornsirup, Butter, Zimt, frische Früchte, Kokosraspeln)

● Für die Pancakes Hüttenkäse, Haferflocken und Eier mit einem Stabmixer gut durchmixen, bis eine homogene Masse entsteht. Bei Bedarf einen Schuss Wasser oder Milch hinzugeben.

● Etwas Kokosöl in einer beschichteten Pfanne erhitzen, die Hitze reduzieren und mit einer Suppenkelle kleine Teig-Kreise in die Pfanne gießen.

● Die Pancakes bei niedriger bis mittlerer Hitze goldbraun braten.

● Die Pancakes mit Butter, Zimt und Zucker oder Toppings nach Wahl servieren.

▸ Bananen-Pancakes mit Kokos

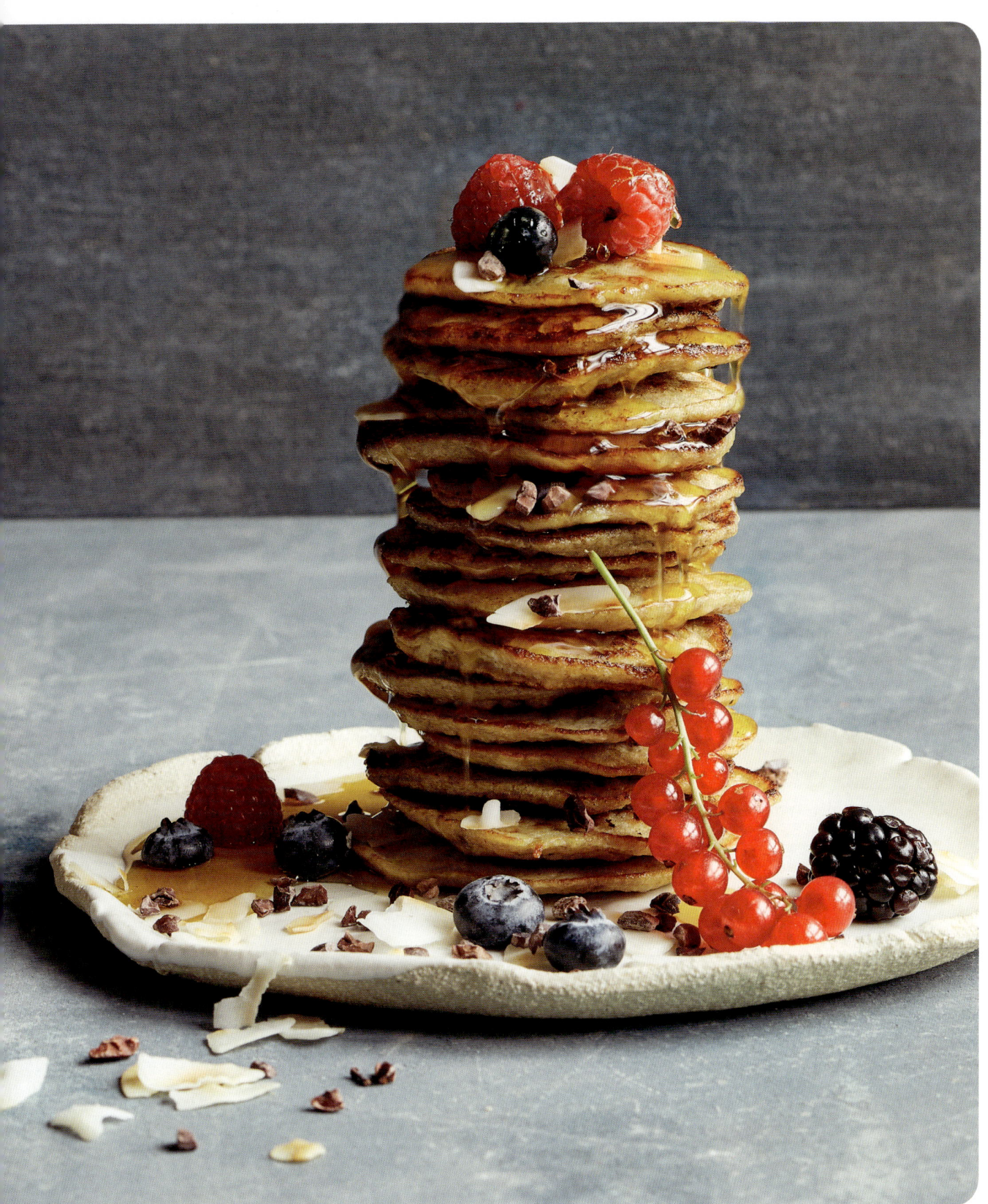

Nutella-Overnight-Oats

》 Wenn du morgens nicht so gern früher aufstehst, um dir ein aufwändiges Frühstück zuzubereiten, dann sind Overnight-Oats eine fantastische Alternative, denn sie bereitest du einfach schon am Abend vorher zu.

Für 1 Portion • gelingt leicht
⊘ 5 Min. + Quellzeit über Nacht

50 g Haferflocken, feinblättrig • 100 ml Haselnussmilch, ungesüßt (alternativ ungesüßte, pflanzliche Milch nach Wahl) • 1 EL hochwertiges, ungesüßtes Kakaopulver • 1 EL Haselnussbutter • eventuell 1 EL Honig • 1 kleine Prise Salz • frische Beeren • 1 Banane • Kakao-Nips

● Am Vorabend Haferflocken, Haselnussmilch, Kakaopulver, Haselnussbutter, Honig und Salz in einem Schraubglas oder einer Schüssel vermischen. Das Glas verschließen und über Nacht in den Kühlschrank stellen.

● Am Morgen frische Beeren und beliebige Toppings über die Overnight-Oats streuen. Als Topping verwende ich am liebsten frische Beeren oder eine Banane und Kakao-Nips.

Ingwer-Zitronen-Limo

》 Für einen perfekten Start in den Tag ist es wichtig, auch viel zu trinken. Dein Körper musste gerade acht Stunden fasten. Diese Ingwer-Zitronen-Limo liefert Vitamine und schmeckt auch gut – damit kannst du energiegeladen in den Tag starten.

Für 1 Portion • gelingt leicht
⊘ 5 Min.

1 Beutel Ingwer-Zitronen-Tee • 250 ml heißes Wasser • Saft von ½ Zitrone • 2 EL Holunderblütensirup • Zitronenscheiben • Eiswürfel

● Den Teebeutel mit heißem Wasser übergießen und nach Verpackungsangabe ziehen lassen. Den Teebeutel entfernen und den Tee erkalten lassen.

● Zitronensaft und Holunderblütensirup unterrühren.

● Die Limonade mit frischen Zitronenscheiben und Eiswürfeln servieren.

Heidelbeer-Orangen-Smoothie

>> Wenn du morgens nicht so viel essen kannst, dann sind Smoothies eine praktische Alternative. Sie bestehen hauptsächlich aus Früchten und diese liefern wichtige und wertvolle Nährstoffe und Vitamine. Das hält gesund und fit!

Für 2 Portionen • gelingt leicht
⊘ 5 Min.

200 g gefrorene Heidelbeeren • 2 Bananen, geschält • 1 Orange, geschält • ½ Mango, geschält und entsteint • etwas Wasser (alternativ ungesüßte Mandelmilch oder pflanzliche, ungesüßte Milch nach Wahl)

● Alle Zutaten in einen Mixer geben und pürieren.

Green-Energy-Smoothie

>> Ich trinke seit Jahren grüne Smoothies, denn diese halten mein Immunsystem stark. Das grüne Gemüse, welches du hinzufügst, liefert einfach extra Nährstoffe und kann, wenn es im Mixer klein zerhackt wird, besser vom Körper aufgenommen werden.

Für 1 Portion • gelingt leicht
⊘ 5 Min.

1½ Bananen, geschält • 3–4 Medjool-Datteln, entsteint • ½ Avocado, geschält und entsteint • 1 Handvoll frischer Babyspinat • 1 Tasse Wasser

● Alle Zutaten in einen Mixer geben und pürieren.

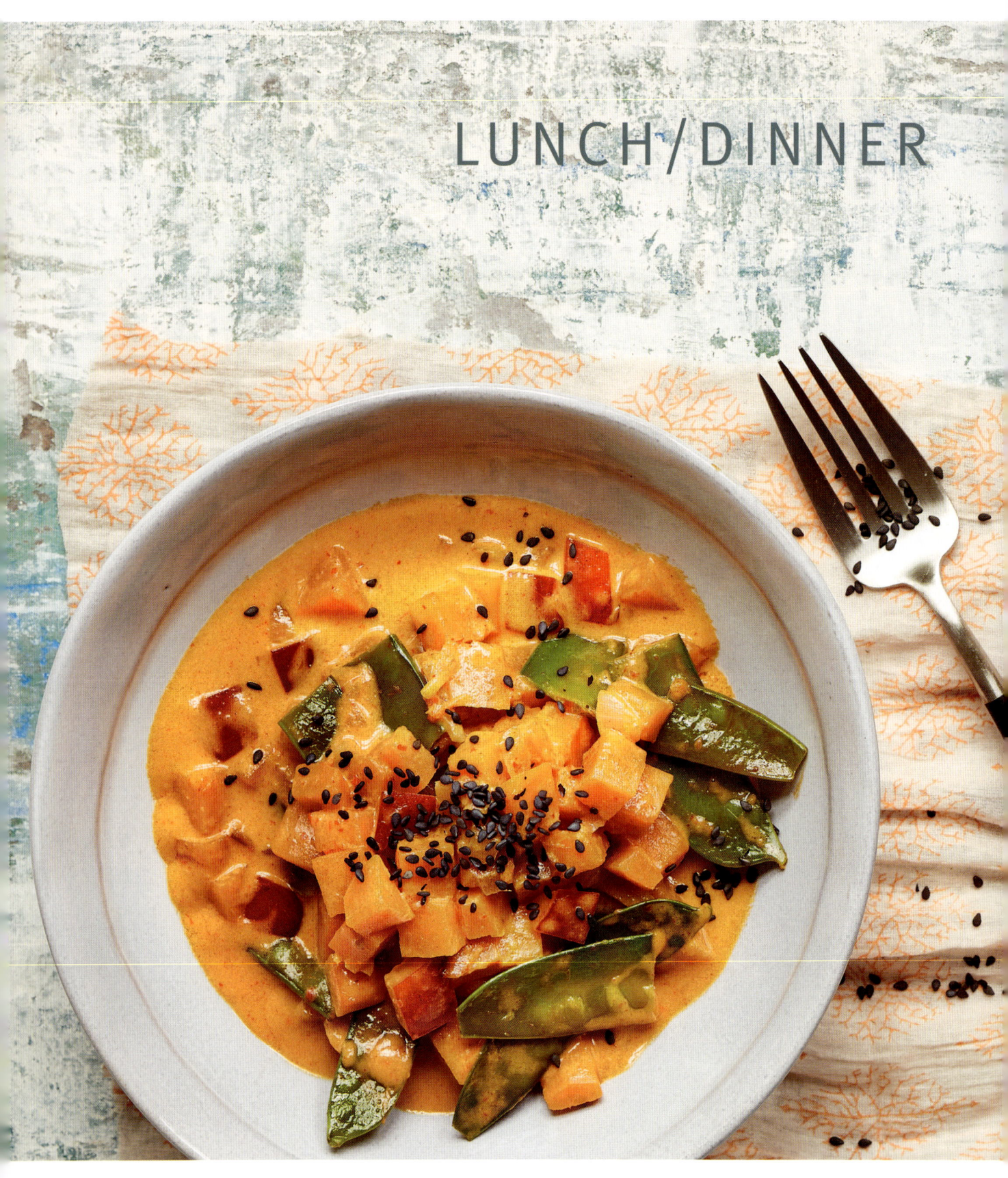

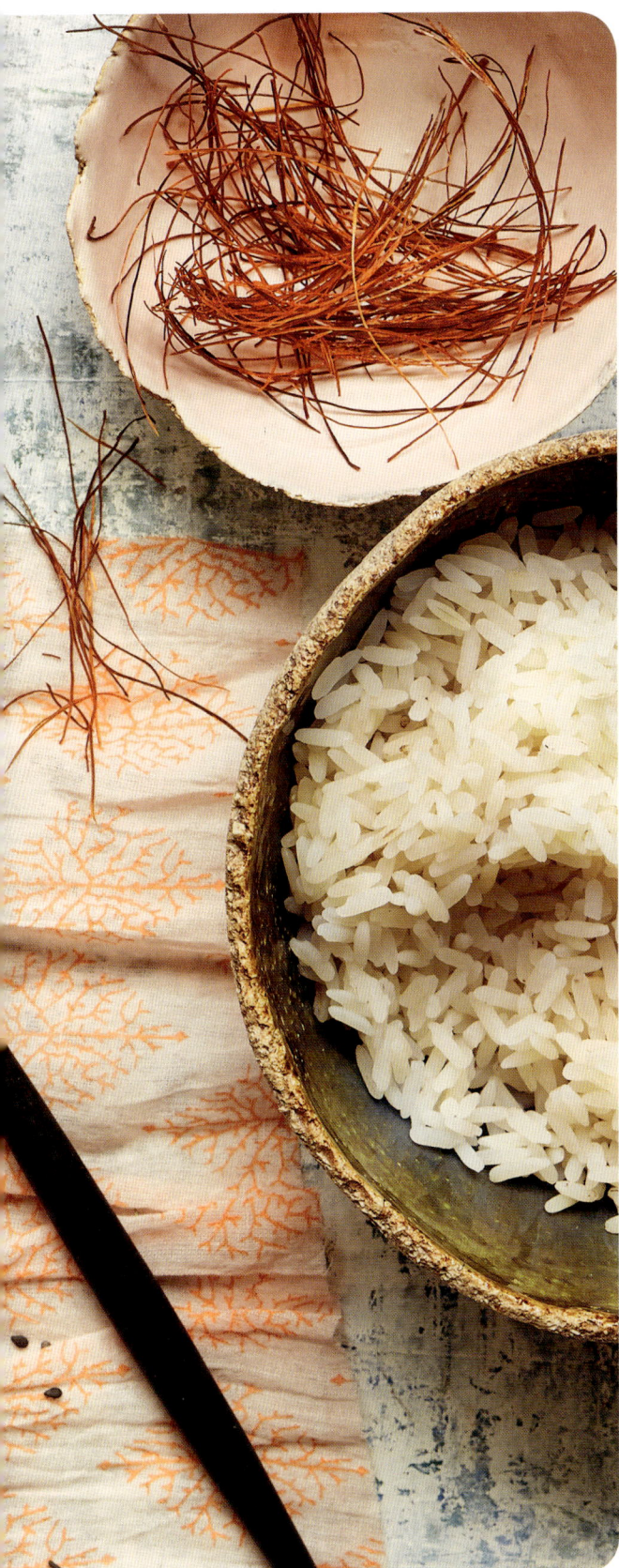

Süßkartoffel-Curry

» Süßkartoffel sind wirklich unglaublich lecker und gesund. Dieses Curry schmeckt im Herbst und im Winter besonders gut.

Für 3 Portionen • gelingt leicht
🕐 20 Min.

1 mittelgroße Zwiebel • 2 Knoblauchzehen • 1 cm frischer Ingwer, geschält • 1 große Spitzpaprika • 2 mittelgroße Süßkartoffeln • 2 Karotten • 125 g Zuckererbsen • 1 EL Olivenöl • 3 EL rote Curry-Paste • Salz, Pfeffer • 400 ml Kokosmilch (voller Fettgehalt) • schwarzer Sesam und Chilifäden (optional)

● Die Zwiebel und Knoblauchzehen schälen und in feine Würfel schneiden, den Ingwer reiben.

● Das restliche Gemüse säubern und die Süßkartoffeln und Karotten schälen. Die Paprika, Karotten und Süßkartoffeln in ca. 1 cm große Stücke schneiden und die Zuckererbsen halbieren.

● Zwiebel, Knoblauch und Ingwer in Olivenöl anschwitzen, bis sie eine goldene Farbe angenommen haben. Die rote Curry-Paste einrühren und 1 Min. bei mittlerer Hitze mit andünsten.

● Das restliche Gemüse dazugeben und alles gut durchrühren. Ggf. etwas Wasser zugeben. Mit einer Prise Salz und Pfeffer würzen.

● Die Kokosmilch dazugießen und alles bei mittlerer Hitze ca. 10 Min. leicht köcheln lassen, bis das Gemüse weich ist.

● Eventuell nachwürzen und mit schwarzem Sesam und Chilifäden garnieren.

Das passt dazu Reis oder Brot.

Quinoa mit Feta

Süßkartoffel-Pommes

>> Quinoa enthält viele Ballaststoffe und liefert gute Kohlenhydrate. Dieses Gericht gelingt einfach und kann auch in größeren Portionen gekocht werden, damit du am nächsten Tag auch was davon ins Büro mitnehmen kannst. Super!

>> Pommes sind lecker! Diese Süßkartoffel-Pommes sind eine gesunde und leckere Alternative. Sie eignen sich als leckere Beilage oder oder am Abend, vor dem Fernseher, als Snack. Wenn man einmal angefangen hat, kann man nicht mehr aufhören.

Für 4 Portionen • gelingt leicht
⏱ 15 Min.

Für 1 Portion • gelingt leicht
⏱ 5 Min. + 40. Min. Backzeit

4 EL Olivenöl • 400–500 g Gemüse nach Wahl • Salz, Pfeffer • 280 g Quinoa • Saft von ½ Zitrone • 1 EL Apfelessig • frische Petersilie • 4 EL Pinienkerne • 180 g Feta (fettreduziert)

1 kleine Süßkartoffel • 1 kleine Süßkartoffel, lila • Olivenöl • grobes Meersalz oder Fleur de Sel • 1 großer Zweig Rosmarin

● Gemüse säubern, in kleine Stücke schneiden.

● Den Backofen auf 170 Grad vorheizen. Das Blech bereits beim Vorheizen in den Backofen schieben!

● 2 EL Olivenöl in einem Wok oder einer großen Pfanne erhitzen und das Gemüse bei mittlerer Hitze darin anbraten. Mit Salz und Pfeffer würzen.

● Süßkartoffel schälen und der Länge nach in Streifen schneiden (ca. 1 cm dick). Je nach Dicke ändert sich die Backzeit.

● Quinoa unter kaltem Wasser abspülen und laut Verpackungsanleitung zubereiten.

● Die Pommes auf einem Bogen Backpapier ausbreiten, etwas Olivenöl und Salz darauf verteilen. Zum Schluss die Rosmarinnadeln vom Zweig lösen, etwas anstoßen (damit sich das Aroma besser entfaltet) und über den Pommes verteilen.

● Für das Dressing Zitronensaft, Apfelessig, 2 EL Olivenöl, Salz und Pfeffer verrühren.

● Quinoa und Gemüse in einer Schüssel mischen und mit dem Dressing beträufeln.

● Das Backpapier mit den Pommes vorsichtig auf das Blech legen und ca. 40 Min. backen.

● Petersilie grob hacken und die Pinienkerne in einer Pfanne bei mittlerer Hitze (ohne Öl) wenige Min. rösten, bis sie eine goldene Farbe angenommen haben.

● Petersilie, Pinienkerne und Feta unter die Gemüse-Quinoa-Pfanne mischen.

●> Quinoa mit Feta

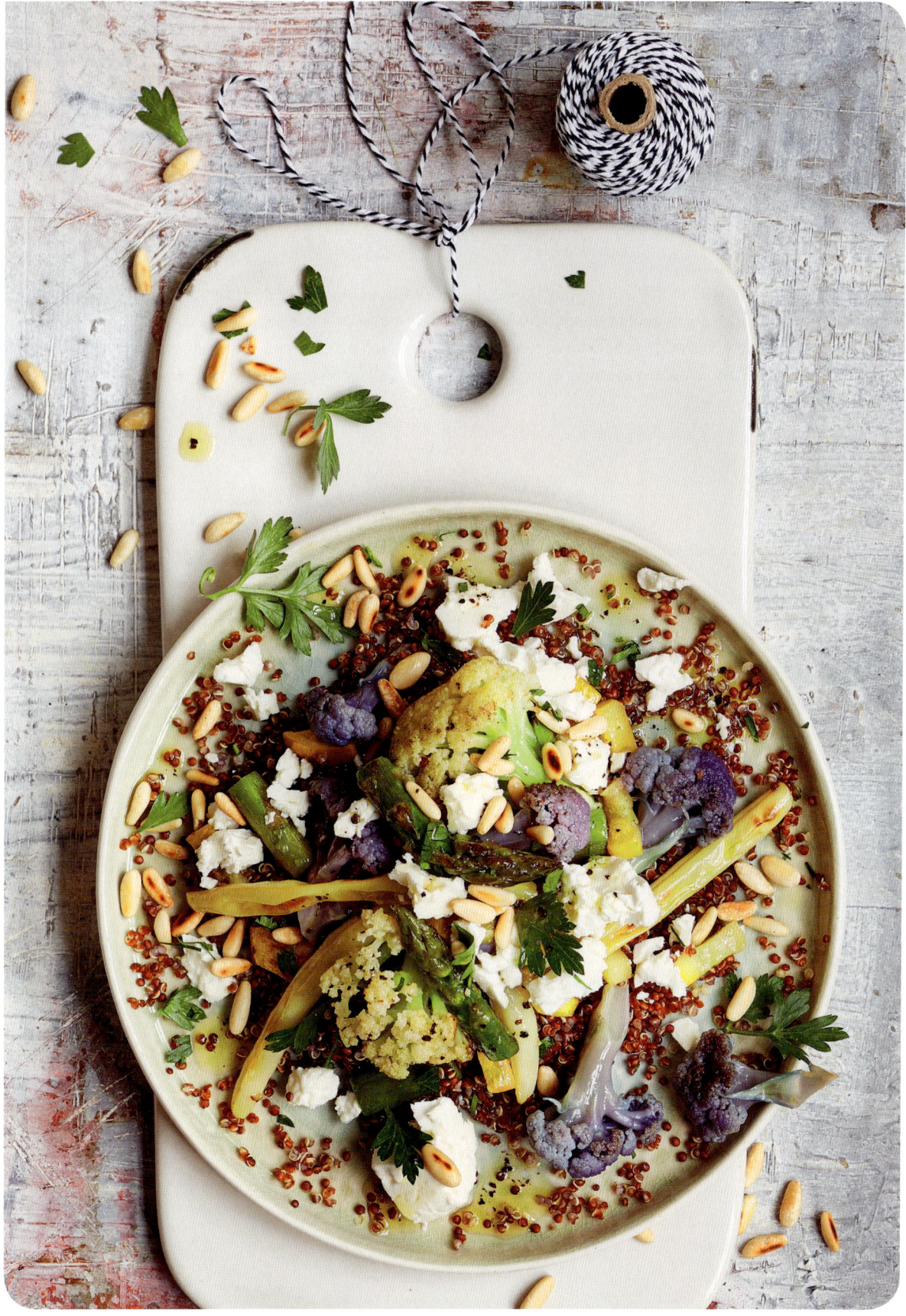

Süßkartoffel-Risotto

>> Risotto liegt mir manchmal zu schwer im Magen, deshalb gibt es diese Variation mit Süßkartoffeln. Parmesan und Süßkartoffeln passen wirklich sehr gut zusammen und auch wenn die Zubereitung ein wenig länger dauert, so schmeckt es dafür umso besser.

Für 2–3 Portionen • gelingt leicht
⊘ 25 Min.

- 1 kleine Zwiebel
- 2 EL Olivenöl
- 800 g Süßkartoffeln
- 500 g Karotten
- 300 ml Gemüsebrühe
- 100 ml Kokosmilch (voller Fettgehalt)
- Salz, Pfeffer
- Chiliflocken (optional)
- 60 g Parmesan, gerieben

● Zwiebel schälen und in kleine Würfel schneiden.

● Olivenöl in einem Topf erhitzen und Zwiebel darin andünsten, bis sie eine goldbraune Farbe angenommen hat.

● Süßkartoffeln und Karotten schälen und in mundgerechte Stücke schneiden. Die Süßkartoffeln zu der Zwiebel geben und kurz mitdünsten.

● Das Ganze mit der Gemüsebrühe ablöschen. Bei mittlerer Hitze ca. 20 Min. leicht köcheln lassen, bis fast die ganze Flüssigkeit verkocht ist und die Süßkartoffeln weich sind. Dabei immer wieder umrühren.

● Nach 10 Min. die Karotten und die Kokosmilch hinzugeben und mit Salz, Pfeffer und Chiliflocken würzen.

● Zum Schluss den geriebenen Parmesan unter das Risotto mischen und nochmals abschmecken.

Summer-Rolls mit Chilisauce

» Manchmal brauchen wir Abwechslung in der Küche. Summer-Rolls sind das Gegenteil von langweilig und du kannst viele verschiedene Gemüsesorten hinzufügen. Rolle sie dir nach deinem Geschmack.

Für 1 Portion • gelingt leicht
⊘ 40 Min.

Für die Chilisauce
- 3 kleine Chilischoten
- 5 Knoblauchzehen
- 1 TL Salz
- 250 ml Wasser
- 85 ml Essig
- 5 EL Agavendicksaft
- 1½ EL Speisestärke

- 1 Handvoll Mandeln, geröstet und gesalzen

Für die Sommer-Rolls
- frischer Koriander
- frisches Thai-Basilikum (optional)
- 2 Karotten
- ½ Gurke
- 1 gelbe Paprika
- 2 Avocados
- ½ Kopf Rotkohl
- Reispapier
- Black Tiger Prawns, gekocht (alternativ gekochte Garnelen)

● Für die Chilisauce die Chilischoten vom Strunk und von den Kernen befreien und klein schneiden.

● Knoblauchzehen schälen und fein hacken.

● Chilischoten, Salz, Wasser, Essig, Knoblauch und Agavendicksaft in einem kleinen Topf mixen. Die Sauce bei mittlerer Hitze ein paar Min. köcheln und einreduzieren lassen.

● Die Speisestärke mit 3 EL kaltem Wasser glatt rühren und in die Sauce einrühren. Die Sauce nochmals ein paar Min. köcheln lassen.

● Mandeln hacken und unter die Sauce mischen. Die Sauce zur Seite stellen.

● Für die Summer-Rolls die Koriander- und Thai-Basilikumblätter von den Stängeln zupfen und zur Seite legen.

● Das Gemüse putzen, schälen und in dünne Streifen schneiden. Den Rotkohl ebenfalls in feine Streifen schneiden.

● Einen tiefen Teller mit kaltem Wasser füllen und einen großen Teller oder ein Schneidbrett bereitstellen. Ein Blatt Reispapier in Wasser tauchen und auf den Teller/das Schneidbrett legen.

● Ein Drittel des Reispapieres mit Rotkohl, Gemüse, Kräutern und 2–3 Garnelen belegen. Die beiden Seiten des Reispapiers einschlagen. Anschließend die hintere Seite des Reispapiers einschlagen und die Rolle mit leichtem Druck fertig rollen. Am besten seht ihr euch ein YouTube-Video dazu an.

● Alle Reispapierblätter auf dieselbe Art und Weise befüllen und aufrollen.

● Die Summer-Rolls mit der Chilisauce servieren.

Vollkorn-Wrap mit Lachs

》Wraps sind immer das Erste, woran ich denke, wenn ich mir was ins Büro mitnehmen möchte. Sie sind schnell gemacht, können mit vielen verschiedenen Dingen befüllt werden und passen perfekt in die Pausenbox.

Für 1 Portion • gelingt leicht
⊘ 15 Min.

1 Lachsfilet • 1 EL Olivenöl • Salz, Pfeffer • ½ Avocado • 1 Handvoll Mandeln, geröstet • 2 mittelgroße Vollkorn-Tortilla-Wraps • 1 Handvoll frischer Babyspinat • 2 EL Kichererbsen, gekocht
Für den Dip
1 Knoblauchzehe • 2 EL frische Kräuter • 50 g Sauerrahm • Salz, Pfeffer

● Das Lachsfilet von Gräten und Haut befreien.

● Olivenöl in einer Pfanne erhitzen und das Lachsfilet darin bei mittlerer bis hoher Hitze ca. 8–10 Min. braten. Mit Salz und Pfeffer würzen.

● Das gegarte Lachsfilet mit einer Gabel in kleine Stücke zerteilen.

● Die Avocado in Würfel schneiden. Mandeln grob hacken.

● Für den Dip die Knoblauchzehe schälen und fein hacken. Kräuter ebenfalls fein hacken. Sauerrahm, Knoblauch und Kräuter glatt rühren und mit Salz und Pfeffer abschmecken.

● Tortilla-Wraps in einer Pfanne erwärmen, mit dem Dip bestreichen, mit Lachs, Spinat, Avocado, gehackten Mandeln und Kichererbsen belegen und einrollen.

Schwarzer-Reis-Sushi

》Ich esse nicht viel Sushi, aber ich liebe Makis mit Gemüse und Lachs. Dieses Rezept sieht definitiv schwieriger aus, als es ist. Teste mal was Neues, denn ich bin mir sicher, du wirst es genauso lieben wie ich.

Für 1 Portion • gelingt leicht
⊘ 30 Min.

60 g schwarzer Reis • 2–3 Nori-Blätter • 70 g geräucherter Lachs • ½ Gurke, der Länge nach aufgeschnitten • ½ große Karotte, der Länge nach aufgeschnitten • Salatblätter • salzreduzierte Sojasauce

● Den Reis nach Anleitung kochen und anschließend 10 Min. abkühlen lassen.

● Lachs in kleine Stücke schneiden.

● Sushi-Matte auf den Tisch legen und Nori-Blätter mit der glänzenden Seite nach unten darauflegen.

● Reis auf das Algenblatt legen und das obere Drittel frei lassen. Dieses Drittel mit Gemüse und Lachs belegen.

● Matte mitsamt dem Algenblatt mit leichtem Druck zusammenrollen.

● Mit den restlichen Zutaten wiederholen.

● Sushi-Rolle in einzelne Makis schneiden. Mit Sojasauce servieren.

Zoodles mit Bolognese

>> Wenn ich zu viel Pasta esse, kann es sein, dass ich mich schwerer konzentrieren kann, weil mir die Nudeln schwer im Magen liegen. Deshalb sind Zoodles eine tolle Möglichkeit, sich leicht und munter zu fühlen.

Für 4 Portionen • gelingt leicht
⊘ 40 Min.

- 1 Zwiebel
- 2 Knoblauchzehen
- 1 Zweig frischer Rosmarin
- 3 EL Olivenöl
- 300–400 g Bio-Rinderhack

- 2 Karotten
- 800 g stückige Tomaten (2 Dosen)
- 1 EL Tomatenmark
- 1 Lorbeerblatt

- Salz, Pfeffer
- Chiliflocken
- 3 mittelgroße Zucchini

● Zwiebel und Knoblauch schälen und in kleine Würfel schneiden.

● Rosmarinnadeln von dem Zweig lösen und leicht anstoßen (damit sich das Aroma besser entfaltet). 2 EL Olivenöl in einem großen Topf erhitzen, Zwiebel, Knoblauch und Rosmarin dazugeben und braten, bis Zwiebel und Knoblauch eine goldene Farbe angenommen haben.

● Das Hackfleisch hinzugeben und von allen Seiten anbraten.

● Die Karotten schälen und in kleine Würfel schneiden und unter das Fleisch mischen.

● Tomaten aus der Dose nehmen (den Saft aufheben!). Tomaten, Tomatensaft, Tomatenmark und Lorbeerblatt untermischen und mit Salz, Pfeffer und Chiliflocken würzen.

● Den Sugo bei geringer bis mittlerer Hitze 20–30 Min. leicht köcheln lassen.

● In der Zwischenzeit die Zucchini waschen und mit einem Spiralschneider schneiden. Auf Küchenpapier legen, um überschüssige Feuchtigkeit aufzusaugen.

● Die Zoodles (Zucchini-Nudeln) in 1 EL Olivenöl in einer Pfanne 1–2 Min. anbraten und mit Bolognesesoße servieren.

Tipp Wer keinen Spiralschneider zur Hand hat, kann für die Zoodles auch einen Kartoffelschäler verwenden oder die Zucchini mit einem Messer erst der Länge nach in Scheiben und anschließend in feine Streifen schneiden.

Karotten-Suppe

Kürbis-Salat

>> Manchmal gibt es nichts Besseres als eine frische, selbstgemachte Suppe. Karotten sind wirklich ein wunderbares Gemüse dafür.

>> Seit ich in der Steiermark wohne, habe ich Kürbisse lieben gelernt. Dazu frische Kürbiskerne und Kürbiskernöl ... mmhh ...

Für 4 Portionen • gelingt leicht
⏱ 15 Min.

Für 2 Portionen • gelingt leicht
⏱ 25 Min.

1 mittelgroße Zwiebel • 2 Knoblauchzehen • 1 EL Olivenöl • 500 g Karotten • 700 ml Gemüsefond • Salz, Pfeffer • 2 TL Sauerrahm • Chiliflocken (optional)
Für das Schnittlauch-Öl
1 Bund Schnittlauch • 1 Prise grobes Meersalz • Olivenöl

500 g Hokkaido- oder Butternuss-Kürbis • 1 Zweig Thymian • 4 EL Olivenöl • 1 Apfel (Granny Smith oder Golden Delicious) • 1 Handvoll Walnüsse • 100 g frischer Ziegenkäse • 1 Handvoll Kürbiskerne • Salz, Pfeffer • 4 Scheiben Mehrkornbrot

● Die Zwiebel und Knoblauchzehen in feine Würfel schneiden und in Olivenöl andünsten, bis sie eine goldene Farbe angenommen haben.

● Den Backofen auf 200 °C Umluft vorheizen.

● Die Karotten schälen, in Scheiben schneiden. Dazugeben und ca. 3 Min. mitdünsten.

● Kürbis in Spalten schneiden und auf ein mit Backpapier belegtes Backblech legen.

● Das Ganze mit dem Gemüsefond ablöschen und ca. 10 Min. bei mittlerer Hitze köcheln lassen, bis die Karotten weich sind.

● Thymian grob hacken. Kürbis mit 2 EL Olivenöl beträufeln und mit Salz und Thymian würzen. Kürbis ca. 20 Min. im Backofen garen, bis er weich ist.

● Die Suppe pürieren und mit Salz, Pfeffer, Sauerrahm und Chiliflocken abschmecken.

● Den Apfel waschen und in feine Scheiben schneiden oder hobeln. Walnüsse grob hacken. Die Kürbisspalten und Apfelscheiben auf 2 Teller verteilen.

● Für das Schnittlauch-Öl den Schnittlauch grob schneiden und zusammen mit einer Prise Salz und etwas Olivenöl pürieren. Ihr könnt nach Belieben mehr oder weniger Öl verwenden, dann wird das Öl flüssiger oder mehr wie ein Pesto.

● Ziegenkäse zerbröseln und zusammen mit Walnüssen und Kürbiskernen auf die Kürbis- und Apfelspalten streuen.

● Das Ganze mit Salz und Pfeffer würzen und mit Mehrkornbrot servieren.

● Die Suppe anrichten und mit dem Öl beträufeln.

❯❯ Kürbis-Salat

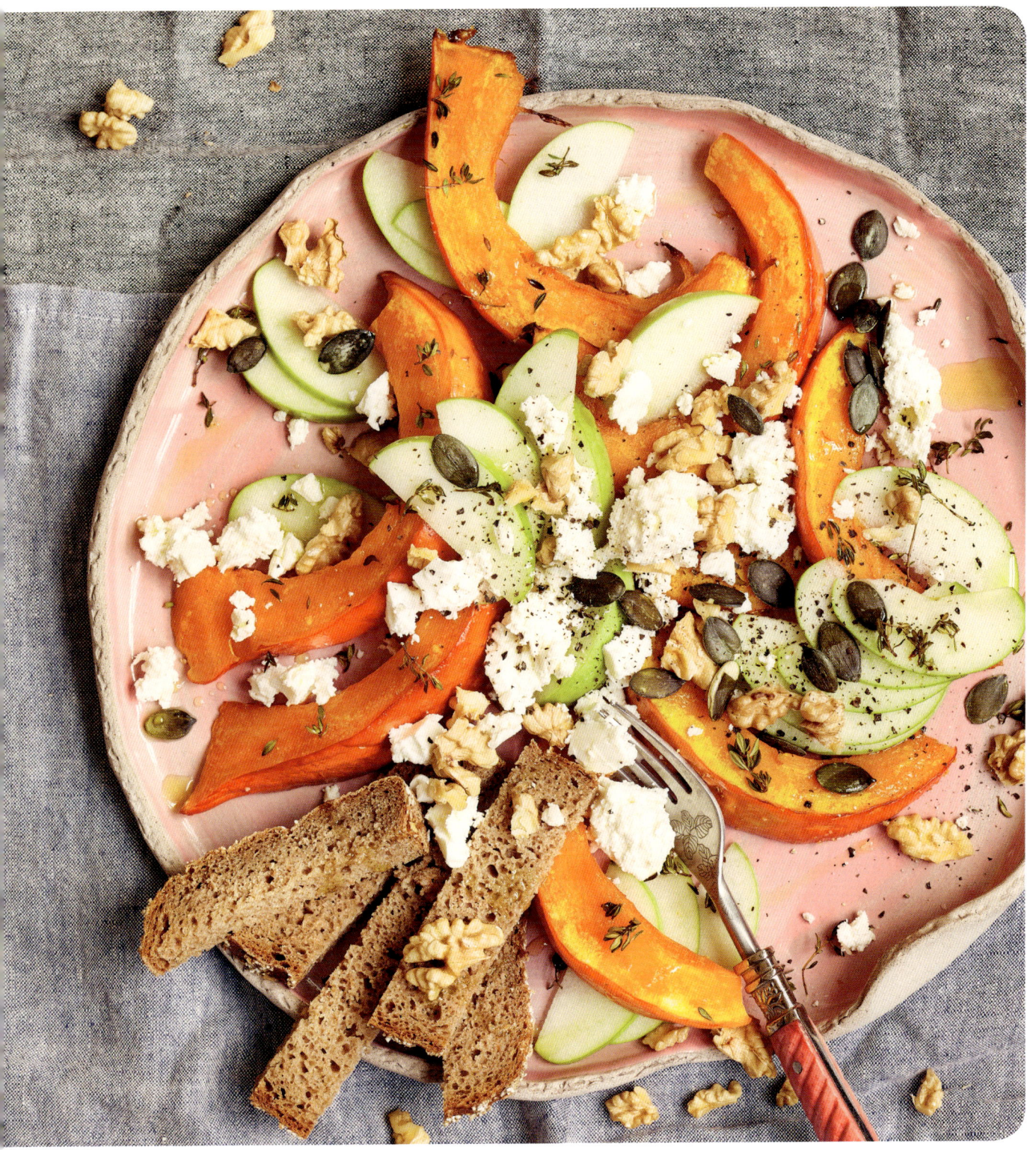

Spinat-Salat mit Erdbeeren

>> Salate müssen gar nicht langweilig sein. Auch diese kann man sich super ins Büro mitnehmen und sehr variieren. Die Erdbeeren kannst du im Winter auch gern gegen saisonales Gemüse oder Obst austauschen.

Für 1 Portion • gelingt leicht
⊙ 10 Min.

1 Handvoll frischer Babyspinat • 1 Handvoll Erdbeeren • 50 g Feta • 1 EL geröstete, gesalzene Mandeln • Olivenöl • Balsamico-Essig • Salz, Pfeffer

● Den Spinat und die Erdbeeren waschen und trocken tupfen.

● Erdbeeren in Scheiben schneiden.

● Spinat anrichten, Erdbeeren und zerbröselten Feta darüber verteilen.

● Mandeln grob hacken und ebenfalls darüberstreuen.

● Den Salat mit Olivenöl, Balsamico-Essig, Salz und Pfeffer abschmecken.

Das passt dazu Für den großen Hunger Quinoa oder Reis dazu kochen.

Avocado-Feta-Toast

>> Avocados – zuerst gehasst, jetzt geliebt. Der Geschmack ist anfangs definitiv gewöhnungsbedürftig, aber Avocados liefern tolle Nährstoffe und viele gesunde Fette, so wird man richtig satt.

Für 1 Portion • gelingt leicht
⊙ 10 Min.

½ Avocado • 30 g Feta • 3 Cocktailtomaten • grobes Salz, Pfeffer • Basilikum • 2 Scheiben Vollkornbrot

● Die Avocado in dünne Scheiben schneiden und auf den Brotscheiben verteilen.

● Den Feta zerbröseln und darauf verteilen.

● Die Tomaten waschen, halbieren und ebenfalls auf den Brotscheiben platzieren.

● Die Brote mit frischem Basilikum, Salz und Pfeffer würzen.

Quinoa-Salat

>> Seit ich auch bewusster nach vegetarischen Alternativen Ausschau halte, habe ich Halloumi-Käse für mich entdeckt. Dieser würzige Grill-käse peppt die Salate direkt auf und liefert auch viel Eiweiß.

Für 2 Portionen • gelingt leicht
⊘ 20 Min.

- 140 g Quinoa
- ½ Gurke
- 1 Hand voll getrockneter Tomaten
- 1 gelbe Paprika

- 1 Karotte
- 125g Halloumi-Käse
- 2 EL Olivenöl
- Saft und Zesten von ½ Zitrone

- frisches Basilikum
- Salz, Pfeffer

● Quinoa unter kaltem Wasser abspülen und laut Verpackungsanleitung zubereiten.

● Gemüse schälen, waschen und alles in kleine Stücke schneiden.

● Den Halloumi-Käse kurz in der Pfanne braten.

● Die gekochte Quinoa auf Raumtemperatur ab-kühlen lassen. Anschließend Gemüse, Halloumi und Olivenöl untermischen und den Salat mit Zi-tronenzesten, Zitronensaft, Basilikum, Salz und Pfeffer abschmecken.

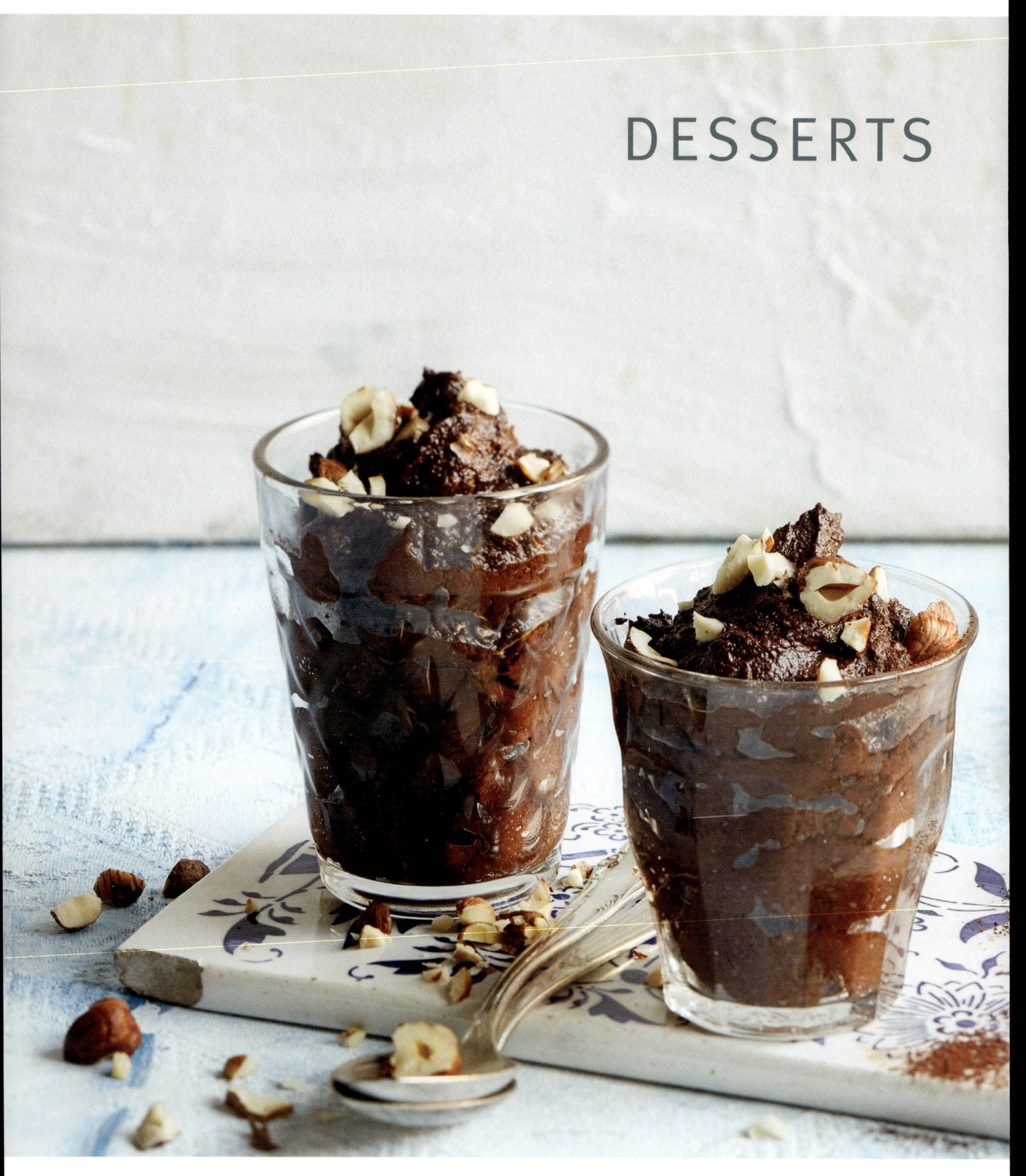

DESSERTS

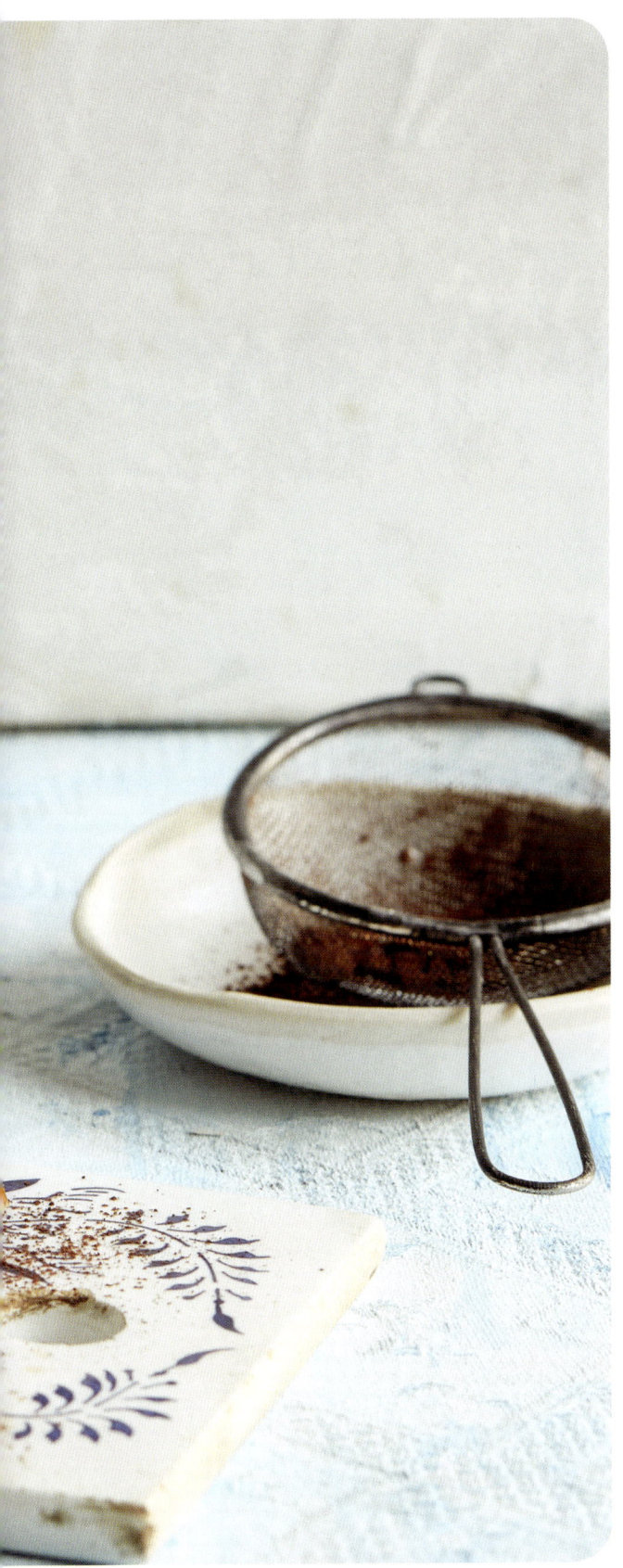

Avocado-Schoko-Mousse

>> Avocado und Schokolade? Ja, glaub mir! Ich liebe Schokolade und hier kommt eine gesündere Alternative. Die Avocado kann wirklich sehr cremig werden und für Naschkatzen ein leckeres Dessert bilden.

Für 2 Portionen • gelingt leicht
⊘ 10 Min. + Kühlzeit

1 Avocado • 3 EL Haselnussmus (optional) • 30 g hochwertiges, ungesüßtes Kakaopulver • 1 Prise Salz • 1 Msp. gemahlene Vanilleschote • 2 EL ungesüßte, pflanzliche Milch nach Wahl • Ahornsirup oder Agavendicksaft

● Die Avocado von ihrer Schale und dem Kern befreien und zusammen mit den restlichen Zutaten (außer Ahornsirup/Agavendicksaft) in einem Mixer zu einer cremigen Mousse pürieren.

● Die Mousse mit Ahornsirup oder Agavendicksaft abschmecken und bis zum Verzehr im Kühlschrank aufbewahren.

Banana-Bread mit Schokolade

>> Bananenbrot esse ich besonders gern, wenn ich eine süße Phase und einfach mehr Lust auf süße Leckereien habe. Du kannst es super einfrieren oder mit ins Büro nehmen.

Für 1 Bananenbrot • gelingt leicht
🕐 10 Min. + 50 Min. Backzeit

3 reife Bananen • 250 g Dinkelmehl • 100 g Walnüsse, gerieben • 40 g weiche Butter • 40 g Mandelmus • 2 Eier • 4 EL Agavendicksaft • ½ TL Backpulver • 1 Msp. gemahlene Vanilleschote • 1 Prise Salz • 100 g dunkle Schokolade (70 % Kakaogehalt)

● Den Backofen auf 170 Grad vorheizen.

● Die Bananen mit einem Pürierstab zu einem feinen Brei mixen.

● Alle Zutaten bis auf die Schokolade zu einem glatten Teig mixen. Eine Kastenform einfetten und mit Mehl ausstäuben.

● Die Schokolade grob hacken und unter den Teig rühren.

● Den Teig in die Kastenform füllen und 50–60 Min. backen.

Tipp Das Banana-Bread schmeckt besonders gut, wenn ihr es toastet, mit Butter bestreicht und mit einer Mischung aus Zimt und Kokosblütenzucker bestreut.

Johannisbeer-Eis

>> Eis muss nicht voller Zucker sein. Dieser Nachtisch ist schnell gezaubert und eignet sich auch als toller Snack in der Lernpause oder in der Sommerhitze.

Für 1 Portion • gelingt leicht
🕐 5 Min.

125 g gefrorene Johannisbeeren • 50 ml Kokosmilch aus der Dose (voller Fettgehalt) • Ahornsirup oder Agavendicksaft

● Die noch gefrorenen Beeren zusammen mit der Kokosmilch pürieren.

● Mit Ahornsirup nach Belieben süßen und sofort servieren.

Variante Die Johannisbeeren können nach Belieben durch gefrorene Himbeeren, Erdbeeren, Brombeeren, Johannisbeeren oder anderes Obst ersetzt werden.

◆> Banana-Bread mit Schokolade

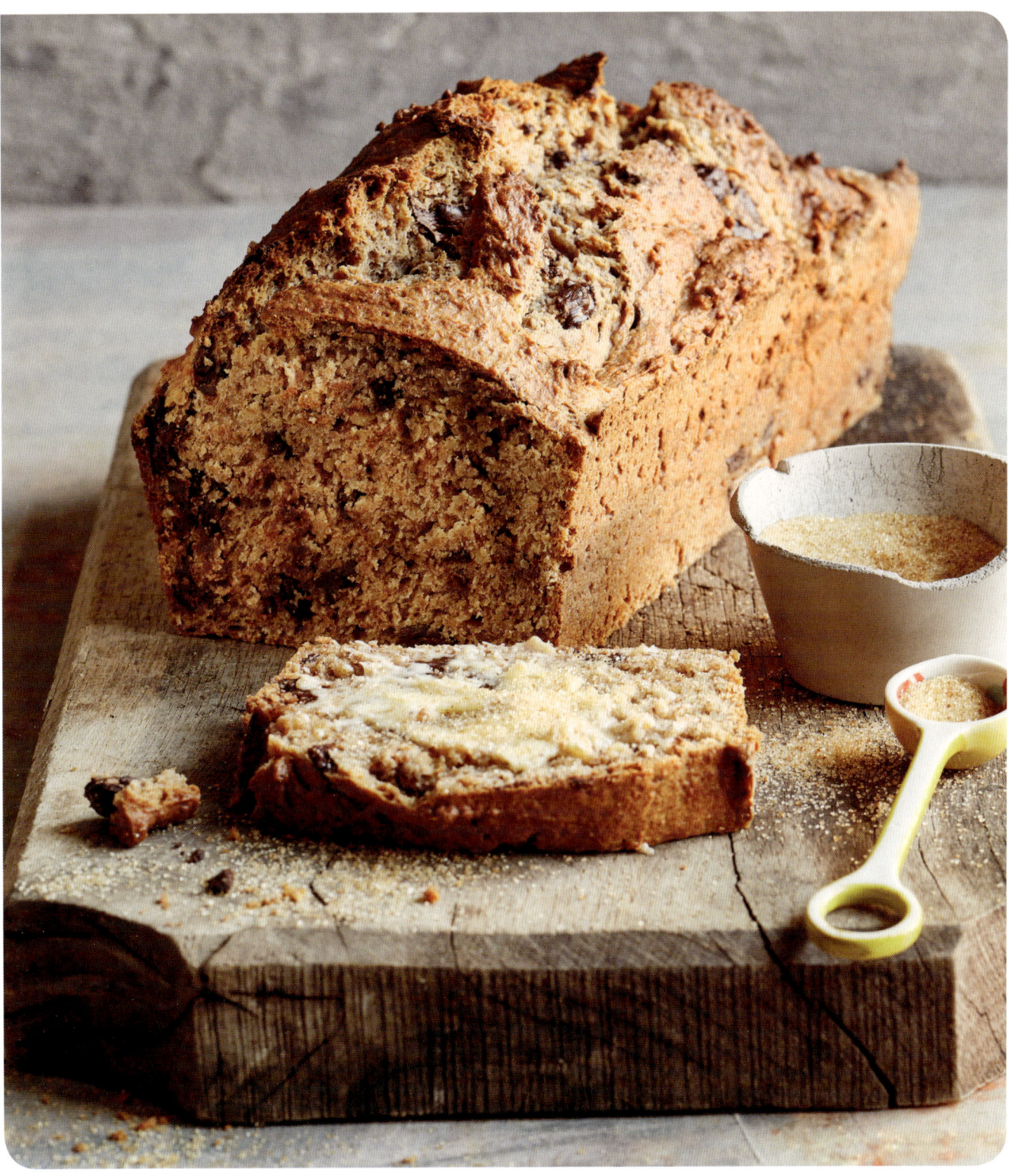

Nicecream – Bananen-Eis

» Bevor du dich das nächste Mal vor den Fernseher setzt, bereite dir dieses leckere Bananen-Eis zu. Hat man einmal angefangen, kann man nicht mehr aufhören.

Für 1 Portion • gelingt leicht
⊘ 5 Min. + Gefrierzeit

Bananen • pflanzliche Milch • alles, was du dazu magst

● Bananen in kleine Stücke schneiden und in einen Gefrierbeutel oder eine Gefrierdose geben. Mind. 4 Std., aber besser noch über Nacht, im Tiefkühlfach einfrieren.

● Etwa 5 Min. vor Verarbeitung die benötigte Menge herausnehmen (ich empfehle eine große Menge! Nicht nur, weil es so lecker und gesund ist, dass du problemlos davon viel essen kannst, sondern auch, weil größere Mengen leichter zu mixen sind) und antauen lassen.

● Bananeneis in einen Hochleistungsmixer geben und in kleinen Mengen Pflanzendrink hinzugeben und auf der niedrigsten Stufe pürieren.

● Wenn die Bananen allmählich zu einer stückigen Masse verarbeitet sind, kannst du eine höhere Stufe zum Mixen verwenden. So wird die Nicecream nämlich besonders cremig und fluffig. Sei geduldig und drücke immer wieder mit deinem Stößel nach.

Vanille-Chia-Pudding

» Chia-Samen sind voller Ballaststoffe. Normalerweise bin ich kein Pudding-Fan, nur Chia-Pudding liebe ich, weil dieser nicht ganz die gleiche Puddingkonsistenz hat und nicht so künstlich schmeckt.

Für 1 Portion • gelingt leicht
⊘ 5 Min. + Quellzeit über Nacht

60 ml Vollmilch oder ungesüßte pflanzliche Milch nach Wahl • 1½ EL Chia-Samen • 1–2 EL Agavendicksaft • 1 Msp. gemahlene Vanilleschote • frische Beeren

● Alle Zutaten bis auf die Beeren in einem Glas verrühren.

● In der ersten Quell-Stunde immer wieder umrühren, damit keine Klumpen entstehen.

● Anschließend den Pudding über Nacht in den Kühlschrank stellen.

● Mit frischen Beeren servieren.

•» Vanille-Chia-Pudding

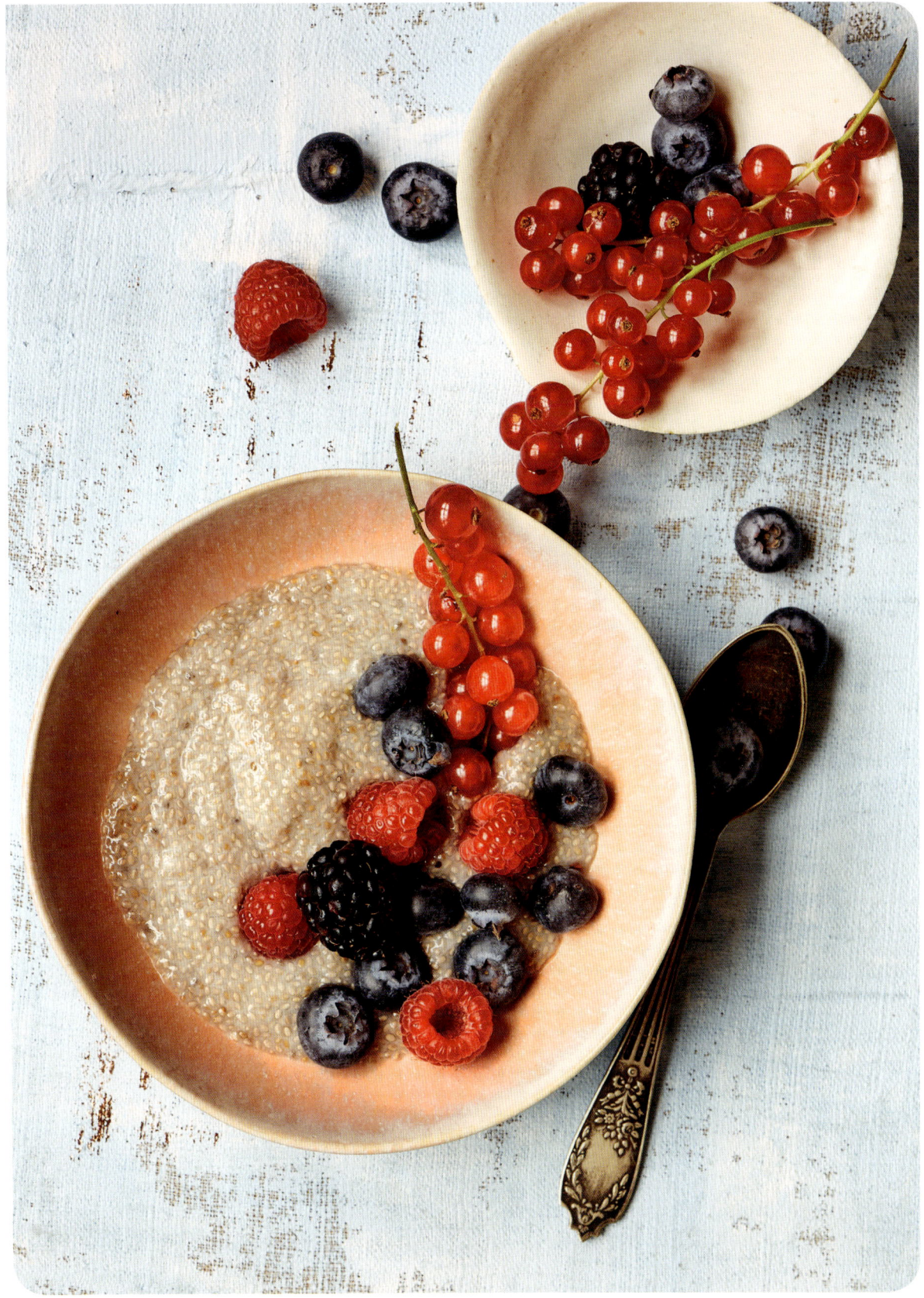

Cold Brew Coffee mit Kokosmilch

>> Wo sind die Kaffee-Fans? Vor allem im Sommer trinke ich Cold Brew gern, aber auch im Winter habe ich nichts gegen kalten Kaffee. Die Mischung mit Kokos verleiht dem Ganzen einen ganz besonderen und leckeren Geschmack.

Für 2 Portionen • gelingt leicht
⊘ 10 Min.

0,33 l Cold Brew (oder teste es mit schwarzem Kaffee) • 1 Medjool-Dattel, entsteint • 100 ml Kokosmilch (voller Fettgehalt) • ½ TL Kokosöl • 1 Msp. gemahlene Vanilleschote • Eiswürfel

● Sollte die Dattel eher trocken und hart sein, die Dattel in etwas heißem Wasser ein paar Min. einweichen.

● Anschließend die Dattel mit einer Gabel zerdrücken und mit Kokosmilch, Kokosöl und Vanille in einem Mixer pürieren.

● Eiswürfel in 2 Gläser füllen, Cold Brew darübergießen und mit der Kokosmilch auffüllen.

Himbeer-Erdnussbutter-Milchshake

>> Ich kaufe mir nicht allzu oft ein Glas Erdnussbutter, weil ich das Ganze innerhalb von zwei Tagen auslöffeln würde. Erdnussbutter macht einfach alles besser, vor allem gemischt mit Himbeeren. Die gesunden Fette sättigen zusätzlich noch sehr gut.

Für 1 Portion • gelingt leicht
⊘ 5 Min.

125 g frische Himbeeren • 1 Banane • 250 ml pflanzliche Milch nach Wahl, ungesüßt • 2 EL Erdnussbutter, ungesüßt • 1 Msp. gemahlene Vanilleschote

● Die Himbeeren mit der Gabel zerdrücken und in ein Glas füllen.

● Die restlichen Zutaten mit einem Pürierstab gut durchmixen.

● Den Shake auf das Himbeerpüree füllen.

▸▸ Cold Brew Coffee mit Kokosmilch

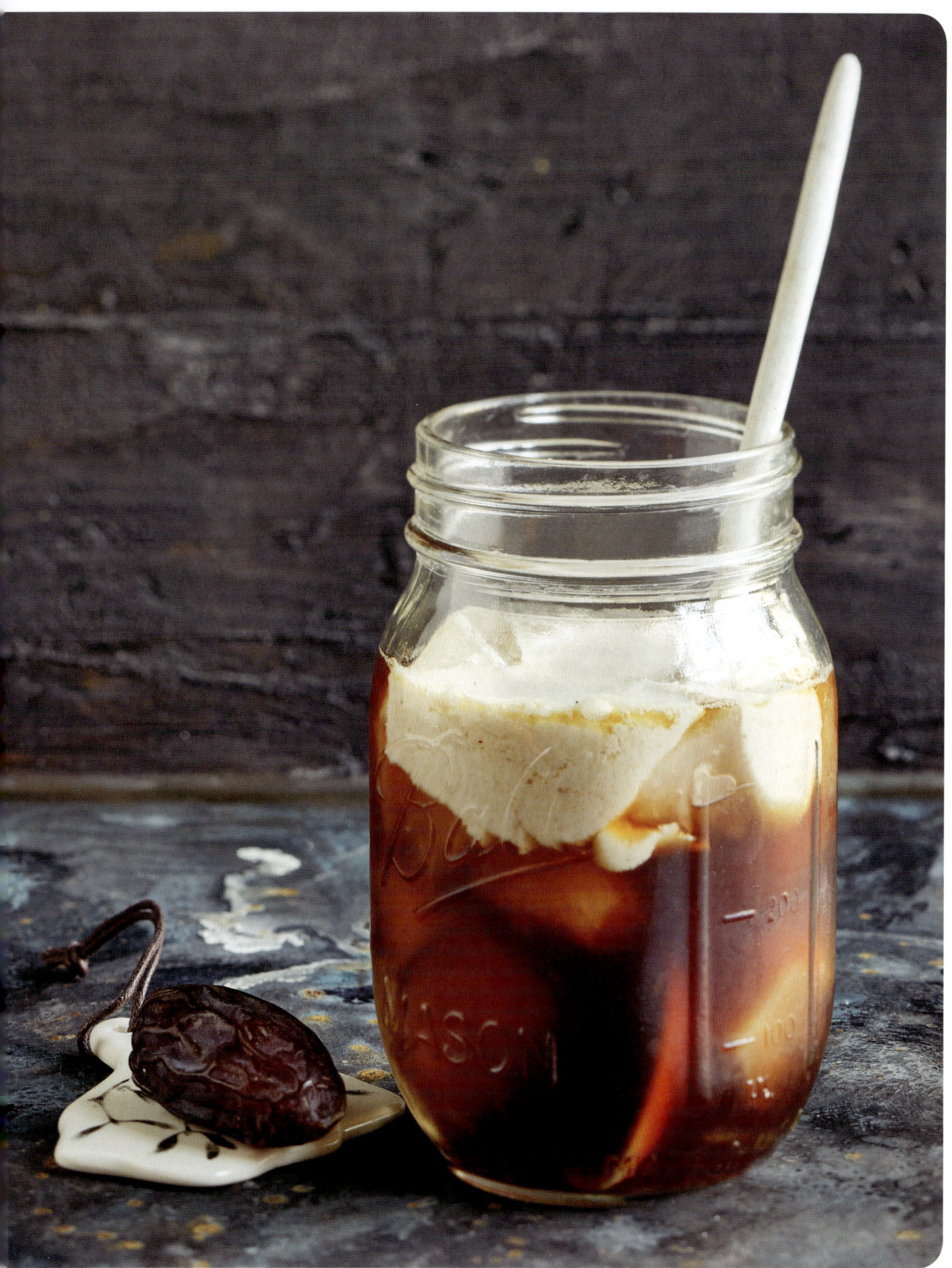

Literaturempfehlungen

Deutsche Titel:

Nathanial Brandon: *Die 6 Säulen des Selbstwertgefühls*. Piper Verlag GmbH 1995

Stephen Covey: *The 7 habits of highly effective people*. Deutsche Ausgabe: Die 7 Wege zur Effektivität. GABAL Verlag GmbH 2005

Charles Duhigg: *The Power of Habit*. Deutsche Ausgabe: Die Macht der Gewohnheit: Warum wir tun, was wir tun. Berlin Verlag 2012

Andreas Gauger: *Selbstwertgefühl. Wie es entsteht und wie du es stärken kannst*. e-book 2016, verfügbar unter www.mymonk.de

Hirschhausen: *Das Pinguin Prinzip*. https://www.hirschhausen.com/glueck/die-pinguingeschichte.php. Letzter Zugriff: 25.02.2019

Peter Konopka: *Sporternährung*. BLV Buchverlag GmbH & Co. KG 2013

Ronald Schweppe, Aljoscha Long: *Praxisbuch NLP*. Südwest Verlag 2014

Bronnie Ware: *5 Dinge, die Sterbende am meisten bereuen*. Arkana 2011

Jürgen Weineck: *Optimales Training*. Spitta Verlag GmbH & Co. KG 2010

Englische Titel:

Melissa Ambrosini: *Mastering your mean girl*. HarperCollins Publishers 2016

R. F. Baumeister u. a. (Hrsg.): *Handbook of Self-Regulation*. New York 2004.

Herbert Benson/William Proctor: *Relaxation Revolution*. Scribner MacMillan 2011

Brendon Burchard: *High Performance Habits*. Hay House Inc 2017

Brendon Burchard: *The Motivation Manifesto*. Hay House Inc 2014

Richard J. Davidson, Daniel Goleman: *Altered Traits, Science Reveals How Meditation Changes Your Mind, Brain and Body*. Penguin Publishing Group 2017

Kathryn Hansen: *Brain over Binge*, Camellia Publishing 2011

Harvard Business Review Press: *Emotional Intelligence Mindfulness*. Harvard Business School Publishing Corporation 2017

Ryan Holiday: *Ego is the enemy*. Clays, Profile Books Ltd 2016

Arianna Huffington: *Thrive*. Random House 2015

Alexis Jones: *I am that girl*. Evolve Publishing Inc 2014

Anthony Robbins: *Awaken the giant within*. Free Press 1992

Brian Tracy: *Eat that frog*. GABAL Verlag GmbH 2014

Evelyn Tribole, Elyse Resch: *Intuitive Eating*. St Martins Press 2012

Anna Wikfalk, Veronika Ryd, Tia Jumbe: *Mindful eating*, Bladh by Bladh AB 2014

Stichwortverzeichnis

Liebe Leserin, lieber Leser,

hat Ihnen dieses Buch weitergeholfen? Für Anregungen, Kritik, aber auch für Lob sind wir offen. So können wir in Zukunft noch besser auf Ihre Wünsche eingehen. Schreiben Sie uns, denn Ihre Meinung zählt!

Ihr TRIAS Verlag

E-Mail-Leserservice
kundenservice@trias-verlag.de

Lektorat TRIAS Verlag
Postfach 30 05 04
70445 Stuttgart
Fax: 0711 89 31-748

**Bibliografische Information
der Deutschen Nationalbibliothek**
Die Deutsche Nationalbibliothek verzeichnet diese Publikation in der Deutschen Nationalbibliografie; detaillierte bibliografische Daten sind im Internet über http://dnb.d-nb.de abrufbar.

Programmplanung: Celestina Filbrandt
Projektmanagement: Kathrin Hage
Redaktion: Magdalena Kieser
Bildredaktion: Christoph Frick, Anja Jahn

Umschlaggestaltung, Aufmachergestaltung
(S. 12/13, 64/65, 106/107, 176/177) und Layout:
CYCLUS Visuelle Kommunikation, Stuttgart

Bildnachweis:
Umschlagfoto: Holger Münch, Stuttgart
Inhalt (von links nach rechts): Julian Koch; Winfried Fuchs; Meike Bergmann, Berlin
Fotos im Innenteil:
Julian Koch: Autorenbild, S. 7 (oben links, unten rechts), 8, 10, 23, 29, 34, 54, 76, 86, 88, 93, 169
Axel Pettersson: S. 7 (oben rechts, unten links), 161
Winfried Fuchs: S. 7 (Mitte links), 18, 83, 108, 149–157, 167, 173
Holger Münch, Stuttgart: S. 12/13, 64/65, 106/107, 123–147, 176/177
Rezeptfotos: Meike Bergmann, Berlin
Zeichnungen: Grafikbüro Schaaf, Germersheim

1. Auflage 2019

© 2019 TRIAS Verlag in Georg Thieme Verlag KG, ein Unternehmen der Thieme Gruppe, Rüdigerstraße 14, 70469 Stuttgart

Printed in Germany

Satz und Repro: Fotosatz Buck, Kumhausen
Gesetzt in Adobe InDesign CS6
Druck: Westermann Druck Zwickau GmbH, Zwickau

Gedruckt auf chlorfrei gebleichtem Papier

ISBN 978-3-432-10831-5   1 2 3 4 5 6

Auch erhältlich als E-Book:
eISBN (ePub) 978-3-432-10832-2

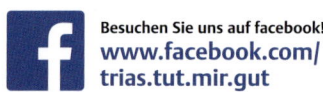

Besuchen Sie uns auf facebook!
**www.facebook.com/
trias.tut.mir.gut**

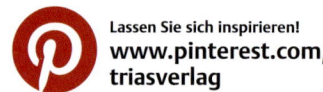

Lassen Sie sich inspirieren!
**www.pinterest.com/
triasverlag**